図説
コンタクトレンズ
完全攻略

編集 小玉 裕司

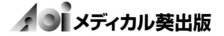

執筆者一覧

糸井　素啓	京都府立医科大学大学院医学研究科眼科学
稗田　　牧	京都府立医科大学大学院医学研究科眼科学
前田　直之	湖崎眼科
山田　昌和	杏林大学医学部眼科学
横井　則彦	京都府立医科大学大学院医学研究科眼科学
酒井利江子	京都府立医科大学大学院医学研究科眼科学
有田　玲子	伊藤医院
梶田　雅義	梶田眼科
高　　静花	大阪大学大学院医学系研究科眼科学
植田　喜一	ウエダ眼科
小玉　裕司	小玉眼科医院
樋口　裕彦	ひぐち眼科
塩谷　　浩	しおや眼科
糸井　素純	道玄坂糸井眼科医院
坂田　実紀	新宿眼科クリニック
松原　正男	MISCメニコン特殊レンズ研究所
柳井　亮二	山口大学大学院医学系研究科眼科学
山岸　景子	京都府立医科大学大学院医学研究科眼科学
宮本　裕子	アイアイ眼科医院
東原　尚代	ひがしはら内科眼科クリニック
土至田　宏	順天堂大学医学部附属静岡病院眼科
佐野　研二	あすみが丘佐野眼科

(執筆順)

序　文

　コンタクトレンズ（以下，CL）の専門書はこれまでに数多く出版されています．そのなかで本書がめざしたのは，CL処方にかかわる眼科医，視能訓練士，メディカルスタッフがどのような難症例に遭遇しても適切に対処できるようにすることです．本書は基礎的なことをしっかり踏まえたうえで最新の情報を提供し，CL処方の初心者，上級者を問わず，本書を参考にすることで視力障害の患者さんに良好な視力と快適な社会生活を提供することができるように，読みやすく理解しやすいものにしました．

　CLを取り巻く環境としては眼瞼，結膜，角膜，涙液があります．角膜，涙液，視機能の検査法については，将来的にどのような検査がCL処方に必要になるか予想がつきません．そこで現状の最新情報を読者に提供すべく，各分野におけるオーソリティーの先生方に枚数の制限を加えず，最先端の検査法まで詳細に記述していただきました．それぞれの項目が十分に専門書としても通じる内容になっています．

　CLのデザイン，素材の進歩は目覚ましいものがありますが，処方の基礎は変わりません．各種CLの処方については，それぞれのCL処方に造詣の深い先生方にできるだけ詳しくわかりやすく記述していただきました．

　球面ハードCL（以下，HCL）の処方はトーリックHCL，ベベルトーリックHCL，多段カーブHCL，強膜HCL，遠近両用HCLの処方の際にも踏まえておかなければならない知識です．レンズサイズ，ベースカーブ，周辺部デザインなどをいかにうまく選択するかがベストフィッティングを得る鍵になります．また，フルオレセイン染色によるフィッティング判定法も習得しておかねばならない技術です．HCLは硬い素材で作られており，角結膜などとのちょっとしたミスフィッティングが苦情の原因になります．そのような苦情の対処法も記述させていただきました．

　球面ソフトCL（以下，SCL）の素材は柔らかく，角結膜の形状に沿ってある程度変形することでフィッティングに幅を持たせてありますが，それにも限界があり，それを見きわめる技も獲得していなければなりません．また，間違ったケア方法をすることで重大な感染症などの眼障害をきたすことも知っておく必要があります．球面SCLの処方はトーリックSCL，遠近両用SCLの処方とも相通じます．

　強度乱視眼はHCLが適応となりますが，その処方にはコツが必要です．乱視は角膜の乱視に負うところが多く，直交する角膜曲率半径の差は大きく装用感に影響を与えます．たとえ視力が出ても装用感が悪くてHCLを装用することができなければ意味がありません．また，残余乱視や持ち込み乱視への対応も考えておかなくてはなりません．両面トーリックHCL，後面トーリックHCL，前面トーリックHCL，ベベルトーリックHCLのそれぞれの利点を活かすことで多くの問題を解決することができます．最近のトーリックSCLの質は大変高くなっており，HCLの装用がむずかしい患者でも3～4Dの乱視くら

いまでなら，日常生活に問題ない程度の視力を提供することができるようになってきました．ただ，その処方にはコツが必要であり，それぞれのレンズの特徴とともに，処方のコツについても詳細に記述していただきました．

円錐角膜を代表とする不正乱視眼こそHCLの適応となります．球面HCL，多段カーブHCL，SCLとの併用（piggy back lens system），ローズK2レンズ，ミニスクレラルレンズなどのレンズの特徴を把握し，患者の眼の状態に最適にフィットするレンズを選択することが肝要と考え，それぞれのレンズに精通された先生方に執筆していただきました．ペルーシド角膜辺縁変性症，Stevens-Johnson症候群，角膜移植術後・角膜外傷後・屈折矯正術後など比較的まれな疾患に対するHCLの処方についても最先端の知識を記述していただきました．

老視用CL（遠近両用CL）はHCL，SCLともに非常に進歩しており，老視を迎える年齢層のCLユーザーに快適な社会生活を提供できるようになりました．今後，CLユーザーの高年齢化はますます進むものと予想されますので，老視用CLの処方は絶対に習得しておかねばなりません．一般的な老視，白内障術後，デジタルデバイス対応，眼精疲労対応としての老視用CLの処方について，それぞれ造詣の深い先生方に詳細に記述していただきました．

乳幼児・小児のCL適応としては先天性白内障術後，不同視弱視，屈折性弱視，強度遠視，角膜不正乱視などがありますが，整容目的として無光彩症，白子症などにも使用することがあります．これらの症例にCLを処方する際のインフォームド・アセントや医療費控除などについても記述していただいております．

最後に特殊例として兎眼へのCL処方についても記述していただきました．現在，兎眼に対応できる理想的なレンズはなく，今後の非含水SCLの開発を待たなければなりませんが，現在行える最良の方法について記述していただきました．

CLについてこれから学ぼうと思っておられる方，あるいはもっとその知識を広げたいと思っておられる方，難症例を前にして悩んでおられる方にとって，本書が末永く座右の書となり，CL診療に貢献できれば幸いに存じます．そして，本書によって一人でも多くの患者さんに快適な社会生活を提供できることを祈願しております．

2018年4月

小 玉 裕 司

目　次

I　コンタクトレンズ処方前検査

1　ここまでできる角膜検査

A　角膜組織の検査……………………3
　1．角膜の形状…………………………3
　2．角膜の組織…………………………3
　　a．角膜上皮…………………………3
　　b．Bowman 膜………………………4
　　c．角膜実質…………………………4
　　d．Descemet 膜 ……………………4
　　e．角膜内皮…………………………4
　3．前眼部 OCT…………………………4
　4．スペキュラーマイクロスコープ……5
　　a．定性的解析………………………5
　　b．定量的解析………………………7
　　　①細胞密度＜cells/mm²＞　②変動係
　　　数（coefficient of variation）値
　　　③六角形細胞出現率
　5．共焦点顕微鏡………………………7
　　a．正常所見…………………………8
　　　①角膜上皮　② Bowman 膜　③角膜
　　　実質　④角膜内皮
　　b．異常所見…………………………8

　　　①角膜感染症（アカントアメーバ，
　　　真菌）　②角膜ジストロフィ

B　角膜形状の検査……………………10
　1．角膜形状解析の意義………………10
　2．角膜形状解析の目的………………10
　　a．角膜曲率半径の測定……………10
　　b．角膜形状異常の有無と程度の評価…10
　　c．角膜の光学的特性の評価………11
　3．角膜形状測定装置…………………12
　　a．オートケラトメータ……………12
　　　①測定原理　②測定結果　③注意点
　　b．プラチド角膜形状解析装置………14
　　　①測定原理　②測定結果　③注意点
　　c．シャインプルーク角膜形状解析
　　　装置………………………………15
　　　①測定原理　②測定値　③注意点
　　d．前眼部 OCT………………………17
　　　①測定原理　②測定値　③注意点
　　e．複合機……………………………17

2　ここまでできる涙液検査

A　ドライアイ判定基準………………19
　1．CL とドライアイの密接な関係………19
　2．ドライアイの診断とその考え方………19

　　a．新しいドライアイの診断基準………19
　　b．BUT の重要性……………………20
　　c．Schirmer 試験，角結膜生体染色検査

　　　　の意義……………………………………20
　3. CL装用者の眼表面検査………………21
　　　a. 涙液の「量」の評価……………………21
　　　b. 涙液の「質」の評価……………………21
　　　c. 角結膜上皮の評価………………………23
　4. 涙液・眼表面の特徴的変化の把握の
　　重要性…………………………………………25

B　ドライアイ観察装置（DR-1）など
　　を用いた画像検査……………………………25
　1. CL装用眼の涙液評価……………………25
　2. 眼表面の基本構造とドライアイの
　　メカニズム…………………………………25
　3. HCL装用眼の涙液層の変化……………26
　4. SCL装用眼の涙液層の変化……………26
　5. SCL上の涙液層の動態評価……………27
　6. SCL上の涙液層の厚み評価……………28
　7. SCL上の涙液層の安定性の評価………28
　8. SCL表面の水濡れ性の評価……………31
　9. SCL装用眼の涙液貯留量の評価………31
　　　a. メニスコメトリ法………………………31
　　　b. OCTを用いた涙液貯留量の評価……32
　10. DR-1を用いた涙液貯留量の評価……32

C　マイボーム腺機能不全，Lid Wiper
　　症候群の検査…………………………………33
　1. マイボーム腺の検査とCL処方………33
　2. マイボーム腺とは………………………33
　3. MGD………………………………………33
　　　a. MGDの病態と発症機序………………33
　　　b. MGDの分類……………………………33
　　　c. 分泌減少型MGDの診断基準…………34
　　　d. MGDの診断時に有用な検査…………35
　　　　①細隙灯顕微鏡による眼瞼縁の観察
　　　e. 細隙灯顕微鏡によるマイバムの検査
　　　　……………………………………………35
　　　f. 非侵襲的マイボグラフィーによる
　　　　マイボーム腺の形態検査………………36
　　　　①CL装用眼におけるマイボーム腺
　　　　の変化　②CL関連アレルギー性結
　　　　膜炎におけるマイボーム腺の変化
　　　　③分泌減少型MGDにおけるマイボ
　　　　ーム腺の変化　④分泌増加型MGD
　　　　におけるマイボーム腺の変化
　　　g. 涙液インターフェロメトリーによる
　　　　涙液油層の質と量の検査………………38
　　　h. MGDの治療……………………………39
　　　　①自宅ケア　②食事療法　③点眼療法
　　　　④内服療法　⑤LipiFlow　⑥Intense
　　　　Pulsed Light（IPL）
　4. Lid Wiper症候群の検査………………39
　　　a. Lid Wiperとは…………………………40
　　　b. LWEの発症機序………………………40
　　　c. LWEの好発部位………………………40
　　　d. CLとLWE………………………………41
　　　e. ドライアイとLWE……………………42
　　　f. LWEの治療……………………………42
　　　　①CLが原因の場合　②ドライアイが
　　　　原因の場合　③原因がCLでもドライ
　　　　アイでもない場合

3　ここまでできる視機能検査

A　過矯正を防ぐための視力検査………45
　1. 他覚的屈折検査……………………………45
　　　a. オートレフラクトメータの使い方…45
　　　b. オートレフの設定………………………46
　　　c. オートレフの操作時に心がけること
　　　　……………………………………………46
　　　d. 測定中にモニター画面で観察すること
　　　　……………………………………………47
　　　e. 測定結果の印刷…………………………47
　2. 自覚的屈折検査……………………………47

a. 自覚的屈折検査の初期値を設定……47
　　b. 自覚的屈折値の測定開始…………48
　　c. 適切な眼鏡矯正度数の決定………49
　　d. 両眼同時雲霧法……………………49
　　　①両眼同時雲霧法の手技
　　e. スリット板を用いる自覚的乱視検査
　　　の方法………………………………50
　　　①乱視の検出　②乱視の軸の検出
　　　③乱視の強さの検出
　　f. 矯正に必要な調節の知識…………50
　　g. 矯正に必要な乱視の知識…………52

B　波面収差解析装置を用いた視機能
　　検査……………………………………52

　1. 不正乱視の評価………………………52
　2. 波面収差解析…………………………53
　　a. 収差とは……………………………53
　　b. 測定対象……………………………53
　　c. 解析の見方の基本…………………53
　3. CL装用と波面収差解析………………54
　　a. HCL処方時の波面収差解析………55
　　　①円錐角膜に対するHCL処方
　　　②瘢痕性角膜混濁に対するHCL処方
　　b. SCL処方時の波面収差解析………58
　　　①SCLの水濡れ性・素材と視機能
　　　②SCLのデザインと視機能

II　コンタクトレンズ処方

1　球面コンタクトレンズ処方

A　球面ハードコンタクトレンズ処方
…………………………………………65
　1. 球面HCLの処方とは…………………65
　2. レンズ素材の選択……………………65
　3. トライアルレンズの選択……………65
　　a. サイズ………………………………65
　　b. ベースカーブ………………………67
　　c. 周辺部デザイン……………………68
　　d. 度　数………………………………68
　4. フィッティング判定法と規格の決定…69
　　a. サイズ………………………………70
　　b. ベースカーブ………………………70
　　c. 周辺部デザイン……………………71
　　d. 度　数………………………………73

B　ハードコンタクトレンズの苦情処理
…………………………………………76

　1. 眼の状態とHCL処方への対処法……76
　2. 研磨・修正できる部位………………76
　　a. フロント部分………………………76
　　b. ベベル・エッジ部分………………76
　3. 苦情処理と研磨・修正………………77
　　a. 視力低下……………………………77
　　b. くもり………………………………77
　　　①レンズ表面のキズによるくもり
　　　②ドライなくもり　③ウエットな
　　　くもり　④オイリーなくもり
　　c. レンズ装脱後の視力不良…………80
　　d. 異物感………………………………80

C　球面ソフトコンタクトレンズ処方
…………………………………………81
　1. SCLの特徴……………………………81
　2. SCLの種類……………………………81

a. 装用スケジュールによる分類………81
　　　b. 装用方法による分類………………82
　　　c. 材質による分類……………………82
　　　d. 機能・デザインによる分類…………87
　3. 処方前の検査と診察…………………87
　　　a. 問　診………………………………87
　　　b. 検　査………………………………87
　　　c. 診　察………………………………87
　　　d. レンズタイプやブランドの選択……88
　4. トライアルレンズの選択とフィッティングの判定法……………………………90
　　　a. トライアルレンズの選択……………90
　　　b. フィッティングの判定法……………91
　　　c. 処方レンズ度数の決定法……………92
　　　d. 装用指導とレンズケア………………93
　5. SCL 処方の特性………………………93

2　正乱視眼へのコンタクトレンズ処方

A　強度乱視眼への非球面ハードコンタクトレンズ処方………95
　1. トーリック HCL の有用性……………95
　2. トーリック面……………………………95
　3. 両面トーリッ HCL の処方……………95
　　　a. 弱主経線方向 BC の決定……………96
　　　b. 追加矯正度数の決定…………………96
　　　c. 強主経線方向 BC の決定……………97
　　　d. パワーの決定…………………………97
　　　e. 処方書式………………………………97
　4. 後面トーリック HCL の処方…………97
　　　a. トライアルレンズの選択……………97
　　　b. フィッティング………………………98
　　　c. 度数の決定……………………………98
　　　d. 処方書式………………………………99
　　　e. 注意点…………………………………99
　5. 前面トーリック HCL…………………99
　　　a. フィッティング………………………99
　　　b. 度数の決定……………………………99
　　　c. 処方書式………………………………99
　6. 快適な両面トーリック HCL の処方のために…………………………………99

B　強度乱視眼へのベベルトーリックコンタクトレンズ処方………100
　1. ベベルトーリックレンズとは…………100
　2. 角膜乱視眼の形状分類…………………100
　　　a. 角膜直乱視……………………………100
　　　　①周辺部型　②中央部型　③混合型
　　　b. 角膜倒乱視……………………………101
　　　　①周辺部型　②中央部型　③混合型
　3. ベベルトーリックレンズのデザイン
　　…………………………………………103
　4. ベベルトーリックレンズの処方………103
　5. ベベルトーリックレンズ処方のまとめ
　　…………………………………………105

C　乱視眼へのトーリックソフトコンタクトレンズ処方………105
　1. SCL による乱視矯正…………………105
　2. 球面 SCL による乱視矯正……………105
　3. トーリック SCL による乱視矯正……107
　　　a. トーリック SCL とは………………107
　　　b. トーリック SCL の適応……………107
　　　c. トーリック SCL の種類……………107
　　　d. トーリック SCL の選択……………108
　4. トーリック SCL の処方………………109
　　　a. トライアルレンズの選択……………109
　　　b. 円柱度数の角膜頂点間距離補正……110
　　　c. フィッティングの観察………………110
　　　d. トーリック SCL のガイドマーク…111
　　　e. 円柱軸の補正…………………………111
　　　f. 円柱度数と球面度数の決定…………112
　5. トーリック SCL の処方例……………112

3　不正乱視眼へのコンタクトレンズ処方

A　円錐角膜などへの処方……115
1. 円錐角膜とその類縁疾患……115
2. CL処方の基本的な考え方……115
3. 球面HCLのメリットとデメリット…117
4. フィッティングを考えるうえで重要な項目……118
    a. 涙液交換……118
    b. 円錐頂点部のこすれ……118
5. 代表的なフィッティング手法……119
    a. 3点接触法……119
    b. 2点接触法……119
    c. Piggy back lens system……120
6. 角膜形状のタイプ別のレンズフィッティングの考え方……120
7. 処方手順と注意点……122
    a. HCLの材質……122
    b. HCLのデザイン……122
        ①レンズ径　②リフトエッジ，ベベル
    c. ケラトメータ値はトライアルレンズのBC選択の参考にしない……123
    d. レンズ下方の浮きは重要視しない……123
    e. レンズエッジによる角結膜上方の圧迫に注意……123
    f. ベベル修正（ベベルデザインの変更）……124
8. トライアルレンズのBCの選択……124
9. フルオレセインパターンの評価方法……126
    a. 円錐角膜……126
        ①中央部　②中間周辺部　③最周辺部（ベベル部分）
10. レンズフィッティングを最重視……127

B　円錐角膜などへのローズK2レンズ処方……128
1. 円錐角膜と不正乱視……128
2. 円錐角膜に対するローズK2のレンズ処方……129
    a. 3点接触法……129
    b. 2点接触法……129
3. ローズK2グループのレンズをどのように使い分けるか……129
4. レンズ処方手順……133
5. レンズをローズK2デザインに変更するときのポイント……138
    a. これまでに単一球面HCLを使用していた患者の場合の重要な注意点…138
    b. 上皮障害所見や異物感の軽減を考慮する場合……139
6. 症　例……139

C　円錐角膜などへのミニスクレラルレンズ処方……141
1. 新しいデザインのCL……141
2. スクレラルレンズの特徴……141
3. ミニスクレラルレンズ……142
4. ミニスクレラルレンズの適応……143
5. ミニスクレラルレンズの処方……143
    a. 頂点クリアランスの設定……143
        ①sag高を用いるデザインでの選択　②レンズBC値を用いるデザインでの選択　③頂点クリアランス
    b. レンズ中間部の形状設定……145
    c. エッジ形状設定……145
    d. 度数の決定……146
6. レンズの取り扱い……146
7. 患者のQOV，QOLの改善に向けて……147

D　ペルーシド角膜辺縁変性へのツインベルレンズ処方……147

1. ペルーシド角膜辺縁変性とは………147
2. ペルーシド角膜辺縁変性の診断………148
    a. 円錐角膜との鑑別………………148
    b. 角膜屈折矯正手術および角膜移植後との鑑別………………149
3. ペルーシド角膜辺縁変性に対するCL処方………………150
4. 球面HCLのフィッティング………150
5. ローズK2のフィッティング………151
6. ツインベルレンズのフィッティング………………151
7. ツインベルレンズの処方………151
8. その他の特殊レンズによるフィッティング………………153
9. ツインベルレンズの有用性………154

E Stevens-Johnson症候群への輪部支持型ハードコンタクトレンズ処方………………154

1. 輪部支持型HCLの登場……………154
2. サンコン Kyoto-CSの特徴…………155
    a. SJS/TENの眼後遺症の視力を改善………………155
    b. ドライアイによる疼痛を緩和する………………155
    c. 人工涙液の頻回点眼併用で長時間の継続装用が可能………………155
3. サンコン Kyoto-CSの形状・構造………156
4. 処方の手順………………156
    a. 患者のコンプライアンスや境遇の確認………………156
    b. 眼表面の所見の確認………………156
    c. トライアルレンズの種類およびBCとサイズの選択………………156
    d. フィッティング検査………………156
    e. 判定基準………………157
    f. 追加矯正………………157
    g. 定期検査………………157
5. 症例提示………………157
6. サンコン Kyoto-CSの臨床成績………160

F 角膜移植術後・角膜外傷後・屈折矯正術後へのハードコンタクトレンズ処方………………160

1. マニュアルによるHCL処方………160
2. 角膜移植術後の例………………161
3. 角膜外傷後の例………………162
4. 屈折矯正術後の例………………162
5. 角膜移植術後，角膜外傷後，屈折矯正術後に対応可能な特殊HCLの例と基本的処方………………162
    a. 多段カーブHCL（ツインベルおよびツインベルベベルトーリック）………162
    b. リバースジオメトリーレンズ1（ローズK2PG）………………164
    c. リバースジオメトリーレンズ2（ツインベル LVC）………………165
    d. スクレラルレンズ………………166

4 老視眼へのコンタクトレンズ処方

A 老視眼へのハードコンタクトレンズ処方………………169

1. 遠近両用HCLの適応………………169
2. 遠近両用HCLの種類………………169
    a. 後面非球面遠近両用HCLと後面球面遠近両用HCL………………169
        ①後面非球面遠近両用HCLの処方例
        ②後面球面遠近両用HCLの処方例
    b. 低加入度数遠近両用HCLと高加入度数遠近両用HCL………………171
3. 単焦点HCLユーザーへの処方………171

B 老視眼へのソフトコンタクトレンズ処方……172
1. 単焦点 SCL 処方の考え方……172
2. 遠近両用 SCL の種類と特徴……172
   a. 遠近両用 SCL の種類……172
   b. 遠近両用 SCL の見え方……172
3. 遠近両用 SCL の処方……174
   a. 遠近両用 SCL の適応……174
   b. 遠近両用 SCL の処方に必要な検査……174
   c. 遠近両用 SCL の選択……176
   d. 遠近両用 SCL のフィッティング……178
   e. 検眼レンズによる追加矯正……178
4. 遠近両用 SCL を用いたモノビジョン法……180

C 白内障術後への対応……182
1. 白内障術後の屈折矯正方法……182
2. 白内障術後の多焦点 CL の処方例……183
   a. 症例 1：多焦点 HCL の処方……183
   b. 症例 2：多焦点 SCL の処方……184
   c. 症例 3：多焦点 SCL の処方……185
   d. 症例 4：多焦点 SCL の処方……186
3. 白内障術後の多焦点 CL の処方……187
   a. 多焦点 CL の適応……187
   b. 多焦点 CL の処方手順……187
   c. 多焦点 CL の加入度数の決定……187
   d. 多焦点 CL の球面度数の決定……188
4. 多焦点 CL の可能性……189

D 低加入度数遠近両用コンタクトレンズの応用……189
1. IT 機器の普及による眼への影響……189
2. 低加入度数遠近両用 CL の登場……189
3. 低加入度数遠近両用 HCL……191
   a. サンコンマイルド i アシストタイプ……191
   b. サンコンマイルド i アシストタイプの処方時の注意点……192
4. 低加入度数遠近両用 HCL の応用……193
5. 低加入度数遠近両用 SCL……195
   a. 2WEEK メニコン DUO……195
   b. バイオフィニティアクティブ……196
   c. シード 1dayPure うるおいプラス Flex……196
6. 低加入度数遠近両用 SCL 処方上の注意点……196
7. 低加入度数遠近両用 SCL の応用……196

E 眼精疲労への対応……199
1. 眼精疲労とは……199
2. 調節機能検査……199
   a. 両眼同時雲霧法の手順……199
   b. オーバーレフと雲霧法で検出できない場合……200
   c. テクノストレス眼症……200
3. 老視の調節異常……200
4. 人工眼内レンズ眼の調節異常……200
5. 調節異常を遠近両用 CL で治療……201
6. 眼精疲労の治療には調節の考えが不可欠……203

5 乳幼児・小児へのコンタクトレンズ処方

1. 乳幼児・小児とは……205
2. CL 装用者のうち乳幼児・小児の占める割合……205
3. CL の医学的適応と社会的適応……207
4. 乳幼児・小児への CL の医学的適応……207
   a. 乳幼児・小児の屈折矯正の基本……207
   b. インフォームド・アセント……207

c. CLの医学的適応……………………207
　①視力矯正目的　②治療目的　③整容目的
d. 一部疾患への療養費支給……………209
e. 乳幼児・小児ゆえの留意点…………210
　①処方側の留意点　②保護者側の留意点　③実際のCL処方　④RGPCL処方における工夫　⑤SCL処方における工夫
5. 小児へのCLの社会的適応……………215

a. 小中高校生へのCL処方状況………215
　①装用開始年齢　②装用理由　③装用するCLの種類　④レンズケア　⑤CLの入手方法・場所　⑥眼科受診状況（小学生を除く）
b. 小中高校生へのCL処方に際しての留意点………………………………216
c. CLフィッティング……………………217
d. CLに関する啓発活動…………………217
6. CL処方例…………………………………217

6　兎眼へのコンタクトレンズ処方

1. 兎　眼……………………………………227
2. 兎眼の治療………………………………227
3. CLによる治療の実際…………………227
　a. 非含水性SCL…………………………227
　b. 非含水性SCLの代用レンズ………228

　c. レンズフィッティング………………228
　d. 点眼，眼軟膏とアイパッチ…………230
　e. レンズの洗浄・消毒…………………230
4. 特殊CL……………………………………230

索　引………………………………………………………………………………………231

I コンタクトレンズ処方前検査

1 ここまでできる角膜検査

A 角膜組織の検査

1. 角膜の形状

　角膜は強膜とともに眼球壁の一部を構成する無血管の透明な組織である．直径は垂直方向に10.5 mm，水平方向に11.5 mmといわれ，正円ではなく楕円を呈する．角膜の厚みは均一ではなく，中央で約520 μmであり，周辺部では約700 μmと厚くなる．角膜は非球面を呈し，中央から周辺にかけて徐々に曲率が大きくフラットになる形状をしている．角膜中央部では角膜前面に比較して角膜後面のカーブが強く，曲率半径にして前面で約7.8 mm，後面で約6.8 mmとなっている．この突出によって角膜は凸レンズとして機能しており，その屈折力は眼球全体の屈折力の約2/3の43Dとされている（図1）．

2. 角膜の組織

　角膜は組織学的に5層に分けられる．表層から順に，角膜上皮，Bowman膜，角膜実質，Descemet膜，角膜内皮である（図2）．

a. 角膜上皮

　角膜上皮は5～6層からなり，角膜中央部では厚さは約50 μmである．その形態から3種に分類され，表層から表層細胞，翼細胞，基底細胞とされている．表層細胞はその側壁にtight junctionとよばれる構造をもち，強いバリア機能を有している．また，表層細胞が平滑であることは視力維持にとって重要である．表層細胞が点状に障害を受けている状態を点状表層角膜症とよび，コンタクトレンズ（contact lens：CL）装用による酸素不足や，CLの固着などで生じ，視力障害の原因となる．

　角膜上皮と結膜上皮の移行部に輪部上皮が存

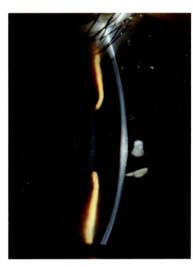

図1　正常角膜の細隙灯顕微鏡写真
角膜が非球面形状を呈しているのがわかる．

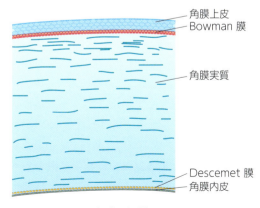

図2　角膜の組織のシェーマ
5層からなる層構造がみられる．

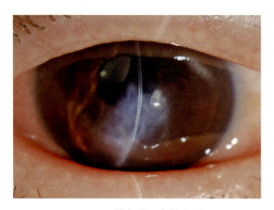

図3 円錐角膜の急性水腫
Descemet膜破裂と角膜浮腫を認める．

在し，ここに角膜上皮の幹細胞が存在する．細隙灯顕微鏡では輪部の全周にわたって，とくに上下方向に palisades of vogt (POV) とよばれる約長さ1mmの柵状構造がみられ，このPOVは角膜上皮の損傷治癒において，重要な働きを有しているとされている．POVの内側に生じる櫛状の茶色の混濁を pigment slide とよび，CL装用による酸素不足などで現れ，角膜輪部への障害の指標となる．

b．Bowman膜

Bowman膜は厚さ約10μmで，微細なコラーゲン線維が不規則に配列されている無細胞層であり，形態維持に関与していることが推測されるが，臨床的意義は不明である．

c．角膜実質

角膜実質は角膜厚の90％を占め，約550μmである．規則的に配列されたコラーゲン線維と，その間に位置する角膜実質細胞とプロテオグリカンから構成される．コラーゲン線維が規則的に格子状に配列していることが角膜の透明性の維持に寄与しているという格子説がある．プロテオグリカンは角膜実質の水分保持，コラーゲン線維の構造維持に関与している．角膜の知覚を支配する三叉神経第1枝のおもな走行経路であり，輪部から侵入した神経線維は角膜実質内を走行し，上皮細胞間隙に神経叢を形成する．

d．Descemet膜

Descemet膜は厚さ約10μmで，コラーゲン，ラミニンからなる内皮細胞の基底膜である．人体の中でもっとも厚い基底膜とされ，その強靱さは角膜の形態維持に重要とされている．円錐角膜ではその進行によってDescemet膜破裂が起こり，角膜実質とDescemet膜の間に水分が貯留する急性水腫という病態が生じうる（図3）．

e．角膜内皮

角膜内皮は厚さ約5μmで，六角形の形態をした1層の角膜内皮細胞からなる．角膜内皮細胞は分裂能に乏しく，眼内手術などによって内皮細胞が障害されると，周辺の内皮細胞の拡大，伸展によって補われる．その結果，平均内皮細胞面積の増大と内皮細胞数の減少が生じる．角膜内皮細胞はバリア機能とポンプ機能によって角膜の透明性維持に働いており，内皮細胞の著しい低下は水疱性角膜症の誘引となる．CL装用に伴う低酸素状態が原因となり角膜内皮細胞が減少することが知られており，CL長期装用者への定期的な角膜内皮細胞の観察は重要といえる．

3．前眼部OCT

前眼部光干渉断層計（optical coherence tomography：OCT）は近赤外線光の干渉を利用し，断層像や三次元像を取得する画像解析装置である．前眼部OCTは近赤外線光を使用するため，被検者が羞明を感じにくく，細隙灯顕微鏡検査では透見できないような角膜混濁眼であってもその断層像が可視化される．また，測定時間も短く，非侵襲的であることからも優れた検査であるといえる．

OCTは，その測定原理によって time-domain OCT（TD-OCT）と Fourier-domain OCT（FD-OCT）に大別され，さらに後者は spectral-domain OCT（SD-OCT）と swept-source OCT（SS-OCT）に分類される．SD-

OCTとSS-OCTでは測定光の波長が異なっており，SS-OCTのほうが波長の長い測定光が使われることが多い．一般に，波長が長いほど組織深達度は高いが，分解能は低くなるとされている（表1）．

SD-OCTは，その測定光の波長の短さによって高い分解能を得られ，角膜の段層構造を詳細に評価できるという利点がある．そのため，角膜ジストロフィや続発性アミロイドーシスといった疾患においては，その病変の深度の確定に有用である．また，SD-OCTの一種であるRTVue®-100（Optovue社）では，角膜厚だけでなく，角膜上皮細胞表面からBowman膜までの角膜上皮厚（epithelium thickness mapping：ETM）が測定可能であり，屈折矯正手術の経過観察の評価が可能としている．また近年は，円錐角膜おける角膜上皮厚の菲薄化についての検討が行われ，新たな診断における評価基準として注目を集めている（図4, 5）．

一方，SS-OCTはその測定光の波長の長さによって高い組織深達度を得られ，角膜混濁眼でも広範囲の形状評価が行えるという利点がある．これらの利点は円錐角膜の診療において非常に有用であり，これまで評価の困難であった重症の円錐角膜においても，その進行度，重症度の評価が可能としている（図6, 7）．

4. スペキュラーマイクロスコープ

スペキュラーマイクロスコープは細隙灯顕微鏡検査における鏡面反射の原理を利用し，角膜内皮細胞を撮影する検査方法である．"Specullar"には「反射する」という意味がある．鏡面反射法とは，角膜に対し斜めにスリット光を照射し，角膜上皮面と内皮面からの反射光のズレを利用して内皮面からの反射光をとらえる方法である（図8）．

スペキュラーマイクロスコープは接触型と非接触型がある．接触型は点眼麻酔と角膜表面保護ゲルを用いて角膜を機器によって圧迫する必要があるが，広い視野での観察が得られ，焦点を移動すれば角膜広域での測定も可能である．一方，非接触型は非侵襲的に短時間で撮影可能というメリットがある．

スペキュラーマイクロスコープによる検査の目的は，①内眼手術，CL装用といった内皮細胞を減少させうる治療前のスクリーニング，②角膜移植術における術後管理，③角膜内皮疾患の診断および重症度の評価，④移植に用いる角膜内皮の評価，に分類される．

スペキュラーマイクロスコープによって得られた画像は，定性と定量によって下記のように評価する．

a．定性的解析

定性的解析においては細胞の形態，大きさ，配列の異常の有無を確認する．正常では六角形細胞を中心として一部五角形細胞も散在している．細胞内には黒色のendothelial ciliaや，

表1 波長による特性

方式	SD-OCT	SS-OCT
波長	短い（<1,000 nm）	長い（>1,000 nm）
解像度	高い	低い
組織深達度	低い	高い

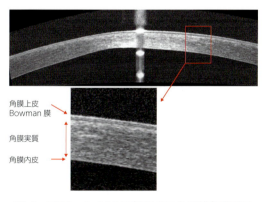

図4 RTVue®-100で撮影された円錐角膜所見
RTVue®-100はOptovue社製のSD-OCTであり，高解像度の断面図を得ることができる．全体像としては中央やや左方向の角膜の菲薄化を認める．また，拡大像では，角膜の層構造が詳細に示されている．

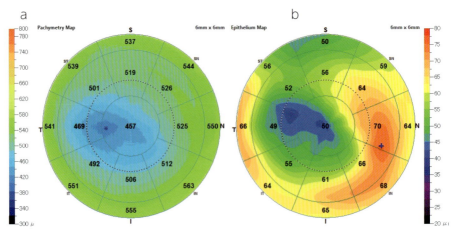

図5 RTVue®-100で撮影された円錐角膜の角膜上皮厚マッピング
a：角膜厚マッピング．中央やや耳側に，約380〜400μmを示す青色で示された最菲薄部がある．b：角膜上皮厚マッピング．角膜厚マッピングにおける最菲薄部近傍に，約40〜42.5μmを示す青色で示された最菲薄部を認める．角膜厚全層の厚みだけでなく角膜上皮厚においても菲薄化がみられており，円錐角膜であると示唆される．

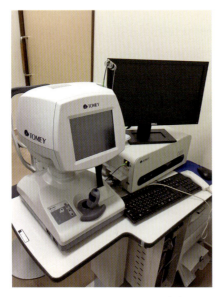

図6 SS-1000 CASIAの外観
CASIAはトーメーコーポレーションのSS-OCTであり，前眼部について断層像だけでなく立体像を得ることができる装置である．

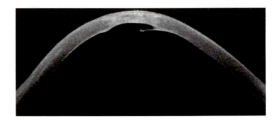

図7 CASIAによる急性水腫後の角膜断面図
細隙灯顕微鏡では観察が困難であったDescemet膜の裂け目が確認できる．

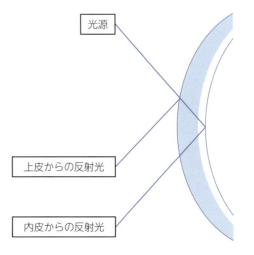

図8 鏡面反射の原理

白色の核がみられる．Fuchs 角膜内皮ジストロフィでは Decemet 膜に異常なコラーゲンが蓄積し，内皮側に突出する滴状角膜という病態が認められる．スペキュラーマイクロスコープでは突出部の反射光がなくなり，黒く抜けた dark spot として観察され，診断に有用な所見である．

b．定量的解析

定量的に得られる主要なパラメータを以下にあげるが，いずれも加齢性変化の影響を強く受けるため，年齢を考慮した評価が必要となる（表 2）．

生後から急激に内皮細胞は減少し，その後，加齢によって経時的に減少傾向を認める．60 歳以降の減少率は 0.4～0.5％程度とされている．

①細胞密度＜cells/mm²＞

1 mm あたりの細胞数で表し，加齢とともに低下する傾向がある．20 歳代では 3,000 cells/mm²，60 歳代では 2,500～2,800 cells/mm² を正常値とし，2,000 cells/mm² 以下を異常値とする．角膜内皮障害の重症度は細胞密度と浮腫の有無によって Grade 1～4 に分類され，1,000 cells/mm² 以上 2,000 cells/mm² 未満が Grade 1（軽度），500 cells/mm² 以上 1,000 cells/mm² 未満が Grade 2（中等度），500 cells/mm² 以下で角膜浮腫を認めない状態が Grade 3（高度），細胞密度が測定困難であり，角膜が浮腫とともに混濁した状態を Grade 4（水疱性角膜症）としている．

②変動係数（coefficient of variation）値

細胞面積の標準偏差を平均値で割った値であり，細胞の大小不同の程度を示す指標となり，加齢とともに増大する傾向がある．20 歳代では 0.2～0.25，60 歳代では 0.25～0.3 を正常値とし，0.35 以上を異常値とする．細胞密度より鋭敏とされており，細胞密度の減少がなくても，変動係数の増大があれば角膜内皮障害を疑う．

表 2　スペキュラーマイクロスコープの定量的解析

パラメータ		内皮細胞密度 (cells/mm²)	変動係数	六角形細胞出現率
正常値	20 歳代	3,000 以上	0.2～0.25	70％
	60 歳代	2,500～2,800	0.25～0.3	60％
異常値		2,000 以下	0.35 以上	60％ 以下

③六角形細胞出現率

解析した細胞の中の六角形細胞の頻度を表したものであり，細胞形態の均一性の指標となる．加齢とともに低下する傾向があり，20 歳代では 70％，60 歳代では 60％を正常値とし，60％以下を異常値とする．変動係数と同様に，細胞密度より鋭敏とされており，細胞密度の減少がなくても，変動係数の増大があれば角膜内皮障害を疑う．

同じ細胞密度であっても，変動係数，六角形細胞出現率といった指数に異常があると，手術侵襲などによる内皮細胞減少が急速に進む可能性があり，注意を要する．また，これらの数値は機種によってはあてはまらないこともあるので，数値だけで判断するのではなく，臨床所見とも合わせて判断する必要がある（図 9，10）．

5．共焦点顕微鏡

共焦点顕微鏡は，共焦点原理を利用した顕微鏡である．共焦点光学系とは，対物レンズと対象の間に，ピンホールないしはスリットを設置することにより，焦点のあった位置のみの光を検出し，高い解像度を有する画像を得ることができる光学系である．共焦点顕微鏡では角膜や結膜といった組織を直接採取することなく，細胞レベルでの病態の把握を非侵襲的に可能としている（*in vivo* biopsy）．現在，技術的な理由から，共焦点顕微鏡に用いられる光源のほとんどはレーザーであり，レーザー共焦点顕微鏡ともよばれる（図 11）．

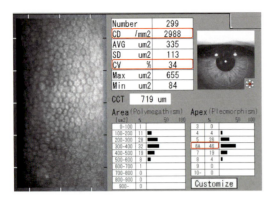

図9 長期HCL装用者のスペキュラーマイクロスコープの撮影像（66歳）

一定の大きさの内皮細胞が規則的に配列しているのが確認できる．細胞密度は2,988/mm²と年齢相応だが，変動係数は34％，六角形細胞出現率は46％と軽度の低下を認める．

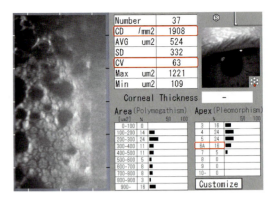

図10 Fuchs角膜内皮ジストロフィのスペキュラーマイクロスコープの撮影像

円形に黒く抜けたdark spotが確認される．細胞密度は1,908/mm²，変動係数は63％，六角形細胞出現率は16％といずれも低下を認める．

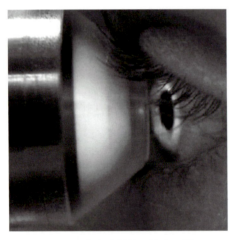

図11 共焦点顕微鏡の検査の様子

点眼麻酔をした後，観察レンズの先端にゲルを介在させて，角膜頂点に接触させる．角膜の頂点に接触しなければ鮮明な画像が得られにくいため，正確に角膜中央に接触しているかを確認しながら操作する．

a. 正常所見（図12）

①角膜上皮

表層細胞，翼細胞，基底細胞と，形態の異なる細胞の層構造が観察され，細胞質は低輝度に，細胞間が高輝度に描出される．表層細胞は直径約50μm，翼細胞は約20μmであり，細胞境界が明瞭に観察される．基底細胞はさらに小さく約10μmであり，モザイク状に観察される

②Bowman膜

Bowman膜はそれ自体としては同定が困難だが，高輝度の上皮神経叢として観察される．

③角膜実質

角膜実質には卵円形の高輝度な核を含む実質細胞が観察される．また，実質細胞はその深さによって密度が異なるのも特徴である．

④角膜内皮

内皮細胞は上皮細胞とは逆に，細胞質は高輝度に，細胞間が低輝度に描出される．

b. 異常所見（図13，14）

現在，共焦点顕微鏡を用いて，さまざまな角膜疾患の解析が行われている．

①角膜感染症（アカントアメーバ，真菌）

現在，共焦点顕微鏡で判別可能な細胞の大きさは5μm以上とされ，アカントアメーバや真菌などの比較的サイズの大きな病原体（約10μm）では，感染巣を観察することで，それぞれアカントアメーバシスト，菌糸の判別が可能である．一方，細菌の大きさは一般に1～2μmとされ，その判別は困難とされている．また，感染症によって浸潤してきた細胞を観察することで，ウイルス感染か細菌感染かの判別ができる可能性がある．

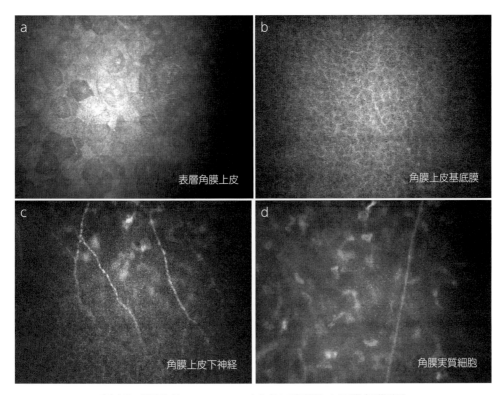

図12　HRT-Ⅱ cornea module™ で撮影した正常角膜所見

HRT-Ⅱ cornea module™ は Heiderberg Engineering 社製の共焦点顕微鏡である．a：表層角膜上皮．多角形の細胞が認められ，明瞭に高輝度の核が観察される．b：角膜上皮基底膜．表層細胞と比較して小型の細胞がモザイク状に観察される．c：角膜上皮下神経．高輝度の上皮神経叢が認められ，上皮細胞層直下の Bowman 膜のレベルである．d：角膜実質細胞．高輝度の核が多数認められ，実質内の神経線維も観察される．

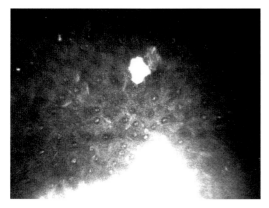

図13　HRT-Ⅱ cornea module™ で撮影した Avellino 角膜ジストロフィ

角膜実質層に辺縁不正の高輝度陰影を認める．

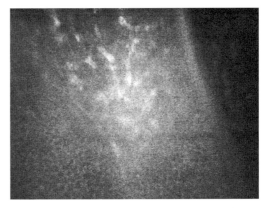

図14　HRT-Ⅱ cornea module™ で撮影した LASIK 後の角膜実質のストリエ

角膜実質層にしわ状の構造を認める．

②角膜ジストロフィ

さまざまな Bowman 膜，実質ジストロフィにおいて，その病変部に特徴的所見が観察されることがあり，鑑別診断の際に補助として有用

である.

他にも角膜移植後や，角膜沈着物，角膜後面沈着物の観察，上皮内癌など，さまざまな疾患の解析が試みられ，応用範囲は広がってきている.

（糸井 素啓・稗田 牧）

B 角膜形状の検査

1. 角膜形状解析の意義

コンタクトレンズ（contact lens：CL）は角膜に接触するため，角膜形状解析を行って，CLの形状と角膜形状がマッチしていることを確認することは，CLの処方を適切かつ簡便に行ううえで有用と考えられる．また，CLとくにハードコンタクトレンズ（hard contact lens：HCL）は，装用により角膜形状が変形するため，処方後の角膜形状解析もCL変更時の処方前検査として大切である．

CL診療においては，ケラトメータによる角膜曲率半径の測定が行われているが，昨今は一般クリニックにも角膜形状解析装置が徐々に普及してきており，角膜形状解析が行われる機会が増えてきている．

2. 角膜形状解析の目的

角膜形状解析の目的は表3に示すように，角膜曲率半径の測定，角膜形状異常の評価，角膜の光学的特性の評価の三つがある．

a. 角膜曲率半径の測定

角膜曲率半径の測定は，眼内レンズ度数計算やトーリック眼内レンズの乱視度数および軸の決定に用いられるが，CL診療では，主としてHCLの第一選択トライアルレンズのベースカーブ（base curve：BC）の決定に使用される．第一選択のトライアルレンズのBCが理想のフィッティングが得られるBCに近ければ近いほど，トライアルレンズの交換回数やフィッティングパターンのチェックを減らすことができ，検者と装用者の負担を軽減することができる．

表3 角膜形状解析の目的

1. 角膜曲率半径の測定
   ハードトライアルレンズのベースカーブ選択
   角膜乱視度数と軸の評価
   残余乱視の推測
2. 角膜形状異常の評価
   HCLのカスタム処方
   HCLのフルオレセインパターンのシミュレーション
   SCLのsagittal depthと角膜高の比較
   CL装用時の形状評価
   CLによる角膜変形評価
3. 角膜の光学特性の評価
   角膜不正乱視評価
   CL装用時の不正乱視評価
   CLの光学特性評価

る．

また，角膜曲率半径の測定によって，その角膜が標準的なパラメータを有しているのか，あるいは急峻，扁平であるかを理解しておくことは，ソフトコンタクトレンズ（soft contact lens：SCL）処方でも大切である．

さらに，角膜曲率半径から角膜乱視度数と軸を知ることができる．水晶体乱視が増加してHCL処方時に残余乱視が問題となる中高齢者に対し，角膜乱視と屈折乱視を比較することによって，その残余乱視を推定することができる．あるいは，後面トーリックのHCL処方の際には，強弱主経線の曲率半径の差がトーリック面の決定において重要なデータとなる．

b. 角膜形状異常の有無と程度の評価

角膜形状異常の有無と程度の評価は，一般診

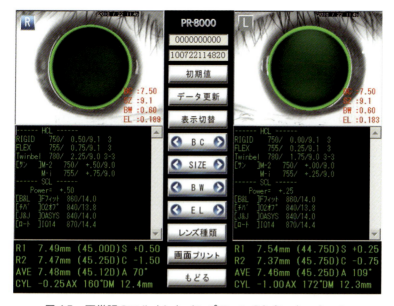

図15　正常眼のフルオレセインパターンのシミュレーション
　角膜前面形状を広汎に測定することで，トライアルレンズを装用する前にフルオレセインパターンをシミュレーションすることができる（PR-8000，サンコンタクトレンズ）．

療においては，円錐角膜などの角膜形状に異常をもたらす角膜疾患の有無，程度を知るため，あるいは眼科手術後の角膜形状変化の評価，LASIK（laser in situ keratomileusis）の適応決定のためのスクリーニング検査，多焦点眼内レンズやトーリック眼内レンズを用いた白内障手術前における適応決定のスクリーニング検査として行われている．

　一方，CL診療においては，装用者の角膜形状を理解しておくことがCLの選択と処方に際して大切である．たとえば，円錐角膜あるいはLASIK後のように角膜の非球面性が正常と異なると，細隙灯顕微鏡でわからない程度の異常であっても，通常の方法でHCLを処方するのがむずかしいことが容易に理解できよう．

　HCL処方時においては，角膜前面形状を広範囲に測定することによって，CL装用状態でのフルオレセインパターンをシミュレーションすることができる（図15）．これにより，処方がむずかしい症例におけるトライアルアンドエラーの回数を軽減できる可能性がある．ある

いは，測定した形状に基づいてカスタム処方が行われている（図16）．

　これに対して，SCL処方時においては，CLのsagittal depthが角膜のsagittal depthに一致することが理想であり，角膜の高さ情報はレンズの選択に有用である．

　また，CL装用によって角膜形状が変化することが知られており，その意味でCL装用眼での角膜形状解析も大切である．CLによる角膜変形のパターンからセンタリングの不良などを判断し，処方を変更することができる．とくにオルソケラトロジー（orthokeratology）では，変形によって屈折矯正を行うため，その効果を定量することが大切である．

c. 角膜の光学的特性の評価

　角膜形状解析を行うと，角膜不正乱視を高次収差として定量化することが可能となり，その角膜の光学特性を定量的に評価できる．角膜形状異常が瞳孔領に及ぶ場合には，角膜不正乱視によってSCLでは矯正視力が不良で，HCLの適応であることがトライアルレンズを使用する

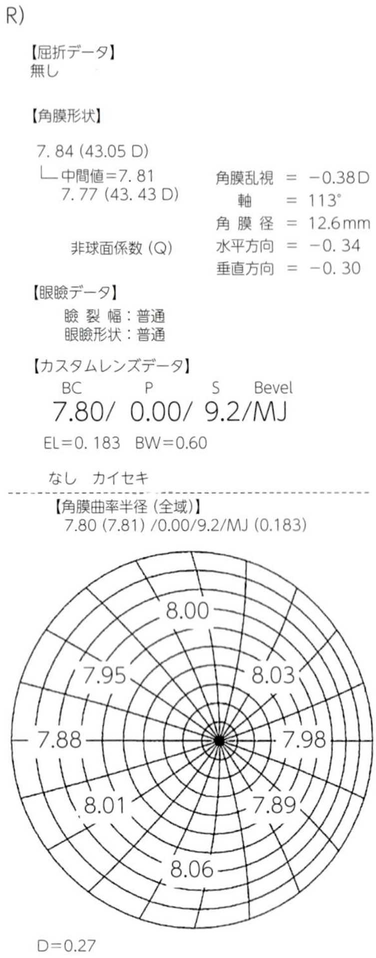

R)
【屈折データ】
　無し
【角膜形状】
　7.84 (43.05 D)
　└中間値=7.81
　7.77 (43.43 D)
　　　　　　　　角膜乱視　= −0.38D
　　　　　　　　軸　　　　= 113°
　　　　　　　　角膜径　　= 12.6mm
　非球面係数 (Q)　水平方向 = −0.34
　　　　　　　　垂直方向 = −0.30
【眼瞼データ】
　瞼裂幅：普通
　眼瞼形状：普通
【カスタムレンズデータ】
　　BC　　P　　S　Bevel
　7.80/ 0.00/ 9.2/MJ
　EL=0.183　BW=0.60
　　　なし　カイセキ
　【角膜曲率半径（全域）】
　7.80 (7.81) /0.00/9.2/MJ (0.183)

　　　　　8.00
　　7.95　　　8.03
　7.88　　●　　7.98
　　8.01　　　7.89
　　　　　8.06

D=0.27

図16　正常眼でのHCLのカスタム処方の例
角膜形状解析のデータに基づいて，ベースカーブやベベルデザインのカスタム処方が行われている（サンコンタクトレンズ）．

ことなく容易に判定できる．

　ここで，CLを装用した状態で角膜形状解析を行うと，CL装用時の光学特性を評価することができる．たとえば，HCL装用時は，円錐角膜など角膜不正乱視がある眼においても屈折力マップは均一になり，角膜不正乱視がHCLによって矯正されていることがわかる．もし，累進屈折力レンズや前面トーリックであれば，それに一致した屈折力マップとなり，あるいはレンズの汚れやキズによるレンズの形状変化も反映される．これに対して，SCL装用時には，基本的には本来の角膜形状をベースにしたパターンとなる．もちろん，CLのデザイン（球面，非球面，トーリック，累進屈折力）およびレンズの偏心などの影響が反映されるし，レンズの汚れ，変形，あるいは乾きも結果に影響する．

　さらに，瞬目後に経時的に角膜形状解析を行えば，CL前面の涙液動態の影響やCLの動きに伴う高次収差の変化も記録することができる．

　また，CL装用時の角膜形状と非装用時の角膜形状の差分を示すことにより，CL装用によって矯正される屈折度数の分布を評価できる．

3. 角膜形状測定装置

　このような角膜形状解析に使用する装置は，その測定原理からオートケラトメータ，プラチド角膜形状解析装置，シャインプルーク角膜形状解析装置，およびOCTの四つに大別できる．その特徴を表4にまとめた．

a. オートケラトメータ

①測定原理

　前方から眼球へ光を投射すると角膜で一部が屈折され，残りは反射する．そのうち角膜前涙液層で反射されて生じる像は，Purkinje-Sanson第1像である．ここで，リング状光源を用いた場合に反射で生じるリング状の像はマイヤー（mire）像とよばれる．図17に示すように，光源と角膜の距離を一定にした状態では，マイヤー像の大きさを測定することによって角膜前面の曲率半径を測定することができる．測定位置は直径3mm付近の角膜傍中心であり，急峻な角膜であればより中心側を，扁平な角膜であればより周辺側を測定しており，測定眼の曲率半径によって測定場所が異なる．

　本装置での測定値は曲率半径（mm）であり，HCLのBCではこれを使用する．角膜屈折力や角膜乱視を表示する際には，keratometric indexを用いて角膜前後面の屈折力として算出する．

表4 角膜形状解析装置一覧

	オートケラトメータ	プラチド	シャインプルーク	OCT
測定部位	傍中央の2点	広汎	広汎	広汎
結果の出力	角膜曲率半径	マップと指数	マップと指数	マップと指数
不正乱視判定	不可能	可能	可能	可能
対象	正常角膜のみ	正常〜中等度の不正乱視	正常〜高度の不正乱視	正常〜高度の不正乱視
角膜後面	測定不可	測定不可	測定可	測定可
角膜厚	測定不可	測定不可	測定可	測定可
角膜混濁	○	△	△	◎
再現性	◎	○	△	△

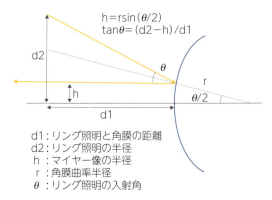

図17 ケラトメータによる曲率半径の測定原理
角膜前涙液層での反射で生じるマイヤー像の大きさで角膜曲率半径が測定される.

d1：リング照明と角膜の距離
d2：リング照明の半径
h：マイヤー像の半径
r：角膜曲率半径
θ：リング照明の入射角

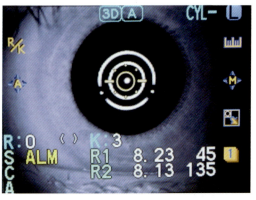

図18 オートケラトメータの測定画面
光源は赤外光で，複数のラインセンサーによって反射像の位置が読み取られてる（KR-800A，トプコン）.

角膜屈折力（D）
＝337.5/角膜曲率半径（mm）

オリジナルのケラトメータは，白色光のリング照明を用い，生じる楕円の短径と長径から強主経線，弱主経線の曲率半径を測定していたが，現在のオートケラトメータでは，光源は赤外光で，数カ所の角膜曲率半径を測定し，得られた曲率半径を楕円近似することによって強主経線と弱主経線の曲率半径を表示する（図18）.

②測定結果

正常眼の角膜屈折力は，平均と標準偏差が，おおよそ43±1Dと覚えておくと便利である．正常範囲を標準偏差×3の範囲とすれば，40D（8.44 mm）〜46D（7.34 mm）となる．また，正常眼では角膜屈折力や乱視度数の左右差が少なく，乱視軸も正中線に対して線対称である．

③注意点

被検者の固視が不良であると正確な測定はできない．測定時にピントの合う位置より角膜が前に来ると曲率半径は実際より小さくなり，後ろになると曲率半径は大きくなってしまうため，測定時にピントを正確にあわせる必要がある．正常角膜であれば測定値の再現性は良好であるが，問題は本装置では不正乱視の有無や程度を判定することができない点にある．また，角膜前涙液層の曲率半径を測定しているので，涙液層が破綻しているとデータが不正確になるため，手早く測定する必要がある．また，Goldmann眼圧測定など角膜に接触する検査の後で測定してはならない．

b. プラチド角膜形状解析装置
①測定原理
同心円のリング状光源はプラチド円板（Placido disc）とよばれている．ケラトメータではリングが傍中心の1本で，2方向の角膜屈折力を測定しているのに対して，本装置では多数のマイヤー像が角膜の広範囲をカバーしている（図19）．このリングの間隔を測定することによって，その部の曲率半径を測定し，角膜の広範囲の部位の角膜屈折力をカラーコードマップとして表示する（図20）．

②測定結果
カラーコードマップは，基本的には，axial powerというケラトメータと同一の定義のpowerで表示されたものを使用することが一般的であるが，角膜局所の形状の特徴を示す際には，instantaneous powerで表示されることもある．マップを表示する際のスケールの設定も重要であり，筆者らは1.5Dステップの

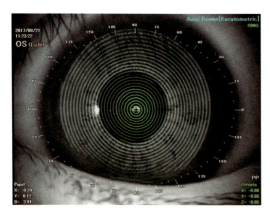

図19　プラチド角膜形状解析装置のマイヤー像
プラチド円板で生じたマイヤー像が角膜を広範囲にカバーしている．

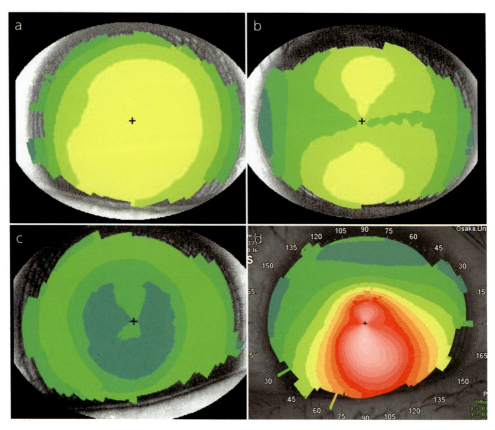

図20　角膜屈折力マップ（axial power）
角膜屈折力に応じて疑似カラー表示される．a：正常，b：直乱視，c：LASIK後，d：円錐角膜．

絶対スケールでの表示を好んで使用し，表5に示すように系統的にパターンを認識している．HCL装用者では，CLによる角膜変形の有無と程度を知るのに役立つ（図21）．また，オルソケラトロジーでは，近視矯正効果としての角膜中央の扁平化や就寝中のセンタリング不良などを評価することができる．

定量的解析としては，ケラトメータとの上位互換性を保つために，SimK（simulated keratometry）として強弱主経線の角膜屈折力とその乱視度数ならびに軸が表示される．これに加えて角膜形状の特徴を定量的に解析するためにさまざまな指数が開発されており，機種によって違いがある．また，処方希望者のなかで一見正常にみえる円錐角膜を検出するプログラムも有用である．

③注意点

本装置の測定原理はケラトメータと基本的には同一である．そのため，測定データの精度と再現性を良好にするためには，角膜に接触する検査を避け，ピントを正確に合わせ，固視が良好な状態で，涙液層が破綻する前に撮影する．少なくとも2度測定して，マップのパターンが同一でなければ再度撮影して，再現性のあるデータのみを使用する．

また，高度な形状異常や角膜混濁があると，リングが正確に認識できずにアーチファクトが生じやすくなる．

c．シャインプルーク角膜形状解析装置

①測定原理

通常のカメラでは，レンズとフィルムは平行だが，シャインプルークカメラ（Scheimpflug camera）では，レンズにあおりがついている（図22）．そのために，遠距離から近距離まで同時に焦点をあわせることができる．シャインプルーク像では角膜頂点から水晶体まで広汎に焦点があっているので（図23），その断面を回転させて撮影することによって前眼部形状を三次元で測定する．

②測定値

プラチド角膜形状解析装置で示されるSimK，角膜前面の屈折力マップに加えて，角膜前後面のエレベーションマップ，角膜厚マップなどを表示することができる．

表5　屈折力マップの系統的な読み方

マップのパターンを四つのAについて注意しながらチェックする．
1. Asphericity（非球面性） 　正常角膜は，中央から周辺に全方向でやや扁平
2. Asymmetry（非対称性） 　正常角膜は，上下左右で対称，左右眼は正中線に対し線対称
3. Astigmatism（乱視） 　正乱視は，垂直か水平の蝶ネクタイパターン
4. Abnormal steepening or flattening（異常な急峻化，扁平化） 　正常では，異常な急峻化，扁平化なし

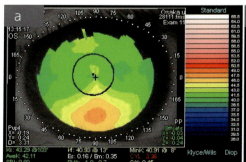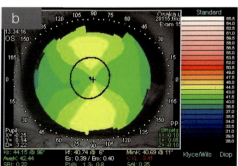

図21　CLによる角膜変形
a：HCLの上方安定による変形．b：装用中止して直乱視に戻っている．

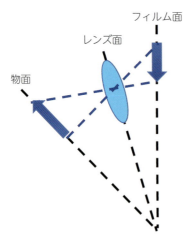

図22 シャインプルークカメラの原理
レンズとフィルムが平行になっていない.

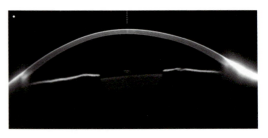

図23 シャインプルークカメラによる前眼部断面像
角膜前面から虹彩まで広範囲にピントがあっている.

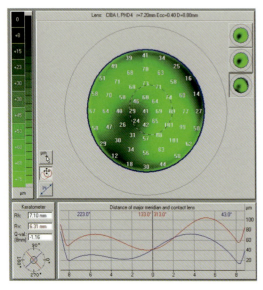

図24 フルオレセインパターンのシミュレーション
レンズ下涙液の厚みとフルオレセインパターンがシミュレーションできる (PentacamHR, Oculus).

広範囲の角膜前面形状のデータが得られているため，これを用いて HCL のフルオレセインパターンをシミュレーションすることも可能である（図24）．角膜形状が正常で，同じケラト値であっても，角膜の非球面性や角膜の大きさが異なると CL のフィッティングは異なってくるが，これらの差を事前に知ることができる．

オルソケラトロジーでは，reverse geometry デザイン，すなわち中央が扁平で周辺が急峻な CL によって角膜中央が圧迫され，角膜上皮厚が中央で薄く，周辺で厚くなる．よって，装用前後の角膜厚マップを差分することで，オルソケラトロジーによる角膜形状変化を定量化できる．CL による角膜変形では，基本的にオルソケラトロジーと同様に上皮厚が変化することで角膜前面に不正乱視が生じると考えられる．一方，角膜後面に形状異常が生じないことから，角膜前後面の形状を測定できる本装置では，CL による角膜変形と円錐角膜を鑑別しやすい.

③注意点

本装置では角膜の断面を直接測定しているので，角膜前涙液層の影響を受けない．また，プラチド角膜形状解析装置では，高度の円錐角膜のように角膜が急峻な場合は周辺の形状測定ができなくなるが，本装置であれば，高度の症例でも周辺までデータを取得可能である.

その一方，カメラを物理的に回転させながら撮影するため，撮影時間が1秒程度かかり，被検者の固視や瞬目に注意が必要である．最低2度測定して，再現性のあるデータのみを使用する．また，照明光として青色光を使用しているので，角膜混濁の強い症例では測定がむずかしい.

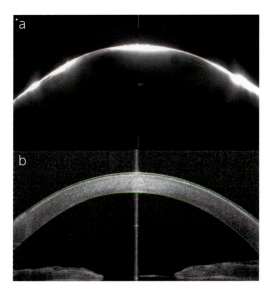

図25 シャインプルーク像（a）とOCT像（b）の比較
角膜混濁が強いと可視光よりOCTで組織侵達性がよい．

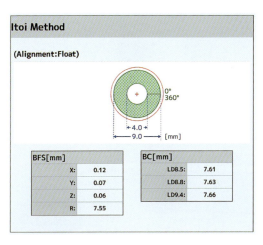

図26 Itoi Method
円錐角膜に対するトライアルレンズのベースカーブ候補が示される（CASIA2，トーメーコーポレーション）．

d．前眼部OCT
①測定原理

前眼部光干渉断層計（optical coherence tomography：OCT）では，参照光と観察光の干渉現象を利用して，組織の断面を計測する．この得られたBスキャンを回転させることによって，前眼部の三次元画像を取得することができる．像の歪みが少ない，物理的にスキャンするのではないため測定時間が比較的短い，用いる波長は赤外光であるため測定時に羞明がない，あるいは組織侵達性が高いため角膜がある程度混濁していてもアーチファクトが生じにくい（図25）といった利点がある．

②測定値

シャインプルーク角膜形状解析装置と同様に，SimK，角膜前面の屈折力マップ，角膜前後面のエレベーションマップ，角膜厚マップなどを表示することができる．円錐角膜に対するCL処方のためのプログラムであるItoi Methodを使用すると，三つの直径に対して第一選択のBCが表示され（図26），トライアルレンズの第一選択を決めるうえで大変便利である．

また，CLを装用した状態での角膜形状解析が可能であり，CL装用中にCLによって角膜が圧迫されているかどうか判断することも可能である．

他に円錐角膜のスクリーニングプログラム，円錐角膜進行評価プログラム，あるいは白内障術前のスクリーニングなど多くのソフトウエアがある．

③注意点

前眼部OCTではドライアイや角膜形状異常によってオートケラトメータで角膜曲率半径の測定が困難な症例でも角膜形状解析が可能であり，角膜不正乱視に対するHCL処方に有用と考えられる．しかし，被検者の固視や瞬目に注意が必要で，最低2度測定して再現性のあるデータのみを使用する．

e．複合機

角膜形状解析装置の近年の傾向として，図27に示すように，角膜形状解析に加えて複数の機能を有する複合機が増加している．

オートケラトメータから進化したものとして

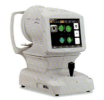 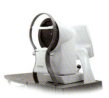

角膜形状解析装置＋オートレフ　　　　　　　角膜形状解析装置＋波面センサー
RT-7000, PR8000　　　　　　　　　　　　KR-1W, OPD scan III, iDesign

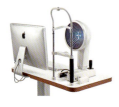 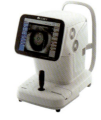 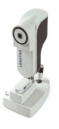 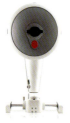 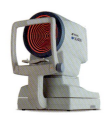

角膜形状解析装置　　　　　　　　　　　　角膜形状解析装置＋光学的眼軸長測定装置
＋マイボグラフィー他　　　　　　　　　　OA-2000, LS-900, pentacamAXL, Aladdin
Keratograph5M

図27　角膜形状解析装置の複合機

は，ケラトメータが角膜形状解析装置に変わっているもの，それに加えて屈折の高次収差も測定できるようにレフラクトメータが波面センサーとなったものがある．これらの機種では，CL装用時の残余乱視だけでなく，残余不正乱視まで計測可能である．

また，角膜形状解析装置にマイボグラフィーや涙液層の画像解析が可能な装置では，CL装用に問題のあるドライアイに関しても同時に解析可能である．

角膜形状解析装置に眼軸長測定装置が備わっている装置は，白内障手術での眼内レンズ度数計算が目的であるが，CL外来では，近視の進行に関して簡便に使用できると思われる．

（前田　直之）

文　献

A．角膜組織の検査
1) 春名正光，近江雅人：医療を中心とする光コヒーレンストモグラフィーの技術展開．レーザー研究 31：654-662, 2003
2) William M, Bourne DO, Hodge Leif R：Corneal endothelium five years after transplantation. *Ophthalmology* 118：185-196, 1994
3) Li Y, Chamberlain W, Tan O et al：Subclinical keratoconus detection by pattern analysis of corneal and epithelial thickness maps with optical coherence tomography. *J Cataract Refract Surg* 42：284-295, 2016
4) 木下　茂，天野史郎，井上幸次ほか：角膜内皮障害の重症度分類　日眼会誌 118：81-83, 2014
5) 近間泰一郎：角結膜がみえてくる　生体共焦点顕微鏡検査－In vivo Biopsy．メジカルビュー社，2010

B．角膜形状の検査
1) 前田直之，大鹿哲郎，不二門　尚編集：前眼部画像診断 A to Z OCT・角膜形状・波面収差の読み方．p1-399, メジカルビュー社，2016
2) 前田直之編集：専門医のための眼科診療クオリファイ 24. 前眼部の画像診断．p1-415, 中山書店，2014
3) 湖崎　亮：身につく角膜トポグラフィーの検査と読み方．p1-128, 金原出版，2012

2 ここまでできる涙液検査

A ドライアイの判定基準

1. CLとドライアイの密接な関係

コンタクトレンズ（contact lens：CL）とドライアイは密接な関係にある．とくにソフトコンタクトレンズ（soft contact lens：SCL）では装用者の50〜80％が眼乾燥感を訴えると報告されており，SCLに不満足な理由，あるいは装用を中止する理由でも眼乾燥感がもっとも多い．ただし眼乾燥感＝ドライアイというわけではない．YoungらはSCL装用に伴う眼乾燥感の原因を調査し，もともと眼表面疾患を有するもの（涙液減少型ドライアイ30％，マイボーム腺機能不全14％など），SCLで誘導されたもの（25％），明らかな要因がないもの（23％）とさまざまであることを報告している．

ドライアイ全体からみるとCL装用に伴うドライアイは，①患者の年齢層が低いこと，②検査所見では重症例が少ないこと，③CL非装用時には症状が消失または軽快することなど，いくつかの特徴がある．また，CL自体が眼表面にとっては大きな異物であり，CL装用による眼表面の環境変化，涙液への影響は不可避である．したがって，CL装用者が眼乾燥感を訴える場合に，どこからを疾患として扱うか迷うことも少なくない．こうした背景から，欧米ではより包括的な用語としてcontact lens discomfortが用いられるようになってきている．一方，日本ではドライアイの定義と診断基準が最近改訂された．

2. ドライアイの診断とその考え方

a. 新しいドライアイの診断基準

ドライアイという病名は当初は乾性角結膜炎とほぼ同義であったが，その疾患概念は拡大と変化を続け，現在では慢性の眼表面疾患の多くを包括する症候群と認識されている．ドライアイは幅広い病態，複数の疾患を含むが，すべての病型に共通するコア・メカニズムは「涙液層の安定性低下」であると考えられている．

ドライアイ研究会による「日本のドライアイの定義と診断基準」は1995年に最初に公表され，2006年の改訂を経て，2016年に再改定が行われた（表1）．最初のドライアイの定義（1995年）は「涙液（層）の量的・質的異常によって引き起こされる角結膜上皮障害」であり，自覚症状が含まれていなかった．次の2006年版では，涙液の異常，角結膜上皮障害に自覚症状が含まれるようになり，2016年の改訂では角結膜上皮障害が必須ではなくなった．並べてみるとドライアイの概念の変遷を示すものとして興味深い．

なお，2016年の改訂のポイントは二つある．一つめは，診断基準から角結膜上皮障害がなくなり，定義でも「眼表面の障害を伴うことがある」となったことである．二つめは，涙液検査からSchirmer試験がなくなり，涙液層破壊時間（tear film break-up time：BUT）だけになったことである．結果としてこれまでの疑い例がなくなり，診断は明快でシンプルになった．この疾患概念と診断基準はアジア諸国のド

ライアイ専門家の共通認識となっている．

b．BUTの重要性

ドライアイの涙液・眼表面検査としては，BUT，Schirmer試験，角結膜生体染色検査が3点セットとして日常臨床で広く用いられている．新しい診断基準ではBUTだけが残った形になったが，これには二つの大きな理由がある．

一つは理論的に涙液・眼表面ユニットのどの部分に異常が生じてもBUTが短縮することである．眼表面には瞬目のたびに涙液層が形成されるが，開瞼を持続すると蒸発や表面張力によってやがて破綻が生じる．涙液層が不安定になる要因は大きく四つある．①涙液の量の減少，②表面張力の上昇など涙液の質の異常，③結膜上皮の親水性（水濡れ性）の低下，④兎眼や不完全瞬目など瞬目の異常である．正常な涙液層の形成と維持には，涙液・角結膜上皮・眼瞼から構成される眼表面ユニットの健常性が必須であり，どの部分に異常があってもBUTの短縮として反映されるはずである．

もう一つはすべてのドライアイでBUTが短縮することが，臨床研究で明確に示されたことである（図1）．日本で行われた眼科クリニックを受診したドライアイ患者サーベイでは94.9％の症例がBUT短縮（5秒以下）を示し，オフィスワーカーのドライアイを対象とした疫学研究でも同様の結果が報告されている．Schirmer試験と角結膜生体染色検査の陽性率は半数程度であることから，これらはドライアイのサブタイプや重症度を示す所見であり，診断には必須でないこともわかる．ドライアイのコア・メカニズムが涙液層の安定性低下であることを支持する結果と解釈される．

なお，BUTの測定法には涙液観察装置や角膜形状解析装置を用いて非侵襲的に測定を行う方法，いわゆる"non-invasive BUT"もあるが，広く臨床に用いられているのはフルオレセイン染色による測定であり，今回の診断基準でもBUTの測定はフルオレセインを用いて行うと明記されている．

c．Schirmer試験，角結膜生体染色検査の意義

新しいドライアイの診断基準から除外されたことで，Schirmer試験と生体染色検査を不要だと考えてはいけない．BUTはドライアイと

表1　2016年ドライアイの定義と診断基準

ドライアイの定義
ドライアイは，さまざまな要因により涙液層の安定性が低下する疾患であり，眼不快感や視機能異常を生じ，眼表面の障害を伴うことがある
ドライアイの診断基準
1, 2を有するものをドライアイとする
1．眼不快感，視機能異常などの自覚症状
2．涙液層破壊時間（BUT）が5秒以下

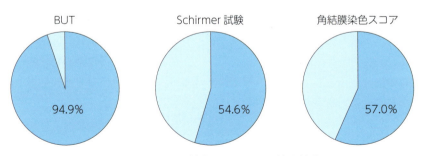

図1　ドライアイ検査のカットオフ値陽性率
ドライアイ受療患者ではBUTはほとんどの例で陽性（5秒以下）を示すが，Schirmer試験と角結膜染色スコアの陽性率は半数程度である．

(Kawashima et al：*Adv Ther* 34：732-734より改変引用)

正常者を分ける最良の物差しであるが，BUTが短いというだけではドライアイの病型，病態を判定することはできないからである．ドライアイは多因子疾患であり，マイボーム腺の異常や結膜弛緩，瞬目状態，点眼薬や内服薬，外部環境などさまざまなリスクファクターが関与する．しかし，その中でも最大のリスクファクターは涙液減少であり，Schirmer 試験やメニスカス高の観察で涙液量を評価することの重要性が減じたわけではない．また，角結膜生体染色検査で障害された眼表面の部位とパターン，程度をみることはドライアイの病態と重症度を評価するのに必須である．Schirmer 試験と角結膜生体染色検査はドライアイのサブタイプ，病態の評価に必須であり，その臨床的意義は揺るがないことを強調しておきたい．

3. CL 装用者の眼表面検査

a．涙液の「量」の評価

涙液分泌量の検査として基本になるのは Schirmer 試験である．Whatman No.41 ろ紙製の専用試験紙を用いる．試験紙の先端 5 mm を軽く折り曲げて，下眼瞼の耳側 1/3 の部分にひっかけるようにして結膜嚢に入れる．5 分後にろ紙を取り除いて，試験紙が濡れた長さを読み取る．点眼麻酔を用いるか否か，測定時に開瞼して自由瞬目とするか閉瞼させたままとするかなど，測定法にはバリエーションがある．筆者は点眼麻酔を用いずに閉瞼させたままで測定する方法を好んでいる．カットオフ値や再現性が問題にされることが多いが，ろ紙の濡れた長さと涙液量は強い一次相関を示し，一定の信頼性のある検査と考えられる．5 mm 以下を異常（涙液減少あり）とする．涙液減少型ドライアイを疑う場合には必須の検査であるが，CL 装用者では涙液減少型ドライアイの頻度が低く，若年者が多いこともあって，Schirmer 試験はほとんどの例で正常を示す．刺激感，異物感が避けられない検査でもあり，なかなか行いにくい検査でもある．

涙液量を簡便に非侵襲的に評価する方法として涙液メニスカスの観察がある．CL 装用時の不快感，乾燥感にもっとも影響する臨床所見はメニスカス高と BUT の 2 つだけという報告もあり，必ず観察すべきポイントの一つである．細隙灯顕微鏡の場合にはフルオレセインを用いて涙液を可視化すると観察しやすくなるが，慣れるとそのままでも観察できる．前眼部光干渉断層計（optical coherence tomography：OCT）や涙液観察装置を用いると非侵襲的，定量的にメニスカスを評価できる．涙液メニスカスの高さは正常では 0.2 mm 程度であり，Schirmer 値と相関するので涙液分泌量を推定できる（図 2）．CL 装用者では角膜知覚が低下していることがあり，基礎分泌の低下によってメニスカスが低くなっていることがある．

涙液メニスカスの観察はフルオレセインを用いなければ SCL 装用中でも可能な検査である．ただし，メニスカスの高さを評価する際に SCL 装用者では注意すべき点がある．それは，SCL 装用中の涙液メニスカスは角膜の部分で低くなることである（図 3）．SCL が存在することで角膜部分のメニスカス部のスペースが占拠されて涙液量が少なくなるためである．角膜に接するメニスカス部の涙液は瞬目の際に角膜上に持ち上げられ，角膜前涙液層あるいは SCL 前涙液層を形成する涙液であり，この部位の涙液量減少は SCL 装用時のドライアイの病態形成の一因になっている．逆に SCL 装用時にはメニスカスが低く涙液減少があると判定される例でも，SCL をはずしてみるとメニスカス高がまったく違ってみえる場合もある．

b．涙液の「質」の評価

涙液の質の検査として重要なのは BUT の測定である．広く臨床に用いられているのはフルオレセインを用いる方法である．涙液量をできるだけ変えないためにはマイクロピペットを用いてごく微量を点眼とするのがよい．フルオレ

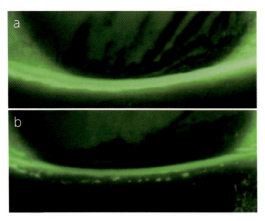

図2 フルオレセインを用いた涙液メニスカスの観察
正常（a）と比較するとドライアイ（b）ではメニスカス高が低い．

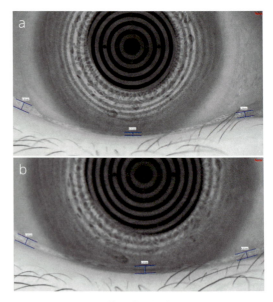

図3 SCL装用時の涙液メニスカス
SCL装用中の涙液メニスカス（a）は角膜の部分だけ低くなる．レンズをはずした状態（b）ではこの現象は消失する．

セインの検査紙を用いる場合には，人工涙液などで濡らした後に軽く振って水分を切ること，ろ紙を面でなく角を下眼瞼縁につけるようにして接触面積を減らすようにするとよい．瞬目後に涙液層が破綻した部分（いわゆる dark spot）が出現するまでの時間を3回測定し，その平均値を代表値として採用し，5秒以下を陽性とする．涙液の安定性を評価するには必須の検査であり，最近は涙液層の破綻するパターン（break up pattern）を分類してドライアイの病態を評価する試みも広がっている（図4）．

フルオレセインを用いたBUTの測定はCLをはずした状態で行われる．CLが物理的に涙液層の安定性を損なっているのなら，CL非装用時のBUTは正常範囲を示しそうだが，そうはならない．SCL装用者はレンズ非装用時にもBUTが著明に短縮していることが多い．そのメカニズムとして，①SCL装用者では角膜知覚低下があり，神経を介した分泌刺激の低下によって涙液分泌量が減少して，結果として涙液層の不安定化が生じる，②SCL装用者のマイボーム腺に異常がみられるという報告があり，涙液油層の変化によって涙液層の安定性が低下する，③SCL装用によって角膜上皮細胞のturnoverが低下するため，微絨毛が摩耗して膜型ムチンが減少した旧い上皮細胞が最表面に残るため，などが考えられる．筆者は三番目の角膜上皮の膜型ムチン減少による水濡れ性の低下がもっとも大きく影響すると考えている．いずれにしてもポイントは，SCL装用者ではレンズをはずした後にも涙液層の不安定化が持続するという点である．

涙液観察装置や角膜形状解析装置を用いて非侵襲的にBUTを測定する方法（non-invasive BUT）もある．この方法のメリットはSCL装用時のCL前涙液層の安定性を評価できることである（図5）．CL装用によって涙液層は分断され，CL上は油層と薄い水層だけの涙液層になっていること，CL表面にムチンは存在せず，その水濡れ性は角膜よりはるかに劣ることからCL装用時のBUTは短い（図5）．ただし，この場合のBUT測定は，CL前涙液層の安定性をみているわけであり，通常のBUT測

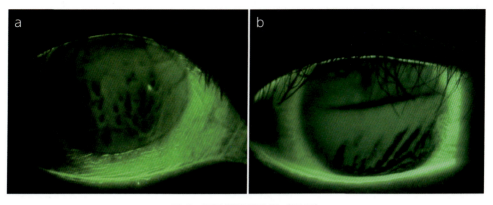

図4 涙液層破壊時間（BUT）
SCL装用者では非装用時にもBUTが短縮している．ブレークアップパターンではspot breakかline break（**b**）を生じやすい．

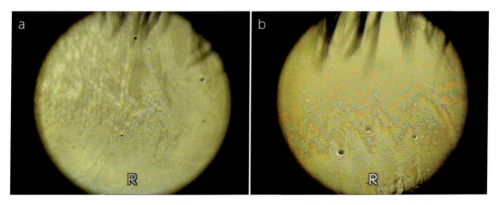

図5 ドライアイ観察装置（DR-1™）によるSCL上の涙液油層の観察
正常者ではSCL非装用時（**a**）には涙液油層は長く保持されるが，SCL装用時（**b**）には涙液油層は速やかに破綻する．

定とは結果も意義も異なることを認識する必要がある．

c. 角結膜上皮の評価

細隙灯顕微鏡は優れた生体観察装置であるが，角結膜上皮を詳細に評価するためにはやはり生体染色を併用することが望ましい．角膜上皮はフルオレセイン，結膜上皮はローズベンガルやリサミングリーンと使い分けがなされていたが，ブルーフリーフィルターを用いることで結膜上皮もフルオレセインで十分に観察できるようになっている．SCL装用者では生体染色は行いにくい検査であるが，少なくとも自覚症状（乾燥感，不快感，充血など）がある場合には，SCLをはずしてフルオレセインで染めてみることが必要になってくる．

SCL装用者では特徴的な部位に特徴的な生体染色所見がみられることがある．中には必ずしもドライアイの範疇に入らない所見もあるが，contact lens discomfortの原因としてどこにどのような上皮障害があるのか探索することは重要なポイントである．角膜所見でよく知られているのはスマイルマークパターン，SEALs（superior epithelial arcuate lesions），リング状の表層角膜症である（図6）．スマイルマークパターンはCL下の涙液がSCLに吸い取られる結果として生じると解釈され，高含

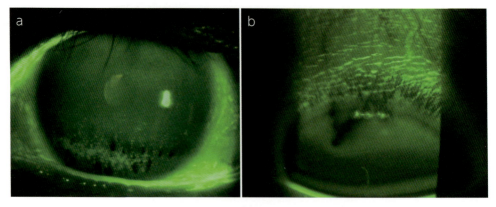

図6 SCL装用に特徴的な角膜の上皮障害
スマイルマークパターン（a）は高含水率のSCLで，SEALs（b）はシリコーンハイドロゲルレンズで生じやすい．

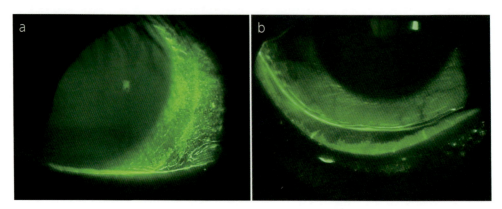

図7 SCL装用に特徴的な結膜の上皮障害
結膜では輪部の球結膜（a）と上下の眼瞼縁の瞼結膜に生体染色がみられやすい．後者は lid wiper epitheliopathy（b）とよばれる．

水率のSCLで生じやすい．一方，SEALsやリング状の上皮障害はレンズが固着気味で角膜に局所的にストレスがかかる結果生じるとされ，タイトなレンズやシリコーンハイドロゲルで生じやすい．

結膜で生体染色がみられやすいのは輪部の球結膜と上下の眼瞼縁の瞼結膜である（図7）．輪部結膜の上皮障害はCLのエッジによる機械的な摩擦によるものであり，直径の大きなレンズや硬いレンズで生じやすい．SCL装用者の充血や眼不快感と関係するが，発見には生体染色が必須となる．

lid wiper epitheliopathy（LWE）にも摩擦が関係している．SCLや眼球と眼瞼の瞬目時の摩擦によるストレスが眼瞼結膜側に表現されたもので，上眼瞼でも下眼瞼でも結膜皮膚移行部の結膜側の上皮障害である．ドライアイとの関連が注目されているが，当初はSCL装用の合併症として報告されたくらいで，CLとの関連も非常に深い．若年のSCL装用者にはLWEがかなりの確率で観察されるという報告もある．生体染色を施した状態で眼瞼を翻転して観察する必要があり，見逃しやすい病態の一つである．

4. 涙液・眼表面の特徴的変化の把握の重要性

新しいドライアイの定義と診断基準について概説した．眼表面疾患のなかでドライアイが占めるウエイトはますます大きくなっており，CL 装用に伴う眼不快感，contact lens discomfort の原因として常にドライアイを考慮しておく必要がある．CL 装用者の涙液・眼表面には特徴的変化が生じており，その特徴を把握しておくことが CL トラブルへの適切な対処につながると考えられる．

（山田 昌和）

B　ドライアイ観察装置（DR-1）などを用いた画像検査

1. CL 装用眼の涙液評価

眼表面は涙液層と上皮層から構成され，一方が他方の健常性を維持する関係にある．装用されたコンタクトレンズ（contact lens：CL）は，ハードコンタクトレンズ（hard contact lens：HCL）であれ，ソフトコンタクトレンズ（soft contact lens：SCL）であれ，涙液層と上皮層の間に介在して眼表面に大きな影響を及ぼす（図 8）．フルオレセインナトリウム（以下，フルオレセイン）は涙液の水分と混じりあって，HCL に対しては涙液と HCL の関係を可視化してくれるが，SCL に対しては，SCL の中に取り込まれるため，涙液と SCL の関係を可視化してくれない．そこで，SCL における涙液のふるまいを評価するためには，フルオレセインを用いない非侵襲的な評価法が必要となる．

涙液には量と質の視点があるが，質の視点から涙液の中身を見る検査はまだ一般的ではなく，涙液層の特性である安定性を評価した報告が散見される．近年，眼科における画像検査技術の進歩により，いくつかの方法が CL 装用眼の涙液の量あるいは安定性の評価に利用できるようになってきた．

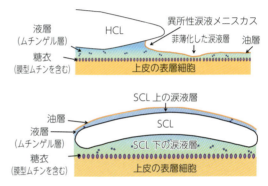

図 8　CL 装用眼における涙液層の分布
HCL 装用眼において HCL の表面には薄い水分のみが分布し，レンズエッジ部の異所性メニスカスの陰圧を受けて，レンズの周囲に液層の菲薄化を生じる．SCL 装用眼において涙液層は SCL 上と SCL 下に分断され，涙液油層は SCL 上の涙液層の表面に分布し，膜型ムチンは SCL 下の上皮表面に発現している．

2. 眼表面の基本構造とドライアイのメカニズム

CL の眼表面に対する影響を知るためには，眼表面の構築についての基礎知識が必要である．眼表面は涙液層と上皮層からなる．涙液層は油層と液層の 2 層構造である．上皮層のうち CL と関係のある角膜上皮は，表層細胞，翼状細胞，基底細胞などからなる 5，6 層の細胞によって構成される．CL と眼表面の関係を考えた場合，表層から非極性脂質層と両親媒性脂質層からなる油層，液層の水分や分泌型ムチ

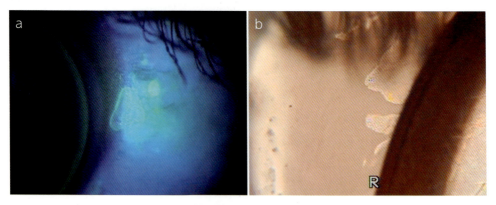

図9 HCL装用眼にみられる角結膜上皮障害
3時・9時ステイニング（3時・9時方向の輪部近傍の角結膜上皮障害）に加えて，ビトー斑（Bitot's spot）様結膜上皮障害がみられる（a）．DR-1™による観察でHCLのエッジ部に隣接して，涙液層の破壊が生じているのがわかる（b）．

ン，表層上皮の微絨毛の先端に発現する膜型ムチンが重要であり，油層，水分，分泌型ムチン，膜型ムチンはすべて涙液層の安定性維持に貢献し，膜型ムチンは表層上皮の水濡れ性維持に働いている．ドライアイは涙液層の安定性の低下をコア・メカニズムとし，涙液層の安定性の低下と表層上皮の水濡れ性低下の間の悪循環を介して，慢性的な眼不快感，視機能異常の原因となる．

3. HCL装用眼の涙液層の変化

HCLの装用は，3時・9時ステイニング（図9）とよばれる角結膜上皮障害を生じることが知られている．これは，HCLのエッジ下に形成される異所性の涙液メニスカスを起因する（図8）．涙液メニスカスには，一般に，毛管圧の式（Young Laplaceの式：$\Delta p = 2\gamma/R$，γ：涙液の表面張力，R：涙液メニスカス曲率半径）に従って陰圧を生じ，隣接する涙液層の液層を菲薄化させる．一方，液層が菲薄化するとその安定性が低下し，涙液層の破壊を招いて上皮障害の原因となる．ところが上皮障害が生じると，その表面の膜型ムチンの発現低下を招くため，涙液層の安定性の低下－表層上皮の水濡れ性低下の間で悪循環が形成されて，局所的なドライアイが引き起こされる．これが，3時・9時ステイニングを生じるメカニズムとなっている．そして，この局所的な悪循環が炎症を招くことが，結膜上皮の分化障害を介してHCL装用眼の3時・9時ステイニング部にしばしばみられるビトー斑（Bitot's spot）様の結膜上皮障害の原因になっていると考えられる（図9）．

4. SCL装用眼の涙液層の変化

眼表面の涙液は，結膜嚢の涙液，上下の涙液メニスカスに分布する涙液および瞼裂部の眼表面に分布する涙液層（ティアフィルム，tear film）に分けることができる．SCLはHCLと異なり，瞼裂部を越えて結膜嚢に挿入されるため，SCLの挿入部において，SCLの占拠分だけメニスカスの貯留涙液量が減少する．しかも，一般に下方の涙液メニスカスの曲率半径は，角膜上の液層の厚みと一次相関するため，涙液メニスカスがSCLの周辺部によって占拠され，その曲率半径が減少すると，SCL上の涙液層の液層の厚みは，おのずと減少すると考えられる．

一方，物質の表面の水濡れ性（親水性）は，その表面に付着した水滴の接触角によって決定される．たとえばウサギの健常角膜の接触角は

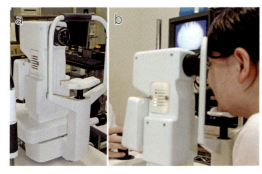

図10 ドライアイ観察装置（DR-1™）
a：DR-1™の外観．b：検査風景．

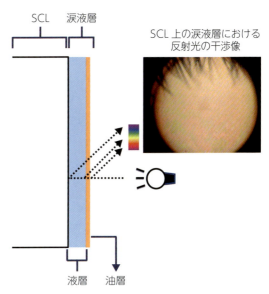

図11 DR-1™の原理
SCL上の涙液層は薄膜として振る舞う．DR-1™では白色光をSCL上の涙液層に照射し，油層の表面と油層と液層の界面，あるいは油層と液層の界面と液層とSCLの界面からの反射光の干渉像を観察することができる．SCL上の液層は薄いため，角膜上とは異なり，液層における干渉像を観察することもできる．

ゼロであり，角膜表面の水濡れ性がきわめて理想的であることを意味する．ところがSCL表面の接触角は数十度であるため，角膜表面に比べて，その親水性は低い．この理由として，角膜表層上皮表面と異なり，SCL表面にはその水濡れ性を維持する膜型ムチンのような陰性荷電をもった長い高分子が存在しないことがあげられる．また，このSCL表面の水濡れ性の低下と先に述べたSCL上の涙液層の液層の菲薄化は，共にSCL上の涙液層の安定性の低下につながり，SCL上の涙液層は角膜表面の涙液層に比べて非常に不安定である．つまり，SCLの装用は，SCL表面の涙液層の液層の菲薄化（液層の水分減少に相当し，角膜表面に比べて減少している）とSCL固有の低い水濡れ性を介して，SCL上の涙液層の安定性の低下を引き起こす．そして，この安定性の低下が瞬目時の摩擦亢進というドライアイの二番目のメカニズムを招いて，眼不快感を発生させる原因となる．そのため，SCLにかかわる臨床現場においては，SCL装用眼のメニスカスの涙液量の減少やSCL表面の涙液層の安定性低下を，フルオレセインを用いずにとらえる検査法が非常に重要になる．

5. SCL上の涙液層の動態評価

SCL上の涙液層の評価には，SCL上の涙液層の厚みの評価，SCL上の涙液層の安定性の評価，およびSCL表面の水濡れ性の評価の三つの視点があり，ドライアイ観察装置（図10，DR-1™，興和）を用いることで，それらの評価を行うことができる．DR-1™は光の干渉現象を利用した観察装置であり，涙液層の表面に白色光を照射し，油層の表面と油層と液層の界面における鏡面反射光の干渉像を観察することで，油層の挙動を介して涙液層の動態を観察，評価することが可能となる（図11）．先に述べたようにSCL表面の涙液層の液層はきわめて薄いため，薄い液層においても反射光の干渉現象が生じ，液層の挙動を介した涙液層の動態情報を得ることも可能である．いずれにしてもDR-1™では，フルオレセインを用いることなく，細隙灯顕微鏡検査では得られにくい，涙液層の動態に関する情報を得ることができるため，SCL装用眼の涙液層の観察においてその有用性はきわめて高い．

6. SCL上の涙液層の厚み評価

DR-1™の観察モードには，低倍モード［観察領域：6.8 mm（垂直）×8.8 mm（水平方向）の矩形領域］と高倍モード［観察領域：2.3 mm（垂直）×3.2 mm（水平）の矩形領域］の二つがある（図12）．低倍モードでは，SCL上の涙液油層の開瞼後の上方伸展を観察することが可能である（図13）．涙液油層は，直下の液層の厚みの影響を受けながら，開瞼後に上方伸展するため，筆者らは，油層の上方伸展動態を5段階に分類し，SCL上の涙液層の液層の厚みを評価するための指標としている（図13）．この分類においては，油層がスムーズに上方伸展することは，SCL上に十分な厚みの液層が分布していることを意味する．したがって，Grade 1やGrade 2では油層の上方伸展がスムーズで，液層の厚みが比較的厚いと評価できるのに対し，Grade 4やGrade 5では油層の上方伸展が制限されており，液層が非常に薄いと評価できる．

一方，高倍モードでは，SCL上の涙液油層の上方伸展が終了し，静止したとき（SCL上に涙液層が完全に形成されたことを意味する）の干渉像を観察することで，SCL上の涙液層の液層の厚みについての情報を得ることができる．そして，その干渉像も，5種類のパターンとして分類できる（図14）．Grade 1では，油層の干渉像のみがみられ，これは，SCL上に，油層と比較的厚い液層からなる涙液層が存在することを意味する．Grade 2では，油層の干渉像に加えて，多彩な干渉色を示す干渉像が油層の干渉像越しにみられ，SCL上に涙液層が形成され，それが油層と薄い液層（多彩な干渉色の部分）からなることを意味する．つまり，Grade 2ではGrade 1より涙液層の液層の厚みが薄い．一方，Grade 3では，多彩な干渉像のみが観察され，油層からの干渉像は観察されない．つまり，Grade 3は，菲薄化した液層のみがSCL上に分布している状態を意味する．また，Grade 4では，多彩な干渉像とともにSCL表面そのものが観察され，菲薄化した液層のみが部分的にSCL表面を被覆している状態を意味する．さらに，Grade 5では涙液層からの干渉像はまったく観察されず，SCL表面の全体が露出した状態といえる．

以上のように，DR-1™の低倍モードと高倍モードを駆使することで，SCL上に分布する涙液層の厚みの情報を非侵襲的に得ることができる．

7. SCL上の涙液層の安定性の評価

涙液層の安定性は，涙液層の破壊の生じやすさを指標として評価できる．一般に角膜上の涙液層の安定性はフルオレセインで涙液層の液層を染色し，開瞼を維持した場合にdark spotが出現するまでの時間，すなわちフルオレセイン破壊時間（fluorescein breakup time：FBUT，あるいは，単にBUT）として評価することができる．しかし，SCLではフルオレセインが取り込まれるため，SCL上の涙液層のFBUTを測定することはできない．しかし，DR-1™を用いれば，フルオレセインを用いることなく，非侵襲的にSCL上の涙液層の破壊時間を非侵襲的涙液層破壊時間（non-invasive breakup time：NIBUT）として計測することができる．

SCL上の涙液層のNIBUTは，DR-1™の低倍モードで測定する（図15）が，まず，被検者に数回自然瞬目させ，その後，軽く閉瞼させたのち，開瞼維持を指示し開瞼からSCL上の涙液層に破壊が生じるまでの時間（秒）を測定する．角膜上でNIBUTを計測する場合，開瞼を10秒以上維持させると反射性の涙液分泌が促進される場合がある．そのため筆者らは，角膜上の涙液層が開瞼から10秒経過しても破壊しない場合は，そこで観察を終了し，「NIBUT＝10秒」としている．しかし，

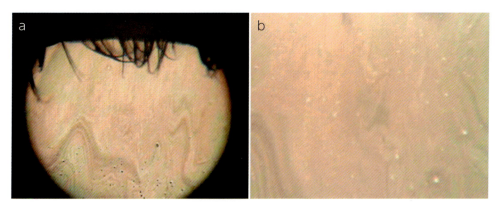

図 12　DR-1™ における二つの観察モード
SCL 上の涙液層を低倍モードで観察した場合（**a**）と高倍モードで観察した場合（**b**）．

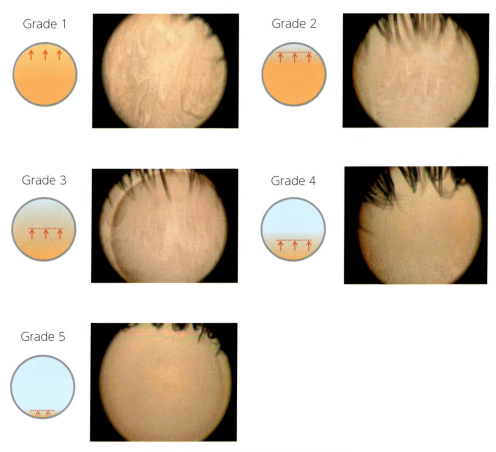

図 13　SCL 上の涙液油層の上方伸展分類
Grade 1：油層は観察画面の上縁まで伸展する．Grade 2：油層は観察画面の 3/4 以上伸展する（上縁までは伸展しない）．Grade 3：油層の伸展は観察画面の 1/2 以上 3/4 未満．Grade 4：油層の伸展が観察画面の 1/4 以上 1/2 未満．Grade 5：油層の伸展が観察画面の 1/4 未満．

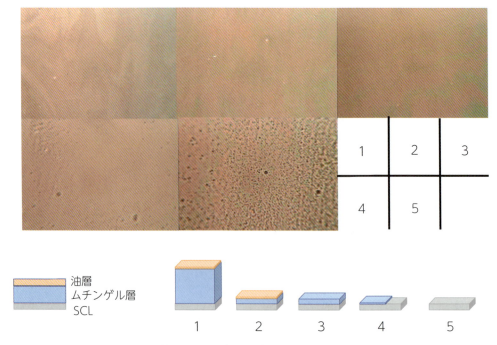

図 14　SCL 上の涙液層の干渉像分類
数字は Grade を表し，下方には観察像に相当する涙液層の状態のイメージを示す．
Grade 1：油層の干渉像のみがみられる．Grade 2：油層の干渉像に加えて，多彩な干渉色を示す液層の干渉像が油層の干渉像越しにみられる．Grade 3：多彩な液層の干渉像のみ．Grade 4：多彩な液層の干渉像とともに露出した SCL 表面がみられる．Grade 5：涙液層からの干渉像がまったく観察されず露出した SCL 表面のみがみられる．

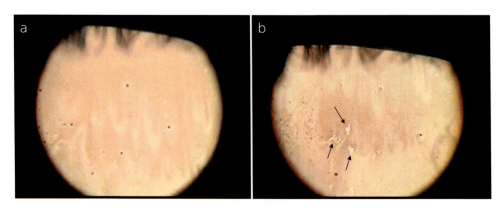

図 15　DR-1™ による非侵襲的涙液破壊（non-invasive breakup）の観察
開瞼直後（a）から NIBU の出現（b，→）までの時間（NIBU time：NIBUT）は，涙液層の安定性の指標となる．

SCL 装用眼では，SCL によって覆われている角膜上の涙液層には破壊が容易には生じないと考えられるため，10 秒以上開瞼を維持しても反射性の涙液分泌が生じることはまずない．しかし，一般に，SCL 上の涙液層の NIBUT は角膜上のそれよりも短いため，10 秒を超えて開瞼を維持する必要もない場合がほとんどである．

8. SCL表面の水濡れ性の評価

SCL上の涙液層の挙動を開瞼を維持したまま観察すると，まず，涙液層の菲薄化とともに涙液層の破壊が観察され，次に涙液層の破壊領域がSCL上で拡大してゆく様子が観察される．そして，この涙液層の破壊部の拡大の経時変化は，SCL表面の水濡れ性を反映する．一般に物質表面における液体の破壊領域の拡大速度は一次関数的であり，その表面における液体の接触角の三乗に比例するため，破壊の拡大が早いほどSCL表面の水濡れ性は悪いといえる．この破壊領域の拡大速度を指標にSCLの表面の水濡れ性を評価する方法は，まだ一般的ではないが，DR-1™を用いてSCL表面の涙液層の破壊後の動態を観察すれば定性的な評価は可能である．

DR-1™は，フルオレセインでは観察不可能なSCL上の涙液層の観察を角膜上の涙液層と同様に行うことができるため，SCL装用眼における装用前後の涙液層の臨床評価に有用である．そして，DR-1™を用いて開瞼から涙液層の動態を観察すれば，SCL上の涙液層の厚み（量的評価），安定性（質的評価），およびSCL表面の水濡れ性の評価を一気に行うことができる．

9. SCL装用眼の涙液貯留量の評価

a. メニスコメトリ法

これまで述べてきたように，SCL表面の涙液層の安定性低下にSCL挿入部の涙液メニスカスにおける涙液量の減少が関与していることがわかってきたため，SCL装用眼における涙液メニスカスの評価（メニスカスにおける貯留涙液量の評価）は，涙液層の安定性評価と同様に重要である．

涙液メニスカスには，眼表面全体の涙液量の75〜90％が貯留するといわれ，眼表面全体の涙液貯留量を反映する指標となりうる．このため，涙液メニスカスのパラメータを利用して，眼表面の涙液貯留量を評価しようとする試みがある．これまでの報告で，涙液メニスカスのパラメータとして高さと曲率半径が有用であることが示されている．そして，メニスコメトリ法

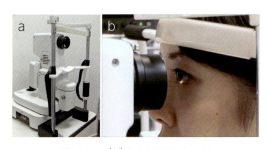

図16　ビデオメニスコメータ
a：外観．b：検査風景．

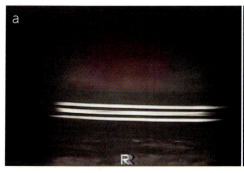
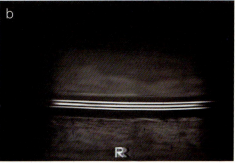

図17　ビデオメニスコメータでとらえたターゲットイメージ
SCL装用前後で下方の涙液メニスカスにおける涙液貯留量が減少していることがわかる．a：SCL装用前．R（涙液メニスカス曲率半径）＝0.259 mm．b：SCL装用30分後，R＝0.123 mm．

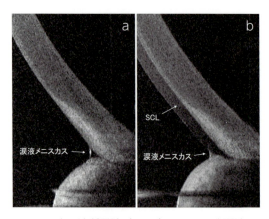

図18 光干渉断層計（OCT）による下方涙液メニスカス中央部の断面の観察
a：SCL非装用時．**b**：aと同一眼のSCL装用時．SCLの装用により涙液メニスカスにおける涙液貯留量が減少していることがわかる．

は，涙液メニスカスにおける涙液貯留量を反映する曲率半径を測定することに特化した方法である．

　筆者らは，涙液メニスカス曲率半径の測定のためにビデオメニスコメータ（図16）を用いている．本法では，涙液メニスカスの凹面に等間隔の水平の縞模様からなるターゲットを投影し，その鏡面反射像を得て，鏡面反射像の線幅とターゲットの線幅を凹面鏡の光学式にあてはめて，涙液メニスカスの曲率半径（R）を算出する（図17）．フルオレセインは必要とせず，しかも瞳孔領に光を照射しないため非侵襲的な検査法といえる．涙液メニスカスは上下に存在するが，この方法は眼瞼や瞬目の影響を受けにくい下方の涙液メニスカスを測定対象とする．筆者らは，曲率半径は眼表面全体の涙液貯留量と一次相関しており，下方の涙液メニスカス中央の曲率半径の変化をモニタすれば，涙液貯留量の経時変化を把握することができることを明らかにした．したがって，たとえばSCL装用眼に点眼した場合，その点眼液の眼表面におけるターンオーバーをモニタすることが可能になる．

b．OCTを用いた涙液貯留量の評価

　メニスコメトリ法が曲率半径の情報に特化した方法であるのに対し，光干渉断層計（optical coherence tomography：OCT）では，涙液メニスカスの高さ，曲率半径，断面積，および貯留涙液量といった情報がすべて得られる可能性がある．しかし，一般にはもっとも情報の得やすい，高さの情報が指標として用いられることが多い．筆者らも実際にOCTを用いることで，SCL装用によるメニスコメトリにおける曲率半径の減少がSCLの周辺部が涙液メニスカスを占拠するために引き起こされることを明らかにしている（図18）．

　OCTを用いたSCL装用眼の評価に関しては現在のところ報告が少なく，この検査方法がどの程度有効であるのかはまだ不明瞭である．SCL装用眼の涙液メニスカスは，涙液減少型ドライアイのそれに匹敵するため，OCTでは測定に限界があるのかもしれない．しかし，OCT画像の解像度には長足の進歩がみられるため，今後，臨床現場での活用が期待できると思われる．

10. DR-1を用いた涙液貯留量の評価

　DR-1™を用いて，涙液貯留量を評価することも可能であり，坂根らはDR-1™と専用の画像解析ソフトを用いた涙液貯留量の評価法を報告している．DR-1™では，涙液層の安定性が評価できるため，この方法が一般化されれば，SCL装用眼の涙液の量的，質的情報を1台で得られるため，有用である可能性がある．

〔横井　則彦・酒井　利江子〕

C マイボーム腺機能不全，Lid Wiper 症候群の検査

1. マイボーム腺の検査と CL 処方

コンタクトレンズ（contact lens：CL）装用者のうち 50% とも 80% ともいわれる人たちがドライアイ症状を訴える．その一因として注目されているのがマイボーム腺機能不全（meibomian gland dysfunction：MGD，涙液の脂がたりないタイプのドライアイ）である．MGD は加齢とともに増加するため，年齢とともに，今までは快適に装用できていた人でも，急に MGD が原因のドライアイとなり，CL 不耐症となって装用を断念せざるを得ないケースが増加する．さらに，若い世代にも MGD が散見され，若い世代に CL を処方する際にも，油断することなくマイボーム腺に注意を払って検査する必要がある．マイボーム腺の検査をして前駆段階，初期段階であれば予防法や初期治療を導入して CL 装用を継続できる．MGD であれば，その病期，重症度により治療を選択し，CL 装用スケジュールについて提案することができる．

2. マイボーム腺とは

涙液は油層と液層（ムチン層と水層）からなっている．マイボーム腺は眼瞼に存在する外分泌腺で，涙液蒸発の抑制，涙液安定性の促進，涙液の眼表面への伸展の促進，眼瞼縁における涙液の皮膚への流出の抑制，などの働きをしている．マイボーム腺の開口部は皮膚側にあって瞬目のたびに少しずつ開口部からマイボーム腺分泌脂（meibum：マイバム）が分泌される．上に約 30〜40 本，下に約 20〜25 本存在する（図 19）．マイバムの組成は皮脂腺の成分とは異なり，ワックスエステル，ステロールエステルが多い．最近の疫学調査でドライアイ全体の約 86% はマイボーム腺機能が低下するこ

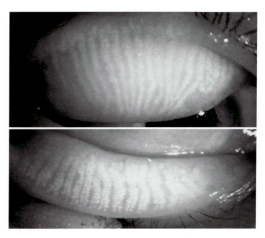

図 19 正常眼のマイボグラフィー
29 歳，男性．正常眼においてマイボーム腺は上に約 30〜40 本，下に約 20〜25 本存在する．非侵襲的マイボグラフィーでは，マイボーム腺は白く高反射部位として検出され，消失した部分は黒く低反射部位として検出される．

とによって起こることが明らかになった．

3. MGD

a. MGD の病態と発症機序

マイボーム腺開口部の閉塞，導管上皮の過角化などさまざまな原因が契機となり，それに慢性のサブクリニカルな炎症，感染，加齢が加わり，マイボーム腺の機能が異常をきたした状態である．

マイボーム腺に発生する疾患として霰粒腫，内麦粒腫などがあるが，これらが局所的な疾患であるのに対して，MGD はマイボーム腺機能がびまん性に障害されている．そして，MGD は眼不快感，乾燥感などの自覚症状を伴う．

b. MGD の分類

MGD は大きく分泌減少型と分泌増加型に分けられる．臨床における頻度は分泌減少型のほうが分泌増加型よりもはるかに多いと考えられているが，まだ十分な疫学調査はなされていな

表2 分泌減少型マイボーム腺機能不全の診断基準

以下の3項目（自覚症状，マイボーム腺開口部周囲異常所見，マイボーム腺開口部閉塞所見）が陽性のものを分泌減少性MGDと診断する．
1. 自覚症状
   眼不快感，異物感，乾燥感，圧迫感などの自覚症状がある．
2. マイボーム腺開口部周囲異常所見
   ①血管拡張
   ②粘膜皮膚移行部の前方または後方移動
   ③眼瞼縁不整
   ①〜③のうち1項目以上あるものを陽性とする．
3. マイボーム腺開口部閉塞所見
   ①マイボーム腺開口部閉塞所見（plugging, pouting, ridgeなど）
   ②拇指による眼瞼の中等度圧迫でマイボーム腺から油脂の圧出が低下している．
   ①②の両方を満たすものを陽性とする．

い．最近では日本でも，食生活の西洋化に伴い，分泌増加型が増加傾向にある．

c. 分泌減少型MGDの診断基準

分泌減少型MGDの診断基準を表2に示す．分泌減少型MGDの自覚症状としては，眼不快感，異物感，乾燥感，圧迫感などが多い．分泌減少型MGDのマイボーム腺開口部周囲異常所見としては，①血管拡張，②粘膜皮膚移行部の前方または後方移動，③眼瞼縁不整の三つの所見のうち少なくとも一つがある場合に陽性とする．マイボーム腺開口部閉塞の判定は，①細隙灯顕微鏡でマイボーム腺開口部閉塞所見（plugging, pouting, ridgeなど）の確認，②拇指による眼瞼の中等度圧迫でマイバムの圧出の低下の確認である．この①②がともにある

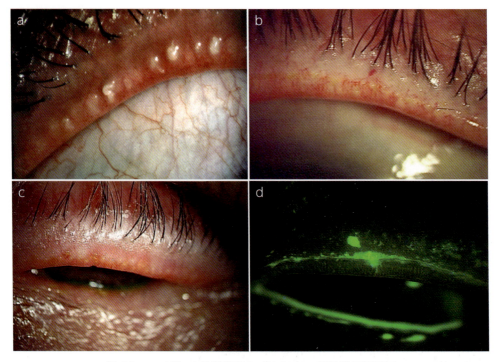

図20 マイボーム腺機能不全（MGD）の眼瞼縁異常所見
a：マイボーム腺開口部閉塞所見．過角化した導管上皮と変性したマイバムがマイボーム腺開口部に詰まっている．b：眼瞼の血管拡張．正常ではマイボーム腺開口部を越えて瞼結膜から皮膚側へは血管は侵入していかないが，慢性炎症によりマイボーム腺開口部周囲に血管が豊富となる．c：眼瞼縁の不整．d：皮膚粘膜移行部の前方もしくは後方移動．マイボーム腺開口部は通常皮膚側に開口しているが，瞼結膜の内側に開口してしまう．

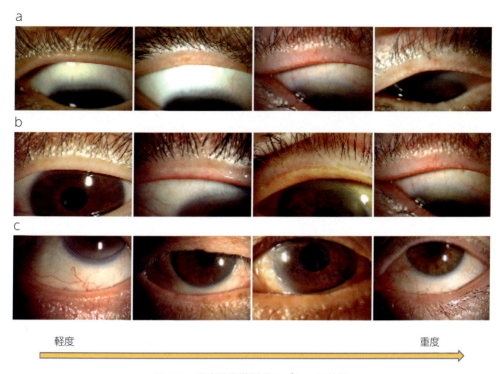

図21 眼瞼縁異常所見のグレード分類
眼瞼縁異常所見のグレード分類は，病期の決定や治療のモニタリングに有用である．

ときにマイボーム線開口部閉塞所見が陽性であると判定する．マイバムの量や性状に関しては，半定量的な判定法が提案されている．正常者や分泌減少型MGDでのマイバムの典型例のビデオを，ドライアイ研究会のホームページ内に掲載してあるので参照していただきたい．

d. MGDの診断時に有用な検査
①細隙灯顕微鏡による眼瞼縁の観察

分泌減少型MGD患者の典型的な眼瞼縁の異常所見は診断基準にもあるようにマイボーム腺開口部の閉塞（plugging, pouting, cappingを含む），マイボーム腺開口部周囲の血管拡張，瞼縁の充血（vascularity），眼瞼縁の不整（irregularity），皮膚粘膜移行部の前方または後方の移動（displacement of muco-cutaneous junction）の四つである（図20）．筆者らは各所見の臨床的な重症度分類を提案した（図21）．これらの分類は病期，重症度の分類だけでなく治療効果の判定にも役に立つ．

表3 マイバム圧迫のグレード分類

0：透明で簡単に圧出される
1：軽い圧迫で混濁したマイバムが圧出される
2：中等度の圧迫で混濁したマイバムが圧出される
3：強い圧迫でもマイバムが圧出されない

一方，分泌増加型MGDでは下眼瞼縁にfoaming（泡状物質）が観察されることが多い．まだ病態的に解明されていないことも多く，治療法も確立されていない．

e. 細隙灯顕微鏡によるマイバムの検査

分泌減少型MGDにおいては，マイバムの所見を正確に診断することがマイボーム腺の機能を判定するうえでもっとも重要であるが，なかなか客観的な判定基準がないのが現状である．いくつか提唱されているマイバム圧出の分類については，Shimazakiらによるもの（表3）が臨床的に優れている．日常診療においてできるだけ多くの患者の上眼瞼の中央部を拇指

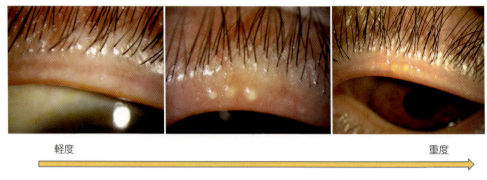

軽度　　　　　　　　　　　　　　　　　　　　　重度

図 22　マイバムの色分類
マイバムの色は透明から白濁色，黄色と変化していく．黄色が強くなればなるほど酸化が進んでおり，不飽和脂肪酸含有量が多くなることが最近わかった．これは炎症メディエータとも関連がある．

で5秒間押して，出てくるマイバムの色や粘稠度を判定することを繰り返すことで判定ができるようになってくる．また，筆者らの最近の臨床研究によると，マイバムの色の変化は脂質の組成変化や炎症細胞の存在と関連している（図22）．マイバムの色や性状をカルテに書きとどめておくことは有用である．

分泌増加型MGDではまぶたにさわった瞬間にマイバムがあふれ出すといったような所見が観察される．

f. 非侵襲的マイボグラフィーによるマイボーム腺の形態検査

マイボグラフィーはマイボーム腺の形態を観察する装置であるが，従来の装置による検査は低侵襲的であった．筆者らは，赤外線フィルタと赤外線カメラを用いて非侵襲的にマイボーム腺を観察できる非侵襲的マイボグラフィーを開発し，今では国内外において普及が進んでいる．マイボグラフィーではマイボーム腺は白く写り，マイボーム腺がない部分は黒く写る（図23）．

①CL装用眼におけるマイボーム腺の変化

CLの種類にかかわらずマイボーム腺の形態は変化する．ハードコンタクトレンズ（hard contact lens：HCL）においては上眼瞼耳側に有意に多く脱落や短縮を認める（図24a）．使い捨てソフトコンタクトレンズ（soft contact lens：SCL）においては下眼瞼に有意に多く短縮を認める（図24b）．CL装用年数に比例してマイボーム腺の形態は変化する．発症機序はまだ不明だが，マイボーム腺の形態変化がマイボーム腺の開口部からではなく，遠位側から変化していることから，1日に1万5千回するともいわれている瞬目による機械的摩擦によりマイボーム腺の形態変化が引き起こされるのではないかと考えている．

②CL関連アレルギー性結膜炎におけるマイボーム腺の変化

アレルギー性結膜炎においては，上眼瞼のマイボーム腺に導管の屈曲所見が有意に多く観察されることを筆者らが報告したが，それはCLに関連して発症するアレルギー性結膜炎においても同様で，屈曲の部位はほぼ上眼瞼であった．アレルギー性結膜炎における屈曲所見の発症機序はまだ不明だが，アレルギー性結膜炎による掻痒感により無意識に上眼瞼をこすってしまうという機械的刺激でマイボーム腺の構造が変化してしまうのではないかと考えている．これはマイボーム腺の変化がおもに上眼瞼であるということと一致している．

③分泌減少型MGDにおけるマイボーム腺の変化

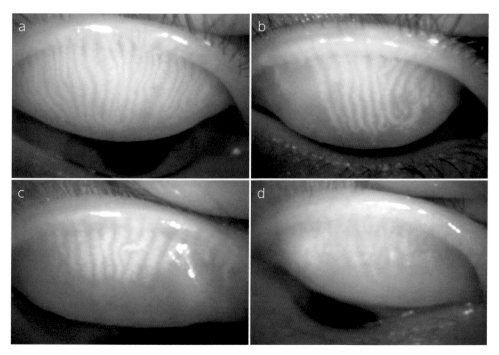

図23 マイボスコア
マイボーム腺の消失面積によりグレード分類を提唱したものがマイボスコアである.
a：グレード0：マイボーム腺の消失面積なし.
b：グレード1：マイボーム腺の消失面積1/3以下.
c：グレード2：マイボーム腺の消失面積1/3以上2/3以下.
d：グレード3：マイボーム腺の消失面積2/3以上.

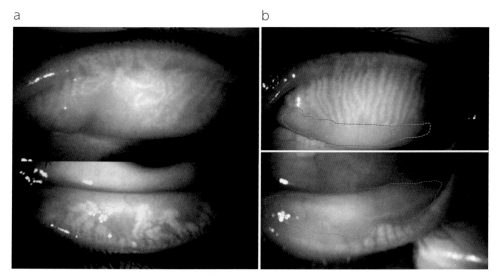

図24 CL装用眼におけるマイボーム腺の形態変化
a：HCL装用．32歳，男性．右眼．ドライアイ症状が強い．HCL装用歴12年．マイボーム腺は上眼瞼で屈曲，脱落，短縮を認めマイボスコア2，下眼瞼で脱落，短縮を認めマイボスコア2，合計4点．非CL装用者の30代の平均マイボスコアは1.1.
b：使い捨てのSCL装用．31歳，女性．左眼．ドライアイ症状が強い．HCL装用歴16年．マイボーム腺は上眼瞼で短縮を認め，マイボスコア1，下眼瞼で高度の短縮を認めマイボスコア3，合計4点．

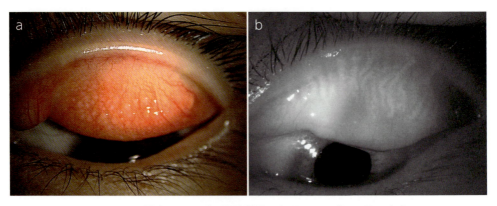

図25　CL関連アレルギー性結膜炎におけるマイボーム腺の変化
a：上眼瞼に乳頭増殖，充血を認める．b：マイボーム腺は屈曲，短縮している．

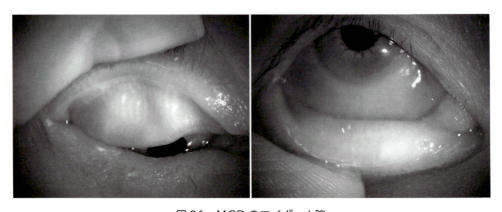

図26　MGDのマイボーム腺
72歳，男性．右眼．眼不快感，眼灼熱感，眼異物感，眼乾燥感を訴えて来院．マイボーム腺は上眼瞼で高度の脱落，短縮を認めマイボスコア3，下眼瞼はほぼ完全に脱落しており，マイボスコア3，合計でマイボスコア6となり最重症である．

分泌減少型MGDではdropout, shortening, dilation, distortionなどの多彩な所見が観察される（図24）．マイボグラフィーの異常所見はMGDの診断に有用であることがわかっている．

④分泌増加型MGDにおけるマイボーム腺の変化

分泌増加型MGDではマイボーム腺はまだ消失しておらず，マイボーム腺が拡張している所見（dilation）が多い（図25）．

g．涙液インターフェロメトリーによる涙液油層の質と量の検査

涙液インターフェロメトリーは涙液油層の量や質を観察する装置である．現在，日本では，涙液油層を定量的に測定できる方法としてLipiView®があり，涙液油層を定性的に評価する方法としてDR-1™がある．DR-1™は涙液油層の分布や伸展動態も評価できる（詳細はDR-1™の項目参照）．

MGD患者において非侵襲的マイボグラフィーでdropoutが多い患者ほど涙液油層の厚みが薄かったと報告されており，マイボーム腺の形態と涙液油層の機能は相関があることがわかった．

CL装用眼ではLipiView®による涙液油層厚は非装用眼に比較して有意に減少していた．

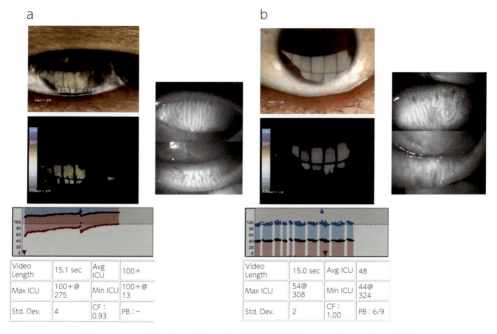

図27 CL装用眼と非装用眼の涙液油層厚とマイボーム腺の形態
a：CL非装用眼．34歳，男性．左眼．油層厚は100＋nmと厚め．マイボグラフィーでマイボーム腺の形態変化はほとんどなし．マイボスコア上0，下1，合計1点．
b：使い捨てSCL装用眼．34歳，女性．左眼．レンズ脱後1時間．油層厚は48nmと薄い．マイボグラフィーでマイボーム腺の形態変化は上1，下2で合計3点．

CL装用上の油層厚とドライアイ症状は相関していることが報告されている．その場合，マイボーム腺の形態変化を伴っていることが多いこともわかった．

h．MGDの治療

①自宅ケア

温罨法と眼瞼清拭を1日2回行うことが推奨される．方法についてはLid and Meibomian gland working group（LIME研究会）のHPを参照されたい．

②食事療法

オメガ3，EPA，DHAがよいとされている．

③点眼療法

ドライアイ治療の点眼に準ずる．最近ではジクアホソル点眼が涙液油層にも効果があることが報告されている．

④内服療法

抗炎症作用を期待してテトラサイクリン系の抗菌薬，クラリスロマイシンの低用量，長期内服を処方する．

⑤LipiFlow®

Activator（強角膜レンズのようなもの）を眼表面に挿入して，12分間温熱パルスの施術をする装置．

⑥Intense Pulsed Light（IPL）

シミ取りとして美容皮膚科領域で使用されてきた装置をMGD治療へ応用したもの．機序の詳細は不明だが，光エネルギーが熱エネルギーに変換されてマイバムを溶かす効果があるとされる．

4．Lid Wiper症候群の検査

SCL装用者のうち85％にLid Wiper症候群（lid wiper epitheliopathy：LWE）が発生していることが最近の大規模多施設研究で報告された．角結膜上皮障害を伴わなくても眼不

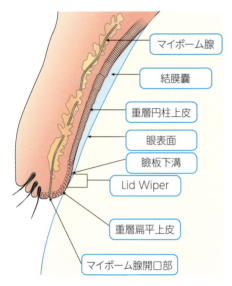

図28 Lid Wiper 部位
Korbらは上眼瞼縁結膜の皮膚側に近い部分を Lid Wiperと名づけた.
(Korb DR et al : CLAO J 28 : 211-216, 2002 より改変)

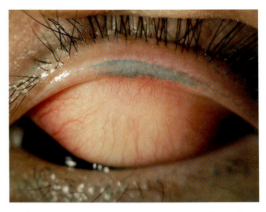

図29 Lid Wiper Epitheliopathy（LWE）
28歳, 女性. 左眼. 眼乾燥感を訴えて来院. 使い捨てSCL装用3年. 上眼瞼を翻転すると, lid wiper部位にリサミングリーン染色でグリーンに染色される部分が観察される.

快感, 眼異物感を訴えるSCL装用者ではLWEを発症している可能性が高く, その診断, 治療を速やかに行うことが重要である.

a. Lid Wiperとは

2002年にKorbらはドライアイ症状を高率に伴う上眼瞼縁結膜の皮膚側に近い部分の上皮障害をLWEとしてはじめて報告した. Lid wiper（図28）は一番ocular surfaceと摩擦が多いところである. Lid wiper部分にはゴブレット細胞（goblet cell）が分泌腺のように管状構造を作っているが, ときにここが角化して硬くなり, 目の表面をこすってしまうため異物感が出てLWEになる. LWEはCL装用者でドライアイ症状を伴う患者の上眼瞼縁結膜に最初に発見されたが, その後複数の臨床研究により, CL非装用者であってもドライアイ症状がある患者には高率に認められること, 下眼瞼にも多く観察されることがわかってきた. 臨床的には本来染まらない瞼の縁が生体染色によって染色されることで観察される（図29）. LWEは結膜上皮障害なので, フルオレセイン, ローズベンガル, リサミングリーンのいずれでも染色されるが, 眼瞼結膜の色調との対比からリサミングリーン染色がもっとも有効である.

b. LWEの発症機序

眼瞼縁結膜と眼表面の間の摩擦の上昇がLWEの病因と考えられている. このことは, 眼瞼との摩擦が強くなるCL装用者での発症率が高いこと, CL装用中止によりLWEが軽減, または消失することから理解される（図30）. 病態は病変部のインプレッションサイトロジーによりゴブレット細胞消失と扁平上皮化生が認められることより, 瞬目運動による摩擦で表皮の上皮細胞が剥離した状態と推測される.

c. LWEの好発部位

白石らの報告によると下眼瞼のほうが上眼瞼より2.5倍高頻度に認められる. 上眼瞼ではほぼ中央部にLWEを認められるのに対し, 下眼瞼ではほぼ鼻側に認められる. 瞬目運動のときに上眼瞼でもっとも大きく動くのは中央部であるのに対し, 下眼瞼では鼻側が涙点を中心に内上方に早く大きく動く. これらのことから涙点を中心とした鼻側眼瞼結膜と眼表面の間に強い摩擦が生じることが推測され, LWEの発症にかかわっている可能性がある.

2 ここまでできる涙液検査　41

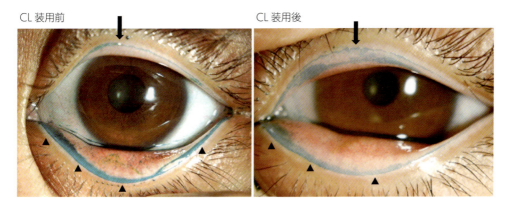

図30　SCL装用で悪化したLWE
SCL装用後にLWEに染色されるリサミングリーンの領域が拡大したことが観察される．
（愛媛大学 白石　敦先生のご厚意による）

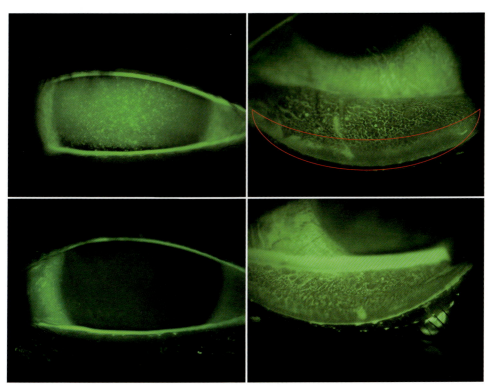

図31　ドライアイに合併したLWE
32歳，女性，眼乾燥感，眼羞明感．高度の角膜上皮障害とLWEを両眼に認めた．すでに近医より4種類の防腐剤入り点眼薬（ドライアイとアレルギー性結膜炎に対する治療薬）を処方されており，薬剤毒性も考えられたので，人工涙液頻回点眼によるwash out 2週間で角膜上皮障害は消失．その後，レバミピド点眼2週間処方によりLWEも消失した．

d. CLとLWE

SCLを常用している装用者の85%にLWEが発症しているという報告がある．その報告では，発症の有無は，性別，年齢，屈折率，眼不快感にかかわらないが，lotrafilcon B（エアオプティクス®アクア），comfilcon A（バイオ

フィニティ®）より senofilcon A（アキュビュー®）で有意に発症率が低かったとされている（図30）．

e．ドライアイとLWE

ドライアイ所見（BUT＜5秒，Scirmer試験＜5mm，角結膜上皮障害）の有無というよりは，ドライアイ症状の有無とより深く関連があると報告されている．ドライアイ症状のある人は，ドライアイ症状のない人の6倍，LWEが発症していたとの報告もある．逆にいえば，眼表面や涙液にドライアイ所見が見当たらないのにドライアイ症状の強い患者はLWEを発症している可能性が高く，眼瞼縁 lid wiper 部位を染色してよく観察する必要がある．

f．LWEの治療

LWEが観察されても無症状の場合はとくに治療を開始しなくてもよいと考えられる．しかし，ドライアイ症状が強い場合はその原因によって摩擦を軽減するためのいくつかの治療方法がある．

①CLが原因の場合

CLの中止がもっとも推奨される．レンズの変更を行っても改善されないことが多い．CL装用しながらの点眼もなかなか奏効しない．

②ドライアイが原因の場合

レバミピド点眼が有用であったとの報告がある．また，眼前の眼軟膏も有用な場合がある．

③原因がCLでもドライアイでもない場合

若年者に多く認められるが治療が困難なケースが多い．瞬目のパターンの観察や摩擦を起こしている原因を究明することが肝要である．

〔有田 玲子〕

文　献

A．ドライアイの判定基準

1) Young G, Chalmers R, Napier L et al：Soft contact lens-related dryness with and without clinical signs. *Optom Vis Sci* 89：1125-1132, 2012
2) Nichols JJ, Willcox MD, Bron AJ et al：The TFOS International Workshop on Contact Lens Discomfort：executive summary. *Invest Ophthalmol Vis Sci* 54：TFOS7-TFOS13, 2013
3) 島﨑　潤，横井則彦，渡辺　仁ほか：日本のドライアイの定義と診断基準の改定（2016年版）．あたらしい眼科 34：309-313, 2017
4) Tsubota K, Yokoi N, Shimazaki J et al：New perspectives on dry eye definition and diagnosis：A consensus report by the Asia dry eye society. *Ocul Surf* 15：65-76, 2017
5) Kawashima M, Yamada M, Suwaki K et al：A clinic-based survey of clinical characteristics and practice pattern of dry eye in Japan. *Adv Ther* 34：732-743, 2017
6) Yokoi N, Uchino M, Uchino Y et al：Importance of tear film instability in dry eye disease in office workers using visual display terminals：the Osaka study. *Am J Ophthalmol* 159：748-754, 2015
7) Fukui M, Yamada M, Akune Y et al：Fluorophotometric analysis of the ocular surface glycocalyx in soft contact lens wearers. *Curr Eye Res* 41：9-14, 2016

B．ドライアイ観察装置（DR-1）などを用いた画像検査

1) 横井則彦：涙液からみたコンタクトレンズ．日コレ誌 57：222-235, 2016
2) Tiffany JM：Measurement of wettability of the corneal epithelium. II.Contact angle method. *Acta Ophthalmologica* 68：182-187, 1990
3) Maruyama K, Yokoi N, Takamata A et al：Effect of environmental conditions on tear dynamics in soft contact lens wearers. *Invest Ophthalmol Vis Sci* 45：2563-2568, 2004
4) Rendon C, Brochard-Wyart F, Rondelez F：Dynamics of dewetting. *Phys Rev Lett* 66：715-718, 1991
5) Yokoi N, Bron AJ, Tiffany JM et al：Reflective meniscometry：a new field of dry eye assessment. *Cornea* 19：s37-s43, 2000
6) 坂根由梨，山口昌彦，白石　敦ほか：涙液スペキュラースコープDR-1を用いた涙液貯留量の評価．日眼会誌 114：512-519, 2010

C．マイボーム腺機能不全，Lid Wiper 症候群の検査

1) Lemp MA, Crews LA, Bron AJ et al：Distribution of aqueous-deficient and evaporative dry eye in a clinic-based patient cohort：a retrospective study. *Cornea* 31：472-428, 2012
2) 天野史郎，有田玲子，木下　茂；MGDワーキンググループ：マイボーム腺機能不全の定義と診断基準．あたらしい眼科 27：627-631, 2010

3) Arita R, Minoura I, Morishige N et al：Development of definitive and reliable grading scales for meibomian gland dysfunction. *Am J Ophthalmol* 169：125-137, 2016
4) Arita R, Itoh K, Inoue K et al：Noncontact infrared meibography to document age-related changes of the meibomian glands in a normal population. *Ophthalmology* 115：911-915, 2008
5) Arita R, Itoh K, Inoue K et al：Contact lens wear is associated with decrease of meibomian glands. *Ophthalmology* 116：379-384, 2009
6) Schulze MM, Srinivasan S, Hickson-Curran SB et al；Performance of Contact Lens Solutions Study Group：Lid wiper epitheliopathy in soft contact lens wearers. *Optom Vis Sci* 93：943-954, 2016
7) Korb DR, Greiner JV, Herman JP et al：Lid-wiper epitheliopathy and dry-eye symptoms in contact lens wearers. *CLAO J* 28：211-216, 2002

3 ここまでできる視機能検査

A 過矯正を防ぐための視力検査

1. 他覚的屈折検査

a. オートレフラクトメータの使い方

最新のオートレフラクトメータ（以下，オートレフ）には，自動追尾（オートトラッキング）や自動測定開始（オートスタート）機能が備えられている．誰が測定しても同じ結果が得られるように思われているが，そうではない．

まず，測定中に額が額当てから離れたり，首に過伸展が加わらないように，オートレフの光学台の高さや被験者の掛ける椅子の高さを調整する必要がある．頸部に過伸展が加わると，十分な自発開瞼を困難にさせ，リラックス状態を作りにくい．全身の緊張を抜いてリラックスした状態で測定することが大切である．

次に測定中の眼の高さが適切になるように，顎台の高さを調整する．額当てを支える支柱には，瞳孔の理想的な位置を示すマークが記されている（図1）．

微妙な眼の動きに対して，瞬時に追随できるように，このマークの位置に瞳孔中心が来るようにする．そして，眼瞼や睫毛が測定系を遮らないことをモニターで確認する．

検査中は視軸系の屈折が測定できるように，固視標を正しく見てもらう．内部視標をもたない旧式のレフラクトメータやスキアスコピーでは，漠然と遠方を見るように指示していた．しかし，内部視標を有し，雲霧機構を備えているオートレフでは，視標の中心部分を正しく注視することが大切である．もちろん凝視させてはいけない．眼の光学系では，光軸と視線は異な

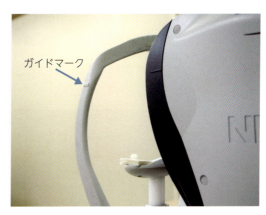

図1 オートレフラクトメータの目の高さ位置を示すガイドマーク
この位置に瞳孔中心が来るように顎台を調整する．これによって，装置の可動域が広がり，測定値が安定しやすくなる．

っており，光軸方向の屈折値と視線方向の屈折値は異なる（図2）．ボーッとまっすぐ前を見た状態では光軸方向の屈折値を測定する可能性がある．また，固視標の周辺部分を見てしまえば，中心窩を通る視線方向の屈折値は測定できない．とくに，角膜曲率半径が小さく，角膜の頂点と瞳孔中心位置がずれている症例では，乱視量や乱視軸に差が生じることがある．自覚屈折検査に必要なのは視線方向の屈折値である．

オートレフ測定では検者間で最大1.50Dもの差が生じることもある．この事実がオートレフの測定結果に対する信頼を低下させている．問題はオートレフの装置にあるのではなく，それを扱う検者側にある．オートレフを用いて極力正しい屈折値を得るには以下のような心がけが必要である．

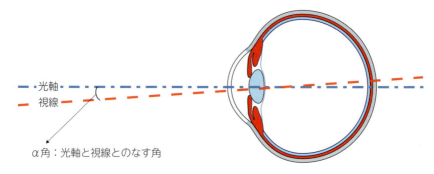

図2 光軸と視線
視線は中心窩を通るが，光軸は中心窩を通らない．ボーッと真っ直ぐ前を見たときには光軸方向の屈折値を測定する可能性が高い．矯正に必要なのは視線方向の屈折値であるので，固視標の真ん中を見てもらう必要がある．

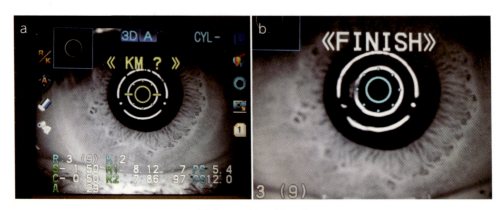

図3 マイヤーリング
オートレフラクトメータのモニター画面には角膜に映る光のリングが見える．このリングに歪みがないときには涙液膜が安定していて，正しい屈折値が測定できる（a）．マイヤーリングが乱れたときには角膜面の涙液膜が乱れていて，正しい屈折値が測定できない（b）．

b．オートレフの設定

オートレフの初期設定では，測定の迅速さを強調するために，クイックモードに設定されていることが多い．クイックモードとは，1回の雲霧機構が作動したあとに，数回の屈折測定を繰り返して，測定を終了する設定である．クイックモードでは，測定結果に変動が少なく，調節緊張の介入があるのか，ないのかの判断ができない．調節緊張の介入が強いときには，雲霧を繰り返すと測定結果が変動する．クイックモードでは一度の雲霧だけなので，測定結果に変動がなくても調節の介入が少ないとは言い切れない．調節緊張を極力排除する十分な雲霧効果を期待するためには，繰り返し雲霧機構を作働させる必要がある．1回の雲霧機構が作働した後に1回だけ屈折測定を行い，これを数回繰り返す測定モードに切り替える必要がある．

c．オートレフの操作時に心がけること

眼瞼や睫毛，前髪などで，測定系を遮ると，測定系の受光面に像の乱れが生じて，正しい検査が行えないので，とくに注意が必要である．

角膜に映し出されたマイヤーリングに乱れがないことを確認する．マイヤーリングの乱れは，涙液膜が破綻した状態で生じる．瞬目直後はきれいなマイヤーリングが得られるが，しばらくすると，乱れが観察される（図3）．この

時間は涙液層破壊時間（tear film break-up time：BUT）である．涙液層が破綻した状態では正しい屈折値は測定できない．きれいな涙液層が観察されている間に測定することが大切である．マイヤーリングの歪みは角膜乱視を示しており，マイヤーリングが丸いときには角膜乱視はなく，楕円のときには角膜乱視が存在し，楕円の形から角膜乱視の大きさも推測できる．また，マイヤーリングに対称性がなく歪んでいるときには，円錐角膜診断の一助になる．

オートトラッキング機構が作動しない程度に，検者が正しくトラッキング操作を行う．正しい屈折値を測定するためには，測定系の中心と視線とが完全に一致したところで測定を行う必要がある．しかし，オートトラッキングでは測定系の中心と瞳孔中心がおおよそ一致したところで測定開始を許可している．この機能に甘んじてはいけない．

d. 測定中にモニター画面で観察すること

角膜表面や中間透光体には測定系を遮るものがない．モニター画面は赤外線で徹照して，眼球光学系を観察しているので，角膜変性症や白内障，硝子体混濁など，前眼部から中間透光体の光学系の異常を映し出している．後に行う矯正視力測定で良好な視力値が得られない原因を，他覚的屈折検査時に予測することができる．

瞳孔の動きを観察する．通常は，雲霧機構が作動すると瞳孔の大きさが変化する．正常者ではオートレフの雲霧機構が働くと，瞳孔は速やかに縮小し，その後，緩やかに散大する．この動きの中で，十分に散大したときに測定された屈折値には調節の関与が少ない．調節緊張が生じているときには一度縮瞳した状態が持続し，なかなか戻らない．このような場合には，優しく声かけをして，緊張をほぐしてあげると，緩やかに散大する場合がある．それでも十分な散瞳に戻らない場合には，測定された結果に調節緊張が介入していることを意識して，次の自覚屈折検査に進む必要がある．

測定ごとのデータを観察しながら，測定する．1回雲霧ごとに1回のデータを記録して，これを数回繰り返し，データにばらつきがなければ，比較的正確なデータが測定されていると判断してよい．データにばらつきがあるときには，オートレフのデータはあまり参考にならない．

e. 測定結果の印刷

測定の平均値のみではなく，測定したデータすべてをプリントアウトする．データの安定性はオートレフの値の信頼度を示すので，測定の平均値のみでは信頼度は隠されてしまう．記録したデータをすべてプリントアウトすることが望ましい．

測定エラーも重要な測定結果であるので，記録に残す．オートレフで正しい屈折検査が行えない例では，必然的に測定エラーも多くなる．オートレフで正しく記録できない症例であることを臨床記録に残すためにも，エラーデータもプリントアウトしておくことが望ましい．

2. 自覚的屈折検査

自覚的屈折検査は最良視力が得られる最弱屈折値を求める検査であり，この屈折値を処方眼鏡度数に採用してはいけない．

従来の自覚的屈折検査は検眼レンズのみで測定を行ったが，オートレフなどで事前に他覚的な屈折値がわかっている場合には，そのデータを有効に活用する．

a. 自覚的屈折検査の初期値を設定

最初に乱視を決定する．適切に操作されたオートレフで測定されたデータが安定していれば，乱視量は比較的信頼度が高い．円柱レンズ度数はオートレフの値より0.75Dだけ弱めに設定する．

乱視を完全に矯正した場合，見え方は鮮明であるが，疲れやすい矯正になることがある．矯正視力に影響しない程度（0.75D）の乱視を

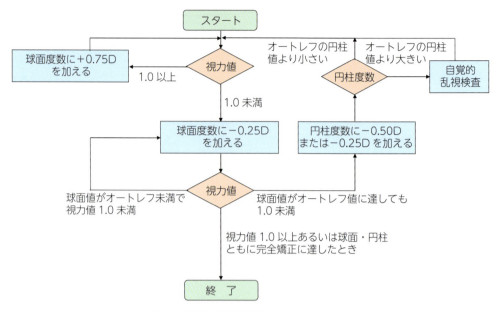

図4 自覚的屈折検査のフローチャート
乱視を先に矯正し，一度は1.0未満の矯正度数を求め，測定を開始することがポイントである．

残した矯正で快適さが損なわれるかをここで確認する．

円柱レンズの軸度はオートレフの乱視軸度を10°ステップで近似させた値に設定する．オートレフの値は球面度数には調節緊張が介入する可能性が高いが，測定が適切であれば，乱視の値はある程度信頼できると考えられる．

球面レンズ度数はオートレフ値から－0.75Dを減じた値に設定する．オートレフの球面値には必ず調節緊張が介入していると考えて，遠視寄りの矯正から測定を開始する．

b. 自覚的屈折値の測定開始（図4）

初期値の設定で，視力測定を開始する．

初期値の設定で，すでに矯正視力が1.0以上になっているときには，球面度数を－0.75D減じて，一度は1.0未満の視力になるまで球面度数を下げる（オートレフ値に含まれる調節緊張分に配慮するため）．もし，球面度数を－0.75D弱くした矯正で，多くの症例が最初の測定で1.0以上の矯正視力が出てしまう場合には，初期値を－0.75Dではなく－1.25Dあるいは－1.50Dに変更して，測定開始時の矯正視力が0.7～0.9程度になるように調整するとよい．

－0.25Dずつ矯正度数を加えて，最良視力が得られる最弱屈折値を求める．通常は1.0以上の矯正視力が得られて，－0.25D加えても矯正視力に変化がなければ，その一つ前の値を自覚的屈折値として採用する．

1.0以上の矯正視力が得られる前に，矯正度数がオートレフ値の球面度数を超えてマイナス寄りになってしまう場合には，円柱レンズ度数を強めて，「スタート」からやり直す．0.75Dの乱視を残した矯正を許容できない症例では，乱視の矯正を完全矯正に近づけることによって，より遠視寄りの球面度数で，良好な視力が得られる．

円柱レンズ度数をオートレフの値に一致させても，1.0以上の矯正視力が得られる前に球面レンズ度数がオートレフ値を超えてしまう場合には，自覚的な乱視量と乱視軸度を求めて「スタート」からやり直す．最良視力が得られる最弱屈折値を求めて，終了する．

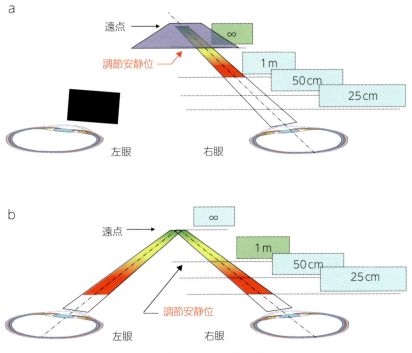

図5 片眼視と両眼視の違い
片眼で見ているときには調節安静位付近の屈折状態で矯正される可能性が高い．両眼で見ることによって，向こうへの調節が起こり，遠点屈折値を測定しやすくなる．

c．適切な眼鏡矯正度数の決定

自覚的屈折検査は最良視力が得られる屈折状態を求める検査であるが，その度数は日常視で快適な矯正が得られる視力とは限らない．その理由は，われわれはボーッと見ているときには，遠点ではなく調節安静位付近に屈折値が安定しているためである．このため，片眼で測定した屈折値は調節安静位付近の値である可能性が強く，遠点屈折値ではない可能性がある（図5a）．両眼で見ることによって，向こうへの調節（負の調節）が働き，正しく遠点の屈折値を測定できる（図5b）．

d．両眼同時雲霧法

矯正視力測定で得られた屈折値を参照して適切な矯正度数を求める．左右眼に2D以上の度数差がなければ，両眼同時雲霧法を行う．通常の雲霧法では自覚的屈折値に＋3.00Dを加えた検眼レンズを装用して，20～30分間，ぼんやりと遠方を見てもらったあとに測定を開始するが，両眼同時雲霧法では雲霧時間は設けずにすぐに測定を開始する．

①両眼同時雲霧法の手技

自覚的屈折測定で求めた円柱レンズおよび軸度を検眼枠に挿入する．

自覚的屈折値の球面度数に＋3.00Dを加えた球面検眼レンズを両眼に挿入する．

両眼開放の状態で，両眼を同時に0.50Dずつ視力を確認しながら，レンズ交換法に従って検眼レンズ度数をマイナス側に移す．

矯正視力値が0.5～0.7程度に達したところで，左右眼のバランスを調整する．この際，最初の1回は見やすいと答えたほうの眼の球面レンズを－0.25Dだけ減じる．さらに，次も同じ眼が見やすいと答える場合には，次からは見づらいほうの眼の矯正を－0.25Dだけ強める．－0.25Dの差で，左右眼の見え方が交替

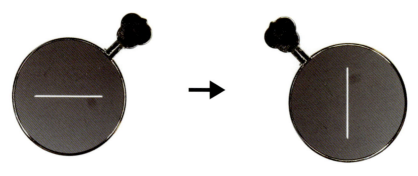

図6 スリット板
スリット板を用いることによって乱視を経線方向に分けて測定できるため，他覚的な乱視が不安定な症例でも自覚的な乱視を早く容易に測定できる．

し，同じ見え方にならない場合には，日常視で無意識のうちに片目で見るときに開いているほうの眼がよく見える状態を採用する．

左右眼のバランス調整がすんだら，両眼同時に－0.25 D ずつレンズ交換法で球面レンズを加え，両眼視で最良矯正視力が得られる最弱屈折値を求める．

この度数が，快適な矯正を提供する眼鏡レンズ度数である．

e. スリット板を用いる自覚的乱視検査の方法（図6）

①乱視の検出

最小錯乱円の矯正から－1.00 D を減じて，近視眼ならば低矯正，遠視眼ならば過矯正の状態に設定する．この状態で，スリット板を検眼枠に挿入し，スリット板を回転させて，視力表全体の見え方を問う．スリット板を回転させたときに視力表全体の見え方に変化がなければ，乱視は存在しない．スリット板を回転させたときに見え方に変化があれば，乱視が存在する．

②乱視の軸の検出

スリット板を回転させて，視力表全体がもっとも鮮明に見えるところでスリット板を止める．このときのスリット板のスリット方向がマイナス円柱レンズの軸である．

③乱視の強さの検出

視力表全体がもっとも鮮明に見えるところで スリット板を固定し，さらに球面レンズ矯正を遠視寄りに移してから，球面度数のみで最良視力値が得られる最弱屈折値を求める．このときの球面レンズ度数（S1）は自覚的屈折値の球面度数になる．続いてスリット板を90°回転させ，さらに－0.25 D ずつ球面レンズを追加して，最良視力値が得られる最弱屈折値を求める．このときの球面度数（S2）とS1の差が円柱レンズ度数である．

f. 矯正に必要な調節の知識

遠くにピントが合っている状態では遠くはよく見えているが，そのままの状態で近くを見ると，眼に何も起こらなければ近くにはピントが合わない．しかし，若いときには近くを見ると瞬時に近くにピントが合う．この機能が調節である．

調節は水晶体がレンズの屈折力を変えることによって起こるが，水晶体を動かしているのは水晶体の周りに位置する毛様体筋である．水晶体と毛様体筋の間は毛様体小帯（Zinn 小帯）とよばれる細い線維で接続されている．

われわれがどこを見るともなくボーッと見ているときには，毛様体筋はもっともリラックスしており，この状態は調節安静位とよばれている（図7）．

調節安静位から遠くに向かうピントの動きは負の調節とよばれ，交感神経が支配しており，

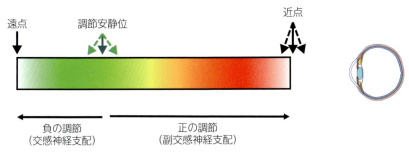

図7 屈折と調節の関係
ピントが合うもっとも遠い距離は遠点，ピントが合うもっとも近い距離は近点，空白視野や暗黒視野など視目標がないときには屈折値は調節安静位にある．ここから遠方への調節は負の調節とよばれ，近方への調節は正の調節とよばれている．負の調節は交感神経が支配し，正の調節は副交感神経が支配している．眼の不調，とくにピント合わせの不調は全身の不調を招きやすいことが理解できる．

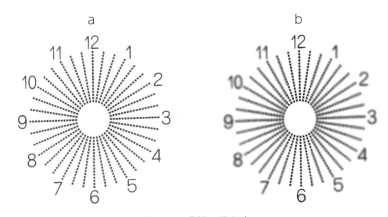

図8 正乱視の見え方
a：乱視が存在しない場合の見え方．b：近視性乱視の正乱視で遠方を見たときの放射状乱視表の見え方．

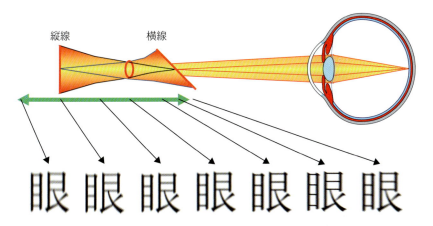

図9 乱視と偽調節
乱視によるわずかなボケは大脳が許容できれば偽調節として役に立つ．ボケ過ぎはピントを合わせようと調節が起こり眼精疲労の原因になる．

調節安静から近くへのピントの動きは正の調節とよばれ，副交感神経が支配している．正の調節と負の調節を合わせて通常は調節とよんでいる．

正視眼の状態では調節安静位はおよそ1 mの距離に位置していて，遠くを見れば交感神経が優位になり，近くを見るときには副交感神経が優位になり，自律神経は安定して働いている．

遠視眼あるいは近視眼が過矯正になった場合には，調節安静位で無限遠を見ることになり，実空間のどこを見ても副交感神経が興奮した状態が持続する．睡眠中は副交感神経優位の状態にあるため，一日中副交感神経が興奮状態で疲れた体は眠っても回復しない．とくに適正な矯正であっても，VDT（visual display terminals）作業（パソコン画面を見続ける作業）では，調節安静位よりも近い距離を持続して見るため，副交感神経が興奮した状態による疲労を生じやすい．

一律に遠くがよく見える矯正を提供するのではなく，生活習慣や作業環境に配慮した矯正が必要である．

g. 矯正に必要な乱視の知識

乱視眼は経線方向でピントが合う位置が異なる．近視性乱視の状態で遠くにある放射状乱視表を見たときに，正乱視がなければすべての経線方向が鮮明に見えるが，正乱視があれば明瞭に見える経線方向とぼけて見える経線方向が直交している（図8）．このため，1と7の数字を取り違えたり，3，6，8などを読み間違えたりして，作業効率が低下する．

一方，乱視による偽調節は調節の補助として機能する（図9）．乱視を完全矯正したときには，明瞭に見えるが調節にかかる負担が大きくなり，疲れやすい矯正になる．偽調節として利用でき，見間違いや読み間違いが起こらない矯正を提供することが必要である．

〈梶田 雅義〉

B 波面収差解析装置を用いた視機能検査

1. 不正乱視の評価

コンタクトレンズ（contact lens：CL）は屈折異常の矯正手段であり，安全性，有効性が高いので広く普及している．CLに求められるものとして，安全性，利便性，視機能があげられるが，このなかでも，とくに安全性，利便性については開発のころからさまざまな努力がなされ，かなりの進歩が認められてきた．一方，視機能についてはおおむねの症例で良好な矯正視力が得られているということもあり，あまり大きく取り上げられてこなかった．

近年，眼科臨床においては，視覚の質の評価の重要性が広く認識され，各種疾患および手術アウトカムの評価として従来の視力検査だけでなく，より正確に総合的な視覚の質を評価することが求められている．波面収差解析は視力以外の視機能評価の一つとして，従来の視力検査では評価できない不正乱視を高次収差として評価する方法であり，現在では眼科臨床で広く用いられるようになっている．

波面収差解析になじみのない読者もいると思われるので，まず波面収差解析の簡単な解説を行い，そのうえでCL処方という観点から波面収差解析について解説する．

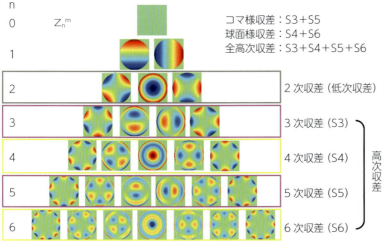

図10 波面収差の定量解析

波面収差の定量解析ではZernike多項式が用いられる．Zernike係数の値は収差の大きさを示す．右上のシェーマで高次収差と低次収差のざっくりとした概念を示す．

(高　静花ほか：眼科49：1289-1296, 2007より改変引用)

2. 波面収差解析

a. 収差とは

収差は低次収差と高次収差に分けられる（図10）．

- 低次収差：従来の視力検査で検出でき，また眼鏡で矯正可能である近視，遠視，乱視
- 高次収差：従来の視力検査では検出できず，眼鏡矯正することができない不正乱視

波面収差解析とは，個々の眼のもつ収差をこのように定量的に成分ごとに解析することであり，その装置は波面収差解析装置，または波面センサーとよばれる（本項では以下，波面センサーと記す）．高次収差を定量的に成分解析して定性的に収差マップで表現できるため，眼科のさまざまな疾患において見え方を客観的に評価することが可能である．角膜形状解析を備えたものや，収差の連続測定機能を搭載したものなど，さまざまな種類がある．

b. 測定対象

一般に，波面センサーの測定対象となるのは以下のような症例である．

1. 矯正視力が良好にもかかわらず，見え方の異常を訴える症例，各種手術後などで見え方に不満を訴えるような症例
2. 視機能異常（微妙な不正乱視など）が疑われる症例
3. 屈折矯正手術，白内障手術の術前検査

CL装用者の場合，矯正視力が良好でも見え方に不満を訴えることは日常臨床で経験される．CL装用者の波面収差解析センサーを用いた評価については後に解説する．

c. 解析の見方の基本

ここではトプコン社KR-1Wを用いて測定

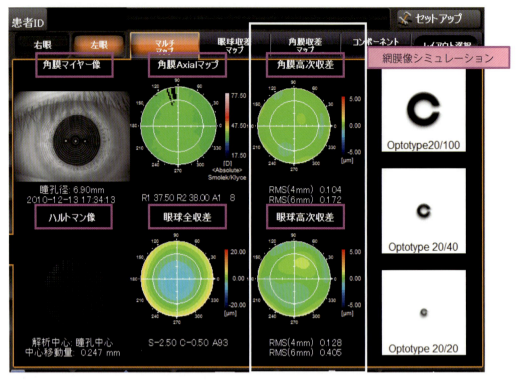

図 11　波面収差解析の見方
近視性乱視の症例のマルチマップを示す．

したときの結果の読み方のチェックポイントについて述べる．定性的解析ではカラーマップ，定量的解析では波面収差の平均二乗誤差 root mean square（RMS）として表示する．図 11 に近視性乱視の症例を提示する．

- 角膜マイヤー像
- 角膜屈折力マップ
- 角膜高次収差マップ：角膜（角膜前面）由来の高次収差の瞳孔径 4 mm（明所視），6 mm（暗所視）での解析結果を示す．
- ハルトマン像：スポットパターンの配列が著しく乱れている場合，輝度コントラストが低い場合は画像処理が正しいかどうか確認する．
- 眼球全収差マップ：眼球全体における低次収差（球面，円柱面），高次収差のすべての収差を含む．青色は，基準の波面に比べて波面が遅く，赤色は波面が早いことを示す．全体が緑一色であれば正視，中央が青い場合は近視，中央が赤い場合は遠視であることを示す．
- 眼球高次収差マップ：高次収差のみのマップである．瞳孔径 4 mm（明所視），6 mm（暗所視）での解析結果を示す．高次収差が非常に少ない眼であれば，ほぼ緑一色になる．このマップのパターンによって矯正視力が良好かどうかを推測できる．角膜高次収差と異なるパターンのときは，内部不正乱視（角膜後面，水晶体）の存在を意味する．
- 網膜像シミュレーション：完全矯正時の見え方を示す．

3．CL 装用と波面収差解析

CL は眼表面上で動く光学デバイスであり，装用時の視機能にはいろいろな因子が影響する（表 1）．そのなかで，代表的なものとして，ハ

ードコンタクトレンズ（hard contact lens：HCL）では円錐角膜，瘢痕性角膜混濁に対する視力矯正を考えるうえでの臨床使用，そしてソフトコンタクトレンズ（soft contact lens：SCL）ではレンズの水濡れ性・素材，デザインが視機能に与える影響についての評価および臨床応用について解説する．

a．HCL 処方時の波面収差解析

①円錐角膜に対する HCL 処方

症例：15 歳，男性．眼鏡処方目的で近医受診したところ，乱視を疑われて精査を勧められた．

視力：RV＝0.4（1.2×sph－2.5 D ○ cyl－3.0 D Ax 50°）
　　　LV＝0.3（1.0×sph－2.0 D ○ cyl－3.5 D Ax 130°）

細隙灯顕微鏡では異常を検出されなかったが，波面センサーで測定すると角膜 axial マップ分布が非対称で，角膜，眼球の高次収差パターンが同じ（角膜前面の高次収差が眼球全体の高次収差の主たる原因と考えられる），そして高次収差のパターンが上下非対称となり，軽度の円錐角膜が検出された（図 12）．網膜像シミュレーションの Landolt 環が下に尾をひいた彗星のようなパターンを示すが，円錐角膜ではこのようなパターンがみられることが多い．高次収差を成分別に解析するベクトルマップ機能を用いると，コマ収差が高くなっており，これは円錐角膜の特徴である（図 13）．

HCL 装用による視力矯正の適応と考えられ，トライアルレンズを装用したところ，角膜高次収差，眼球高次収差ともに低下した（図 14）．網膜像シミュレーションにおいても見え方の改善が認められた．ベクトルマップにおいて，HCL 装用後は上が青で（図 15），下が赤の逆のパターンと裸眼時（図 13）と逆のパターンを示した．角膜前面の不正乱視が HCL によって矯正されると，角膜後面の不正乱視が顕在化するために，裸眼時の角膜前面によるパターン

表 1　コンタクトレンズ装用時の見え方に影響を与える因子

コンタクトレンズ	眼表面，角膜
種類（ソフト or ハード）	涙液動態
水濡れ性，素材	角膜後面，水晶体由来の残余乱視
動き，安定位置	円錐角膜などでの残余不正乱視
デザイン（非球面，トーリック多焦点，カラー）	コンタクトレンズによる角膜変形

（高　静花：眼科グラフィック 6：166-171, 2017 より引用）

と逆のコマ収差になると考えられる．

②瘢痕性角膜混濁に対する HCL 処方

症例：56 歳，男性．眼鏡処方目的で近医受診したところ，角膜混濁を指摘され，眼鏡処方はむずかしいといわれレーザー治療の可能性も含めて紹介受診．

視力：RV＝0.03（0.8×sph－8.50 D ○ cyl－1.25 D Ax 50°）
　　　LV＝0.03（1.0×sph－9.00 D ○ cyl－3.00 D Ax 130°）

細隙灯顕微鏡にて左眼の瞳孔領にかかる瘢痕性角膜混濁を認めた（図 16）．

波面センサーで測定すると，角膜，眼球の高次収差パターンが同じ（角膜前面の高次収差が眼球全体の高次収差の主たる原因と考えられる），そして高次収差の高値を認め，瘢痕性角膜混濁のために角膜不正乱視を生じていると考えられた（図 17）．

HCL 装用による視力矯正の適応と考えられ，トライアルレンズを装用したところ，角膜高次収差，眼球高次収差ともに低下した．網膜像シミュレーションにおいても見え方の改善が認められた．しかし，眼球高次収差には依然，高次収差が残存しており，HCL で矯正されなかった角膜後面の不正乱視が顕在化したものと考えられる（図 18）．なお，この症例は今まで CL を装用したことのない強度近視で，僚眼は今ま

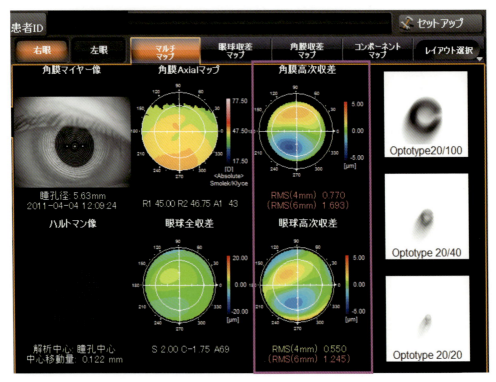

図12　円錐角膜症例の裸眼時の波面センサー測定結果

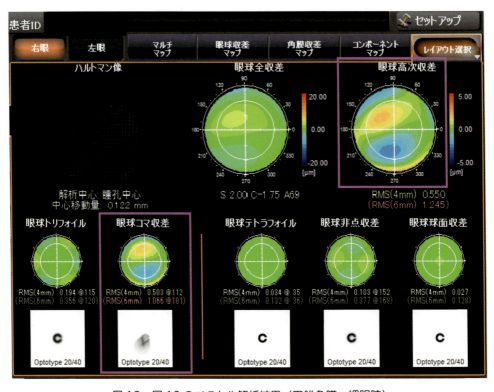

図13　図12のベクトル解析結果（円錐角膜，裸眼時）

3 ここまでできる視機能検査 57

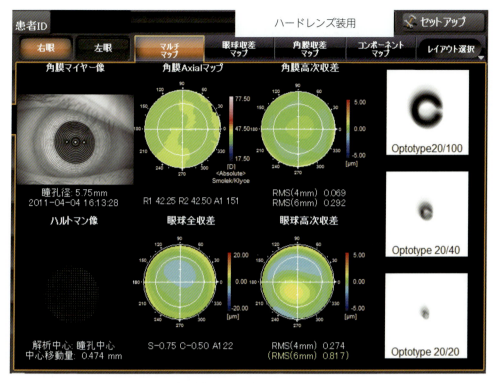

図14 円錐角膜症例のHCL装用時の波面センサー測定結果

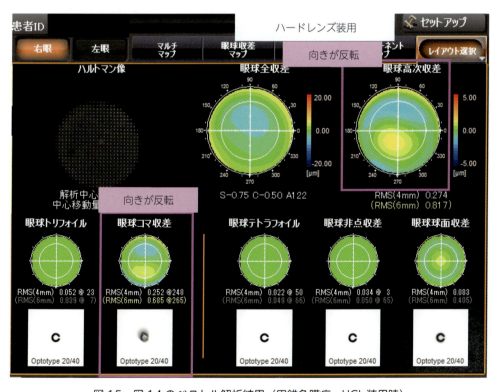

図15 図14のベクトル解析結果（円錐角膜症，HCL装用時）

でどおり眼鏡装用を希望されたため，左眼のHCL度数は±0.0 Dとして，HCL装用の上から眼鏡装用とした．現在も良好に装用している．

今までHCL装用をしたことがない患者にすれば，どうして高価なHCLをしなければならないのか（なぜSCLではだめなのか）理解しにくい部分もあるかもしれない．しかし，裸眼，HCL装用時に波面センサーで測定し，その結果を見せて角膜不正乱視が矯正されて軽減していることを説明すると，HCL装用のメリットと装用の必要性に対する患者の理解も得られやすい．

b．SCL処方時の波面収差解析

①SCLの水濡れ性・素材と視機能

ハイドロゲルレンズ素材のSCL装用者の50％が「見え方が安定しない」「ぼやける」などのドライアイ症状を訴えるといわれている．そして，各レンズメーカーの努力により，水濡れ性を向上させたレンズとして，保湿性を高める成分と添加した「うるおい型」SCLや，シリコーンハイドロゲルレンズが登場し，現在に至っている．図19に，従来型ハイドロゲルレンズ装用時（etafilcon A；ワンデーアキュビュー®，ジョンソン・エンド・ジョンソン）と，保湿成分添加したハイドロゲルレンズ装用時（etafilcon A；ワンデーアキュビュー® モイスト®，ジョンソン・エンド・ジョンソン）の見え方を示す．波面センサーを用いて1秒ごとに高次収差を測定したところ，従来レンズ装用

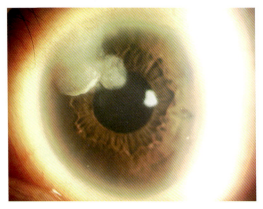

図16　瞳孔にかかる瘢痕性角膜混濁を認める

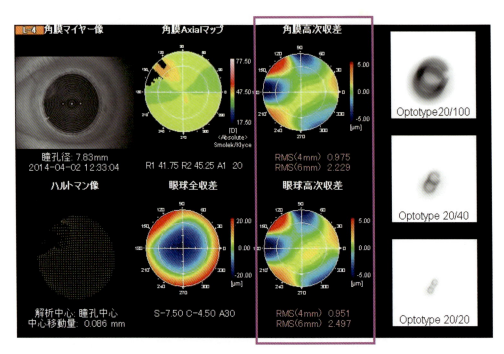

図17　瘢痕性角膜混濁症例の裸眼時の波面センサー測定結果

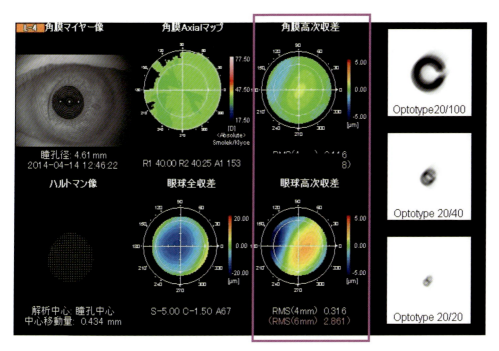

図18 瘢痕性角膜混濁症例のHCL装用時の波面センサー測定結果

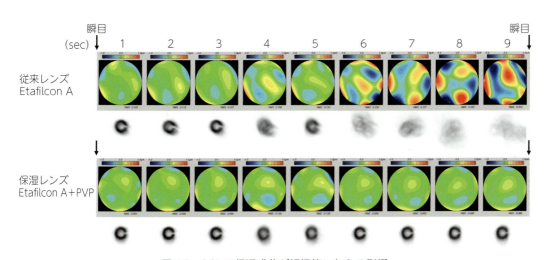

図19 SCLの保湿成分が視機能に与える影響
27歳,女性.従来型ハイドロゲルレンズで乾燥感を訴えるSCL装用者
(Koh S et al:*Eye & Contact Lens* 42:333-338, 2016より引用)

時には瞬目後,時間がたつにつれて見え方が悪くなっているのに対し,保湿成分添加型レンズ装用時には見え方が安定している.レンズの保湿成分が視機能に影響を与えることがわかる.また,図20に,ハイドロゲルレンズ装用時 (etafilcon A;2ウィークアキュビュー®,ジョンソン・エンド・ジョンソン)と,シリコーンハイドロゲルレンズ装用時(senofilcon A;アキュビュー® オアシス®,ジョンソン・エンド・ジョンソン)の見え方を示す.ハイドロゲ

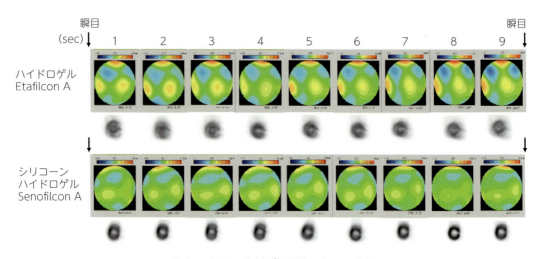

図20 SCLの素材が視機能に与える影響
28歳，女性．従来型ハイドロゲルレンズで乾燥感を訴えるSCL装用者．
(Koh S et al：*Eye & Contact Lens* 42：333-338, 2016より引用)

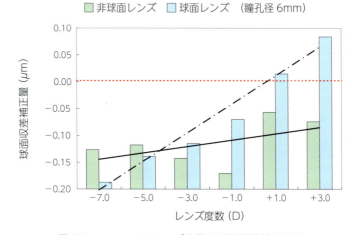

図21 コンタクトレンズ度数と球面収差補正効果
(Koh S et al：*Cont Lens Anterior Eye* 37：273-277, 2014より引用)

ルレンズ装用時には瞬目直後からシミュレーションのLandolt環がぼやけているのに対し，シリコーンハイドロゲルレンズ装用時には見え方が安定しているのがわかる．このように，レンズの素材は視機能に影響する．

②SCLのデザインと視機能

球面レンズの周辺部を通る光は中心部を通る光よりも大きな屈折を受けるため，光が一点に集まらず，焦点にズレを生じる．これが球面収差である．球面収差はレンズの周辺部で大きくなるため，瞳孔が大きくなる夕暮れ時や暗い場所でその影響が大きくなる．それゆえ，非球面レンズによる球面収差補正の効果は暗い環境で大きくなると推定される．SCLの球面収差補正効果を，球面レンズと非球面レンズにおいて度数別に調べたところ，球面レンズ装用時には+1.0Dよりプラス寄りで「正」，+1.0Dよりマイナス寄りで「負」の球面収差補正量を示

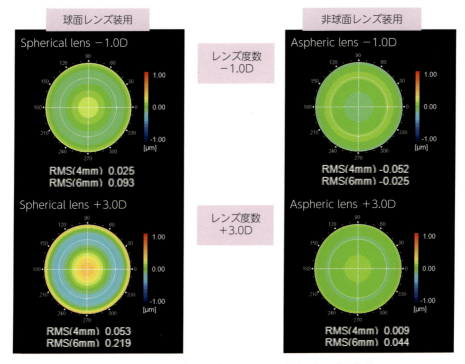

図22 球面レンズおよび非球面レンズ装用時の球面収差
(Koh S et al：*Cont Lens Anterior Eye* 37：273-277, 2014 より引用)

したのに対し，非球面レンズ装用時にはレンズ度数で大きく変わらなかった（図21）．代表的な症例を図22に示す．このことから，球面レンズではレンズ度数により球面収差補正効果が変化し，とくに遠視や強度近視で顕著になるが，非球面レンズではレンズ度数で大きく変わらないといえる．

　SCL は HCL に比べてレンズの種類が豊富であり，また新しいものがどんどん開発されており，処方側もキャッチアップするのが大変かもしれない．しかし，ライフスタイルにあわせて良好な視機能が得られる CL を個々の眼にあわせて処方し，きちんとした診療を行うというのは眼科医の使命である．

（高　静花）

文　献

B. 波面収差解析装置を用いた視機能検査

1) 高　静花, 前田直之：波面収差解析装置. 眼科 49：1289-1296, 2007
2) 高　静花：高次収差. 角結膜疾患の治療戦略—薬物治療と手術の最前線, p104-115, 医学書院, 2016
3) 高　静花：ソフトコンタクトレンズ. 特集：コンタクトレンズ総点検. 眼科グラフィック 6：166-171, 2017
4) Koh S, Higashiura R, Maeda N：Overview of objective methods for assessing dynamic changes in optical quality. *Eye & Contact Lens* 42：333-338, 2016
5) Koh S, Maeda N, Hamada T et al：Efficacy of spherical aberration correction based on contact lens power. *Cont Lens Anterior Eye* 37：273-277, 2014

Ⅱ コンタクトレンズ処方

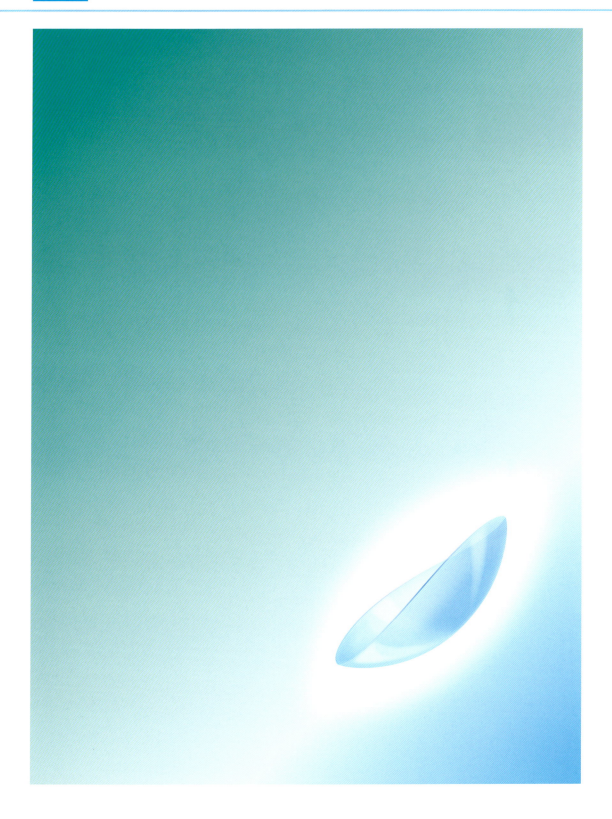

1　球面コンタクトレンズ処方

A　球面ハードコンタクトレンズ処方

1. 球面 HCL の処方とは

　球面ハードコンタクトレンズ（hard contact lens：HCL）の処方は，レンズ素材を選択した後にサイズ，ベースカーブ（base curve：BC），周辺部デザイン，度数などの規格を決定する．実際はトライアルレンズを患者の眼に装着してフィッティングを判定するが，満足のいくフィッティングが得られない場合には他の規格の HCL あるいは他の種類の HCL を装着して再判定する．このように HCL の処方はベストフィッティングが得られるように trial and error を繰り返す必要がある．

2. レンズ素材の選択

　球面 HCL には，酸素を透過しないポリメチルメタクリレート（polymethyl methacrylate：PMMA）素材の HCL とガス透過性 HCL（rigid gas permeable contact lens：RGPCL）があるが，PMMA 素材の HCL は角膜への安全性の面から処方することがなくなった．RGPCL は酸素透過係数（Dk 値）が高ければ高いほど素材としては多くの酸素を透過するので角膜の酸素不足は改善するが，逆に軟らかくなるため変形しやすい，破損しやすい，表面に傷がつきやすいことに加えて，汚れが付着しやすい，水濡れ性が低下するなどの問題が生じるので，メリットとデメリットを考えて，患者の状態に応じて Dk 値を選択する．

3. トライアルレンズの選択

　HCL のフィッティングは，メーカーから提供されたトライアルレンズを角膜に装着して，そのレンズの静止位置（センタリング）と動きなどから適正にフィットしているかを判定するが，以下にどのようなトライアルレンズを選択したらよいかを述べる．

a. サイズ

　HCL のサイズは角膜曲率半径だけでなく，角膜全体の形状や角膜径，さらに瞼裂幅，眼瞼の形状などによって選択する（表 1）．

　眼瞼の形状については，上眼瞼が角膜上部を覆っているような場合は上眼瞼による保持が期待できるので HCL の処方は可能であるが，上眼瞼が角膜上部を覆っていない場合は HCL の処方はむずかしい（図 1）．一般的には，瞼裂幅の広い症例には大きなサイズを選定しないと良好なセンタリングが得られないことが多い．逆に，瞼裂幅の狭い症例ではサイズの違いによってセンタリングが変化することは少ないが，サイズが大きいと異物感を訴えることがある（図 2）．上眼瞼が張り出している症例や眼瞼圧の強い症例では大きなサイズを，下眼瞼が張り出している症例や眼瞼圧の弱い症例では小さなサイズを選択するとよい．

　角膜曲率半径ならびに角膜径が大きい症例では大きなサイズを選び，角膜曲率半径ならびに角膜径が小さい症例では小さなレンズサイズを選択する．

　HCL の支点ということから考えると，角膜

表1　HCLのサイズの選択の目安

大きいサイズを選択する症例
・角膜曲率半径が大きい ・角膜径が大きい ・角膜乱視が強い ・角膜が倒乱視である ・瞼裂幅が広い ・上眼瞼が張り出している
小さいサイズを選択する症例
・角膜曲率半径が小さい ・角膜径が小さい ・角膜乱視が弱い ・瞼裂幅が狭い ・下眼瞼が張り出している

(植田喜一：日コレ誌 56：241-244, 2014 より改変引用)

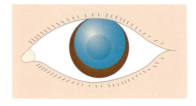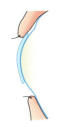

上眼瞼が角膜上部を覆っている場合は上眼瞼による
HCL保持が期待できる

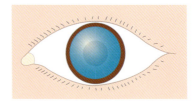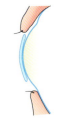

上眼瞼が角膜上部を覆っていない場合は上眼瞼による
HCL保持が期待できない

図1　眼瞼と角膜の位置関係

a
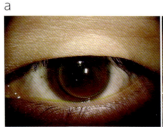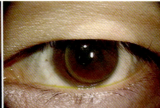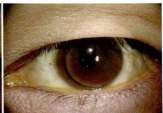

サイズ8.5mm　　　　　　　サイズ8.8mm　　　　　　　サイズ9.1mm

b
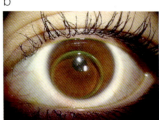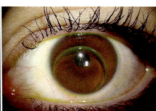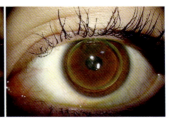

サイズ8.5mm　　　　　　　サイズ8.8mm　　　　　　　サイズ9.1mm

図2　瞼裂幅とHCLのサイズ
a：眼裂幅の狭い症例ではサイズの違いによりセンタリングが変化することが少ない．b：眼裂幅の広い
症例では大きなサイズを選定しないと良好なセンタリングを得られないことが多い．

(植田喜一：あたらしい眼科 20（臨増）：60-65, 2003 より引用)

直乱視では横楕円形状の角膜に球面のHCLを装着した場合，垂直方向のHCLのエッジは浮き，水平方向は角膜前面に接する（図3）．したがって，水平方向がHCLの支点として働き，浮いている垂直方向は眼瞼が保持するため，HCLは上下左右ともずれにくく安定しやすい

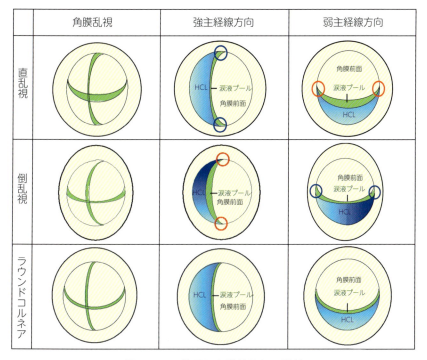

図3 HCL後面と角膜前面との関係
(植田喜一：日コレ誌 56：241-244, 2014 より改変引用)

状態にある．これに対して，角膜倒乱視では垂直方向がHCLの支点として働くが，HCLは水平方向を支えないため左右にずれやすくなる．このように，角膜直乱視は角膜倒乱視に比べて良好なフィッティングが得られやすい．角膜倒乱視にHCLの処方を試みる場合には，サイズが小さいとHCLは角膜上で安定しないことが多いので，9.0 mm以上のサイズを選択することが多い．

b．ベースカーブ

HCLのサイズ，周辺部デザインによって第一選択となるBCが異なるので，メーカーのフィッティングマニュアルに従う（一般には角膜曲率半径の弱主経線値に近いBCを選択することが多い）．通常，BCはオートケラトメータの測定による角膜曲率半径の値から適正なものを選択するが，オートケラトメータの値は角膜中央部の限られた数点のみを計測するため，角膜表面の広い領域の平均値を示す値ではな

い．したがって，HCLではフルオレセインで涙液を染色して，そのパターンから選択したBCが適正であるかを判定するが，これについては後述する．角膜形状は単一な曲率ではなく周辺部にいくにつれてしだいにフラットになっているが，その変化には個人差がある．さらに，強主経線と弱主経線では角膜曲率に差があることが多く，とくに強度の乱視ではその差が著しいので，どのようなBCを選択するか，むずかしいことがある．

なお，HCLのBCとサイズの関係についてはHCLのsagittal depth（弧の深さ）を考えると理解しやすい．同じBCでもサイズを大きくするとsagittal depthは深くなる（図4）．これは同じ大きさの帽子でも深いものは浅いものに比べてかぶったときに風で飛ばされにくいのと同様である．具体的にはサイズを0.5 mm大きくするとBCを0.30 mm小さくすることと同等の効果が得られるといわれる．BCの1

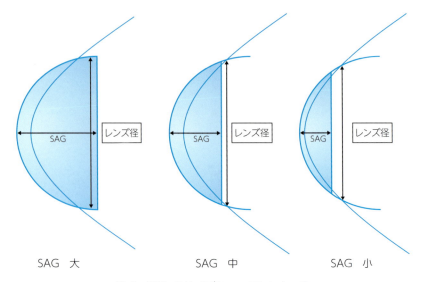

図4 HCLのサイズと sagittal depth
サイズを大きくすると sagittal depth（SAG）が深くなって，スティープなフィッティングになる．

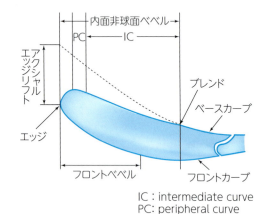

図5 HCLの周辺部デザイン

ステップは 0.05 mm であるので，BC の 0.30 mm というのは 6 ステップの変化量を示す．

c. 周辺部デザイン

HCLの内面（後面）はBCとブレンド，ベベルからなり，角膜前面からのエッジの浮き上がりをアクシャルエッジリフトという（図5）．上述したように角膜の形状は単一カーブではなく周辺部にいくにつれてしだいにフラットになっているので，HCLの内面の周辺部にも緩やかなカーブをもたせる必要があり，HCLによってそれぞれ特有の周辺部デザインが設計されている．この周辺部の内面デザインはHCLの動きや静止位置を変えるだけでなく，瞬目に伴うHCL下の涙液交換に影響を及ぼす．

HCLの外面（前面）は，光学領にはレンズの度数によって決まったカーブを有しているが，その周辺部にはHCL固有の形状（フロントベベル）が設計されており（図5），上眼瞼によるHCLの保持や瞬目に伴うHCLの動きに重要な役割を果たしている．また，装用感やHCLのくもりにも影響を与える．

HCLの周辺部デザインの詳細を公表している製品メーカーは少ないので，処方者がこれを選択することは限られるが，後述するフルオレセインの染色によって，ある程度評価することができる．

d. 度　数

使い捨てソフトコンタクトレンズ（soft contact lens：SCL）などでは種々の度数のトライアルレンズが提供されているので，自覚的屈折値の角膜頂点間距離補正（検眼レンズによ

表2 トライアルレンズの上からの検眼レンズの選び方

- 自覚的屈折値がS-2.00Dの場合,トライアルレンズの度数が-3.00Dであれば+2.00Dの検眼レンズをかける.
  -2.00Dの近視眼に対してトータルとして-1.00D（-3.00D+2.00D）のレンズを装用させて+1.00Dの雲霧状態にする.

- 自覚的屈折値がS+2.00Dの場合,トライアルレンズの度数が-3.00Dであれば+6.00Dの検眼レンズをかける.
  +2.00Dの遠視眼に対してトータルとして+3.00D（-3.00D+6.00D）のレンズを装用させて+1.00Dの雲霧状態にする.

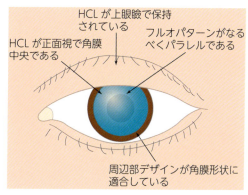

- 瞬目によるHCLの動きはスムーズで,効率の良い涙液交換が行われる
- 異物感が少なく,HCLのくもりも少ない

図6　HCLのフィッティング上のポイント
ブルーフィルター使用.

る矯正が±4.00Dを超える場合に換算表を用いて補正）を行ってトライアルレンズの度数を選ぶが，HCLのトライアルレンズの度数は-3.00Dあるいは-4.00D（多くは-3.00D）しかない．したがって，-3.00D未満の近視眼や遠視眼にこれらの度数のトライアルレンズを使用すると，近視眼に対して強いマイナスレンズを装着する（近視過矯正）状態や遠視眼に誤ったマイナスレンズを装着する状態になり，調節緊張のために適正な屈折異常の矯正ができない．したがって，必ずトライアルレンズの上からプラスの検眼レンズをかけて雲霧状態を壊さないようにする．トライアルレンズと検眼レンズを装用して+1.00D程度の雲霧状態にするとよい（表2）．

4. フィッティング判定法と規格の決定

HCLを角膜にフィットさせる際の基本的な考え方は，HCLをなるべく角膜の広い範囲にパラレルに接触させるということであり，必ずフルオレセインで染色してベストフィットを求める．HCLを装着した直後は刺激性涙液分泌が生じて適正な評価ができないので，HCLを装用してから15～30分後にフィッティングの評価を行う．フルオレセインの量は多すぎても少なすぎてもパターンの適正な評価ができないため，適当量を使用する．

めざすHCLのフィッティングは，①HCLが正面視で角膜中央にある，②HCLが上眼瞼で保持されている，③フルオレセインパターンがパラレルである，④HCLの周辺部デザインが角膜形状に適合している，⑤瞬目によるHCLの動きがスムーズである，⑥瞬目によるHCL下の涙液交換が十分に行われる，⑦HCLのくもりが少ない，⑧異物感が少ないことである（図6）．これらを満たすためにはHCLのサイズ，BC，周辺部デザインが適正であるかを評価する．

HCLは瞬目によって上方に移動した後，ゆっくりと下降して角膜中央に安定するのが理想である．動きが過小あるいは動かない場合をタイト，レンズの動きが過度な場合をルーズという．タイトとルーズを以下に述べるスティープとフラットと間違えないようにする．スティープとフラットは角膜曲率とHCLのBCとの関係を表す用語であって，タイトとルーズはHCLの動きに対して使用する用語である（表3）．

HCLでは涙液をフルオレセインで染色する

と，瞬目に伴って HCL が上下に動く際に HCL 下の涙液が交換されるのが観察される．タイトな HCL では涙液交換はほとんどなされない．

a．サイズ

HCL の内面（後面）と角膜表面の間隙は涙液で満たされているが，HCL の周辺部（ベベル）には多くの涙液が貯留している．サイズが大きいとこれらの涙液量が増すだけでなく，HCL 表面の涙液の蒸発によりドライアイが生じやすい．3 時・9 時の角膜や結膜にドライアイによるステイニングが生じるようであれば，サイズを小さくしたほうがよい．

HCL の外面（前面）の周辺部が上眼瞼結膜に刺激を与えてアレルギー反応を生じることがある．サイズが大きいと上眼瞼結膜に接触する領域が広くなるので，HCL のサイズはなるべく小さくしたほうがよい．また，HCL を長年装用した者に眼瞼下垂が生じることがあるので，HCL のサイズはなるべく小さくする．

b．ベースカーブ

CL の BC と角膜曲率の関係から，BC が角膜曲率より小さい状態をスティープといい，大きい状態をフラットという（図 7）．スティープな状態では HCL の周辺部は角膜に強く接し，中央部は角膜から離れているため，フルオレセインパターンは周辺部が暗く，中央部が明るく染色する．これに対してフラットな状態では HCL の中央部は角膜に強く接し，周辺部は角膜から離れているので，フルオレセインパター

表 3　スティープとフラット，タイトとルーズ

角膜曲率と HCL の BC との関係
スティープ：BC が角膜曲率より小さい
フラット　：BC が角膜曲率より大きい
HCL の動き
タイト：HCL がきつくて動きにくい，または動かない
ルーズ：HCL がゆるくて動きが大きすぎる

（植田喜一：眼科診療プラクティス 94：2-16，2003 より改変引用）

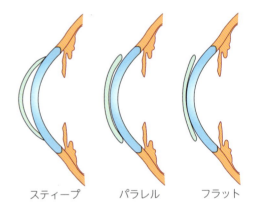

図 7　角膜曲率と HCL の BC との関係
　スティープ：BC が角膜曲率より小さい
　パラレル　：BC が角膜曲率と同じ
　フラット　：BC が角膜曲率より大きい

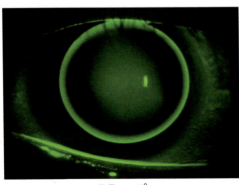
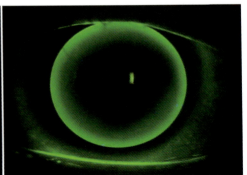

スティープ　　　　　　　　　　　フラット

図 8　フルオレセインパターン
（植田喜一：眼科診療プラクティス 94：2-16, 2003 より改変引用）

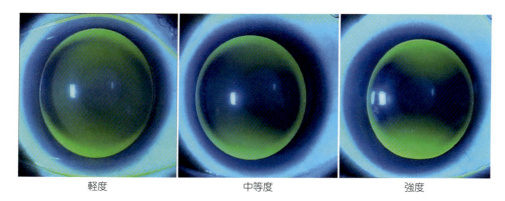

軽度　　　　　　　　　　　中等度　　　　　　　　　　強度

図9　角膜乱視のフルオレセインパターン

角膜乱視の程度が強くなるにつれてHCLの周辺部の浮きが激しくなるので，明るく染色する領域が広くなる．

（植田喜一：眼科 47：1463-1473, 2005より引用）

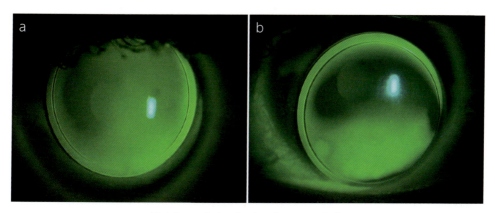

図10　フルオレセインパターンの見方

a：HCLが角膜中央．b：HCLが下方．選択したHCLは角膜中央部（a）ではパラレルであるが，角膜周辺部（b）ではスティープにみえる．

（植田喜一：眼科 47：1463-1473, 2005より引用）

ンは中央部が暗く，周辺部が明るく染色する（図8）．フルオレセインパターンの観察では，単にスティープかフラットかをみるだけでなく，パターンの形状から角膜乱視の程度や円錐角膜などの不正乱視の存在やその程度を評価することもできる（図9）．

なお，フルオレセインパターンの評価は正面視で角膜中央部にHCLが位置している状態で行う．角膜は周辺部にいくにつれて扁平化するため，角膜中央部にパラレルにフィットしたとしても，角膜周辺部ではスティープになる（図10）．

c．周辺部デザイン

同じサイズやBCのHCLであっても，異なるメーカーのHCLあるいは同じメーカーでも異なるHCLを装用するとフィッティングに違いがあることを経験するが，その原因として周辺部デザインの違いが考えられる．

周辺部内面デザインの評価ではとくにベベル幅とエッジの高さが角膜形状に適合しているかをチェックする．ベベル幅はHCLの最周辺部のベベル下の涙液貯留として観察することができる（図11）．エッジリフトの高さはスリット幅を細くし，45°の角度から照明したときの光束のレンズ上と角膜上のずれの程度から評価

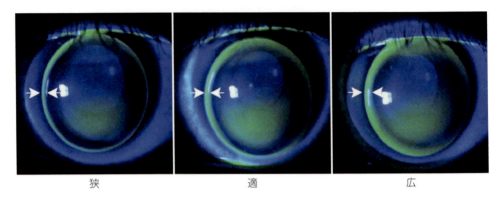

図11 ベベル幅の比較
(植田喜一：眼科診療プラクティス 94：2-16, 2003 より改変引用)

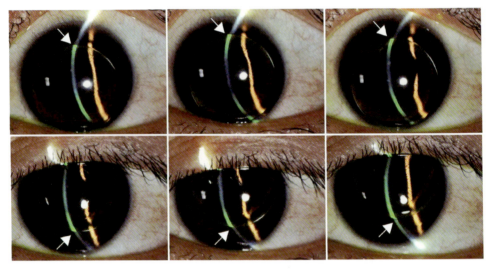

図12 エッジリフトの比較
細隙灯顕微鏡のスリット幅を狭くして 45°の角度から照明し，エッジ部の光束のずれをみる．
(植田喜一：眼科診療プラクティス 94：2-16, 2003 より改変引用)

する（図12）．さらに，BCとベベルとの移行部であるブレンドの状態をチェックする．

エッジリフトが低くベベル幅が狭いHCLは，角膜中央部の曲率とHCLのBCとの関係がパラレルであってもタイトフィッティングになりやすい．エッジリフトが高くベベル幅が広いHCLは，耳側に蛇行しながら下降して角膜下方に静止しやすい．ブレンドが不足していると眼に対する刺激が強く，過剰であるとレンズの安定性が不良になる．

フルオレセインパターンはHCLを角膜中央に位置した状態で観察したが，瞬目に伴ってHCLが移動した（上方，下方，側方に位置した）ときのHCL周辺部内面デザインとの角膜周辺部および結膜の関係を観察することも大切である．中央部に比して周辺部がよりフラットな形状を呈する角膜では，HCLの周辺部が角膜周辺部や球結膜に強い刺激を与えて上皮障害を生じることもある．このような場合はBCをフラットにするかエッジリフトを高くする．エッジリフトが低いHCLでは角膜周辺部や結膜に機械的な刺激を与え，分泌物の増加に伴っ

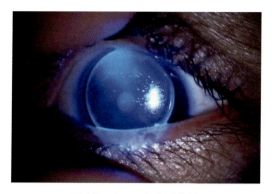

図13　ウェットなくもり
（植田喜一：眼科診療プラクティス 94：2-16, 2003より改変引用）

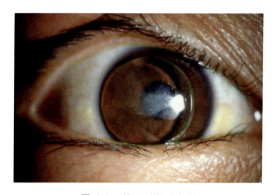

図14　ドライなくもり
（植田喜一：眼科診療プラクティス 94：2-16, 2003より改変引用）

てHCLにウェットなくもりを生じやすくなる（図13）．一方，エッジリフトが高いHCLは装用感が悪く，HCL表面が乾燥しやすくなるため，ドライなくもりを生じやすくなる（図14）．

　一方，上眼瞼を翻転して眼瞼結膜がフルオレセインに染色している場合には，HCLの周辺部後面デザイン（フロントベベル）による機械的な刺激が原因であることが多い．この場合にはフロントベベルを薄くする必要がある．

　d．度　数

　HCLの度数を決定するために検眼レンズで追加矯正検査を行う．具体的には，トライアルレンズを装用した上からオートレフラクトメータや検影法を行って，必要とされる予測度数を測定した後に，実際に検眼レンズ（球面のマイナスレンズ）によって自覚的な見え方を確認しながら追加度数を決定する（表4）．近視過矯正，遠視低矯正にならないように注意する．プラスの検眼レンズによる追加矯正が必要であった場合は，トライアルレンズが近視過矯正，遠視低矯正であったことを意味する．一般に追加矯正検査では右眼と左眼の見え方がなるべく同じになるようにHCLの度数を選択する．遠方だけでなく，近方（30 cmの距離ではなく患者の作業距離）の見え方を確認する必要があ

表4　追加矯正の仕方

・自覚的屈折値がS－2.00Dで，トライアルレンズの度数が－3.00D，+2.00Dの検眼レンズをかけて＋1.00D程度の雲霧状態にあった場合

視力＝(0.3×トライアルレンズ○+2.00
視力＝(0.5×トライアルレンズ○+2.00D○
　　　　－0.25D …………………………①
視力＝(0.7×トライアルレンズ○+2.00D○
　　　　－0.50D …………………………②
視力＝(1.0×トライアルレンズ○+2.00D○
　　　　－.075D …………………………③
視力＝(1.5×トライアルレンズ○+2.00D○
　　　　－1.00D …………………………④

検眼レンズ（－0.25D～－1.00D）による追加矯正度数は①では＋1.75D，②では＋1.50D，③では＋1.25D，④では＋1.00Dとなる．

る．中高年の患者だけでなく，若くても仕事などで近方を見ることが多い患者に対しても，適正な度数のHCLを選択しないと眼精疲労の原因になる．球面のマイナスレンズで矯正できない場合は残余乱視によることが多いが，これについては後述する．また，近見障害を訴える場合には老視の矯正をどうするかを考えなければならない．

　追加矯正に要した検眼レンズの度数にトライアルレンズの度数（－3.00Dまたは－4.00D）を加えるが，検眼レンズの度数が±4.00D

表5 HCLの度数決定の仕方

自覚的屈折値がS+2.00Dで，トライアルレンズの度数が−3.00D，+6.00Dの検眼レンズをかけて+1.00D程度の雲霧状態にあった場合

視力=(0.3×トライアルレンズ○+6.00
視力=(0.5×トライアルレンズ○+6.00D○
　　　−0.25D ………………………………①
視力=(0.7×トライアルレンズ○+6.00D○
　　　−0.50D ………………………………②
視力=(1.0×トライアルレンズ○+6.00D○
　　　−.075D ………………………………③
視力=(1.5×トライアルレンズ○+6.00D○
　　　−1.00D ………………………………④

検眼レンズ（−0.25D〜−1.00D）による追加矯正度数は①では+5.75D，②では+5.50D，③では+5.25D，④では+5.00Dとなる．④の検眼レンズ（+5.00D）を選定する場合，角膜頂点間距離補正（+5.00D→5.32D）が必要で，処方するHCLの度数はトライアルレンズ度数（−3.00D）に+5.32Dを加えた値S+2.32Dに近い値のS+2.25Dに決定する．

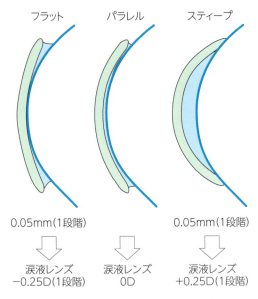

図15 HCLのBCと涙液レンズ

表6 HCLのBC変更に伴う度数決定の計算

BC：8.00mm　レンズ度数：−3.00D
a) BC：8.05mm　レンズ度数：−2.75D　を選択
b) BC：7.95mm　レンズ度数：−3.25D　を選択
BCが8.00mm，レンズ度数が−3.00DのHCLで適切な矯正ができている場合に，
a) BCが8.05mm，レンズ度数が−3.00Dを選択すると，HCLと涙液レンズがトータルとして−3.25Dになる．0.25Dの過矯正になるので，選択するHCLの度数は−2.75Dとなる．
b) BCが7.95mm，レンズ度数が−3.00Dを選択すると，HCLと涙液レンズがトータルとして−2.75Dになる．0.25Dの低矯正になるので，選択するHCLの度数は−3.25Dとなる．

以上の場合は，角膜頂点間距離の違いを補正した換算表を用いて処方するHCLの度数を決定する（表5）．

HCLを角膜上に装着すると，HCL後面と角膜前面との間隙は涙液で満たされるが，これがレンズとして働く（涙液レンズ）．角膜形状に対してパラレルにフィットした場合には涙液レンズは±0Dであるが，1段階（0.05mm）フラットなBCのHCLを選択すると涙液レンズは1段階マイナス（−0.25D）として働く．同様に1段階（0.05mm）スティープなBCのHCLを選択すると涙液レンズは1段階プラス（+0.25D）として働く（図15）．仮に，−3.00Dのトライアルレンズを装着しても角膜曲率半径に対して1段階スティープなBCのHCLではプラスの涙液レンズが加わるため，−3.00D+0.25D=−2.75Dとして働くことになる．

HCLのBCを変更するとレンズ度数を変える必要がある．−3.00Dの近視眼を例として角膜曲率半径8.00mmに対して，HCLの度数が−3.00D，BCが8.00mmで良好な矯正ができているとする．フィッティングが不良でBCを8.05mm（1段階フラット）に変更すると，涙液レンズは−0.25DとなるためHCLの度数が−3.00DのままだとこのHCLの装用で−3.25Dの矯正効果が得られることになる．−3.00Dの近視眼に対しては0.25Dの過矯正になるので，HCLの度数は−2.75Dに変える必要がある．一方，BCを7.95mm

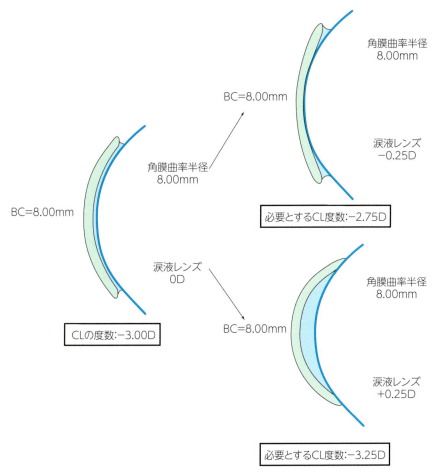

図16　HCL の BC の変更に伴う度数決定の計算
BC をフラットにすると，必要とするレンズ度数はプラス寄りになる〔0.05 mm（1 段階）フラット→ 0.25 D（1 段階）プラス〕．BC をスティープにすると，必要とするレンズ度数はマイナス寄りになる〔0.05 mm（1 段階）スティープ→ 0.25 D（1 段階）マイナス〕．

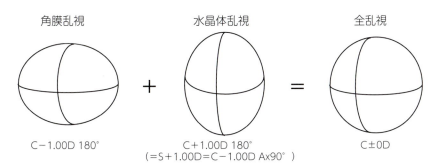

図17　HCL の装着による残余乱視（持ち込み乱視）
全乱視は 0 D であるが，HCL を装用すると角膜乱視（cyl−1.00 D Ax180°）は涙液レンズで矯正されるため，水晶体乱視（cyl＋1.00 D Ax180°）が顕在化して，残余乱視は cyl＋1.00 D Ax 180°となる．

（植田喜一：あたらしい眼科 27：723-735, 2010 より引用）

（1段階スティープ）に変更すると，涙液レンズは＋0.25 Dとなるため，このHCLの装用で－3.00 D＋0.25 D＝－2.75 Dの矯正（0.25 Dの低矯正）となるので，HCLの度数は－3.25 Dに変える必要がある（表6，図16）．

HCLの瞬目時には涙液レンズの作用により角膜前面乱視はほとんど矯正され，これを補正していた水晶体乱視が顕性になり（持ち込み乱視），十分な矯正視力が得られないことがある（図17）．このような場合には，前面トーリックHCLまたは球面SCL，トーリックSCLに変更しなければならないこともある．したがって，追加矯正検査を行う場合に，残余乱視を確認する必要がある．

最近，HCLを処方する機会が少なくなってきているが，眼光学的にはHCLはSCLよりも優っていることが多いので，視機能の改善ということから考えると，HCLがもっと処方されることを願う．HCLの処方はむずかしいととらえられているが，フィッティング理論を学べば処方は容易になると思う．

（植田 喜一）

B　ハードコンタクトレンズの苦情処理

1. 眼の状態とHCL処方への対処法

ハードコンタクトレンズ（hard contact lens：HCL）を装用していると，その間に屈折度数をはじめとして結膜，涙液，角膜などの状態は変化していく．また，HCL自体もレンズ上のキズ，汚れなど経年変化を呈する．このため，処方時にはベストフィッティングが得られていたとしても，両者の変化によりしばしば種々の不具合が生じ，それが見えにくい，くもる，異物感がするなどといった苦情の原因になる場合がある．また，角膜の形状は個人差が大きく，そのうえ涙液量や眼瞼形状などもさまざまであり，それらに対応したHCLのデザインが必要なことはいうまでもなく，既存のレンズを処方するだけでは無理が生じ苦情につながることがある．ここでは，それらの苦情に対して，レンズの研磨・修正という方法でどのような対処ができるのかを解説する．

2. 研磨・修正できる部位

表面処理が施されたレンズは研磨・修正の対象にならないので注意を要する．表面処理が施されていないレンズはベースカーブ（base curve：BC）を除いたほとんどの部位を研磨・修正することができる．

a. フロント部分

HCLのフロント部分を研磨することにより，レンズ表面のキズ取りやパワー変更が可能になる（図18a）．また，フロント周辺部はレンズの動きに大きく影響する．瞬目によるレンズの引き上げが不足している場合は周辺部に溝をつけるような細工（MZ加工）を施す（図18b）．逆に引き上げが大きすぎる場合や周辺部フロントが機械的刺激を与えている場合はフロントを研磨して薄くする（図18c）．

b. ベベル・エッジ部分

ベベル・エッジ部分は装用感，レンズの動き，静止位置，涙液交換などに大きな影響を与えるので，研磨・修正はフィッティングの改善や苦情処理の対処におおいに有効である（図19）．

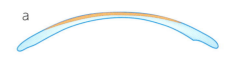

図18 フロント部分の修正
a：中央部フロントの研磨
レンズ表面のキズを除去したり，レンズのパワーを変更する場合，フロントを研磨・修正する．
b：周辺部フロントの修正
瞬目によるレンズの引き上げが不十分な場合，周辺部フロントに安全カミソリにて溝を付ける（MZ加工）．
c：周辺部フロントの研磨
瞬目によるレンズの引き上げが強すぎたり，周辺部フロントの機械的刺激が原因と考えられるようなオイリーなくもりが認められたら，周辺フロントを研磨して薄くする．

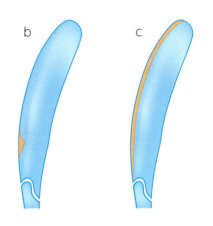

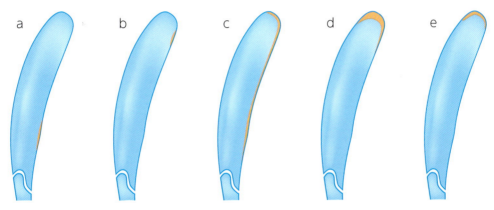

図19 ベベル・エッジ部分の修正
a：ICブレンド
BCと中間カーブの移行部を研磨して丸みを付ける．
b：PCブレンド
中間カーブと周辺カーブの移行部を研磨して丸みを付ける．
c：ベベル・エッジの修正（1）
ベベル幅を広く，エッジの浮き上がりを大きくする．
d：ベベル・エッジの修正（2）
ベベル幅を狭く，エッジの浮き上がりを小さくする．
e：ベベル・エッジの修正（3）
エッジを研磨して丸みを付ける．

3. 苦情処理と研磨・修正

a. 視力低下

レンズを使用している間に屈折力が変化して視力が低下することがある．近視の進行や遠視の軽度化ではフロントを凹面化することである程度は対応することができる．近視の軽減化や遠視の進行ではフロントを凸面化しなければならない．これにはかなり技術を要するが対応できないことはない．

b. くもり

くもるというのは比較的多い苦情であるが，

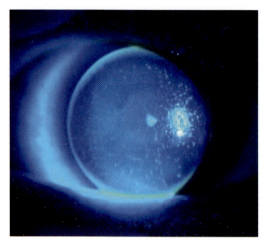

図20 レンズ表面のキズによるくもり
レンズのキズに溜まった蛋白質などが水濡れ性を低下させて生じる．

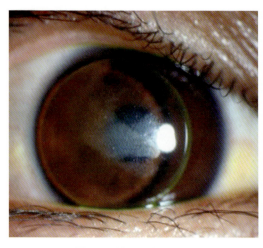

図21 ドライなくもり
広いベベル部分に涙液が吸い取られて，レンズ表面が乾燥して生じる．

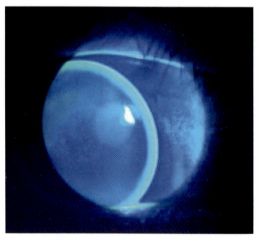

図22 3時・9時ステイニング（ドライアップによる）
ベベル周囲の涙液がドライアップして3時・9時ステイニングが生じる．

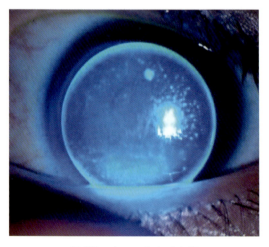

図23 ウェットなくもり
エッジの機械的刺激による分泌物の増加が原因と考えられる．

くもりにも種類があって，それぞれ原因が異なり，対応策も変わってくる．

①レンズ表面のキズによるくもり

レンズ表面にキズがたくさんついてしまうと，キズ自体でもくもるが，キズに入った蛋白質などの汚れが水濡れ性を低下させてくもってくる（図20）．このような場合は，フロントをフロントカーブに沿って研磨することで，浅いキズを除去することは可能である．

②ドライなくもり

通常の状態では問題がないが，エアコンの効いた部屋に入るとくもって見えにくくなるといった苦情がある．この原因としては，広いベベル部分に涙液が貯留し，レンズ表面の涙液が減少することによって，レンズ表面が乾燥し息を吹きかけたようにくもってしまうことが考えら

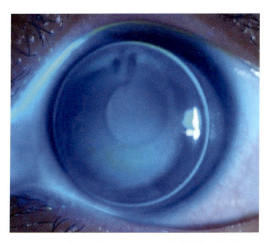

図24 3時・9時ステイニング（機械的刺激による）
エッジ周辺に機械的刺激によって生じたと考えられる3時・9時ステイニングが認められる.

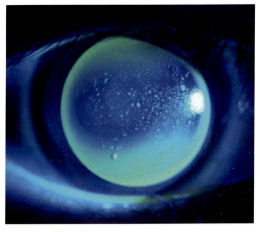

図25 オイリーなくもり
眼瞼結膜のアレルギー反応と周辺部フロントの刺激が原因と考えられる.

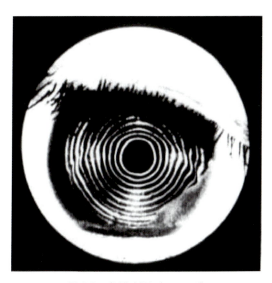

図26 角膜変形（type 1）
レンズの固着によって生じた角膜変形.

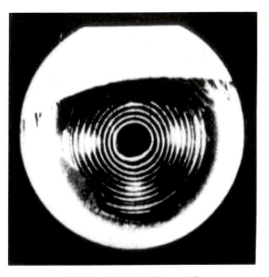

図27 角膜変形（type 2）
レンズのフィッティング不良が原因と考えられる角膜変形.

れる（図21）．このような症例では，3時・9時のエッジの外側にステイニングや結膜充血が認められることもある（図22）．ベベル幅が狭くなるように研磨・修正し，ベベル部分の涙液貯留を減少させることで対応する.

③ウェットなくもり
瞬目が浅くて装用中に次第にレンズが汚れて見えにくくなる場合（図23）は，ベベル幅が狭くてエッジの浮き上がりが不十分なことが多い．エッジの機械的刺激により分泌物が増加してレンズ表面が汚れることでくもってくると考えられる．このような場合も3時・9時ステイニングや結膜充血が認められることが多い（図24）．ベベル幅を広くエッジの浮き上がりを大

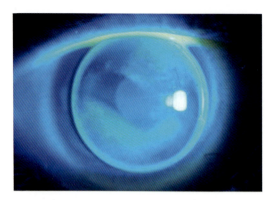
図28 エッジ部位の破損（3時半の方向）
ベベル・エッジの小さな破損が認められる．

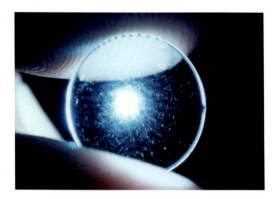
図29 エッジ部位の破損
フルオレセインパターン判定時にはわかりにくい．

きくすることで対応する．

④オイリーなくもり

レンズをきれいに洗っても，装用直後の瞬目ですぐにくもってしまうような場合，レンズ表面には油膜あるいは油滴が付着していることが多い（図25）．これは，レンズの機械的刺激と眼瞼結膜のアレルギー状態が原因になっていると考えられる．抗アレルギー薬の点眼を使用するとともに，レンズの刺激を軽減する意味で，エッジに丸みをつけたり，フロントを研磨して薄くすることで対応する．

c．レンズ装脱後の視力不良

レンズを装用している間はよく見えているが，装脱後は眼鏡を装用してもくもって見えにくいと訴える症例がある．これは，HCLを装用することによって角膜形状が変形することによって生じる．この角膜変形にはレンズの固着によって生じるtype 1（図26）とフィッティング不良によって生じるtype 2（図27）がある．Type 1はレンズの装用を中止することで比較的早期に元に戻るが，type 2はレンズの装用を中止するだけではなかなか元に戻らず，かえって悪化することもある．Type 1では固着する部位によって対処法が変わる．上方に固着している場合はレンズサイズを小さくしたり周辺フロントを薄くする．下方に固着している場合はMZ加工が効果的である．中央部に固着している場合は，ベベル幅を広くしてエッジの浮き上がりを大きくする．Type 2では，レンズの装用を中止するのではなく，レンズがよく動いて涙液交換が十分にされるように，レンズを研磨・修正するか適正なフィッティングのレンズに交換する．

d．異物感

異物感の原因はさまざまである．フルオレセインパターンによって，瞬目によるレンズの動きが適正かを判定する．スティープやルーズであれば異物感の原因になる．ベベル幅やエッジの浮き上がりもレンズの動きに影響を与えるのでチェックしなければならない．また，BCと周辺カーブとの移行部のブレンド不足があると異物感の原因になる．たまにエッジ部分の破損が認められることがある（図28）．フルオレセインパターン判定時には気づかないことがあるので（図29），ルーペなどを用いてチェックする．スティープな場合は，ある程度ベベル幅を広くしたりエッジの浮き上がりを大きくすることで対応することが可能であるし，フラットな場合は，ベベル幅を狭くしたりエッジの浮き上がりを小さくすることで対応することもできるが，適正なBCのものに交換するのが望ましい．レンズの動きが少ない場合は，ベベル幅を広くしエッジの浮き上がりを大きくする．レンズの動きが大きい場合は，ベベル幅を狭くし

エッジの浮き上がりを小さくする．ブレンド状態をルーペなどで確認し，不足している場合は追加する．ベベル部位の破損については，レンズサイズを小さくして，あらためて周辺ベベルを作り直して対応することも可能であるが，やはり新しいレンズに変更することが望ましい．

3時・9時ステイニングが認められ，結膜充血や異物感を訴えた場合は，それぞれの原因に応じてドライなくもり，ウェットなくもりの項で示したように対処する．

角膜形状，眼瞼形状，涙液状態などの個人差が大きく，またレンズも含めて経年変化することもあり，HCLにはある程度の苦情はつきものであるが，その原因を見きわめ，適切にレンズを研磨・修正することで対応が可能である．苦情の原因を見きわめる力を普段から養っておくことが，なによりも大切なことだと思われる．

（小玉 裕司）

C　球面ソフトコンタクトレンズ処方

1. SCLの特徴

ソフトコンタクトレンズ（soft contact lens：SCL）は，近年，世界におけるコンタクトレンズ（contact lens：CL）処方の90％前後を占めている．日本でも全CL処方の80％前後を占めており，日常処方する機会の多いCLである．SCLの利点としては，①レンズがハードコンタクトレンズ（hard contact lens：HCL）に比べて柔らかいため装用感が良好，②角膜全体を覆っているために角膜とCLの間にゴミが入りにくい，③レンズ径が大きく，ずれにくいために激しいスポーツを行う場合の装用に適している，④HCLにおける3時・9時のような目立つ充血が起こりにくい，などがあげられる．

一方，SCLの欠点としては，①−3.50Dを超えるような高度の角膜乱視や，円錐角膜に代表されるような角膜不正乱視の矯正は困難，②含水性素材でできているため，HCLに比べて病原微生物の付着が起こりやすく，そのため重篤な眼合併症を起こしやすい，③近年多く処方されるようになりつつあるシリコーンハイドロゲル（silicone hydrogel）レンズは，良好な酸素透過性を有するものが多いが，以前から存在するハイドロゲル（hydrogel）レンズは，角膜への酸素透過性に限界がある，④一般的にはHCLに比して乾燥感の訴えが出やすい，などがあげられる．

2. SCLの種類

SCLには，①装用スケジュールによる分類，②装用方法による分類，③材質による分類，④機能・デザインによる分類，以上四つの分類法がある（表7）．

a. 装用スケジュールによる分類

①1日使い捨てSCL，②1週間連続装用SCL，③頻回交換型（2週間交換）SCL，④定期交換型（1カ月交換）SCL，⑤1カ月（最長）連続装用SCL，⑥従来型（使用期間が定められていない）SCLがある．

安全性を考えれば，1日使い捨てSCLがもっとも安全性が高く，ケアを要する頻回交換型SCLや従来型SCLは眼障害の頻度が高くなる．とくに，CL関連感染性角膜炎などの重篤な眼障害のリスクに関しては，やはり1日使い捨てSCLがもっとも低く，頻回交換型SCLや定期交換型SCLで明らかに高いことが報告されている．

表7 SCLの分類

SCLにはその使い方や素材，機能などにより大きく4つに分類される．

1. 装用スケジュールによる分類
   ① 1日使い捨てSCL
   ② 1週間連続装用SCL
   ③ 頻回交換型（2週間交換）SCL
   ④ 定期交換型（1カ月交換）SCL
   ⑤ 1カ月（最長）連続装用SCL
   ⑥ 従来型（使用期間が定められていない）SCL
2. 装用方法による分類
   ① 終日装用SCL
   ② 連続装用SCL
   ③ フレキシブル装用SCL
3. 材質による分類（含むFDA分類，ISO分類）
   ① ハイドロゲルSCL
   ② シリコーンハイドロゲルSCL（SHCL）
4. 機能・デザインによる分類
   ① 球面・非球面SCL
   ② トーリック（乱視用）SCL
   ③ 多焦点（二重焦点）SCL
   ④ カラー（サークル）SCL

連続装用SCLに関しては，日本では装用者は少ないが，酸素透過性の低い素材のレンズでは，角膜への酸素供給を低下させ，角膜内皮細胞の減少を招く可能性があるほか，他のレンズに比べても眼障害の発生率が高いことが報告されている．また海外でも，重篤なCL眼合併症であるCL関連感染性角膜炎の有病率が，他のCLに比べて非常に高いことが報告されており，手間がかからず便利な反面，それに応じてリスクも高いCLということになる．

価格面で考えれば，当然ながら1日使い捨てSCLが一般的にもっとも高価で，連続装用レンズや，頻回交換型SCLが次に高価となる．従来型SCLは，使用期間が特に定められていないが，おおむね1年程度使用可能と考えると，価格面だけをみればもっとも安価なレンズということになる．

b. 装用方法による分類

表7に示したように，①終日装用SCL，②連続装用SCL，③フレキシブル装用SCLの3種類がある．

終日装用SCLとは起床後にSCLを装着し，遅くとも就寝前にSCLを装脱する装用方法である．

連続装用SCLとはSCLを装用したまま就寝することが可能なSCLで，以前から1週間連続装用SCLが発売されていたが，近年は最長1カ月連続装用可能なSCLも発売されている．原則的には，SCLを装脱した後に，レンズは破棄することを前提としている．

フレキシブル装用SCLとは，終日装用を基本としながら，たとえば週に1回とか，月に1回とか，あるいはもっと頻繁にと，必要に応じて連続装用も行えるというSCLである．

連続装用SCLのリスクについては先に述べた．フレキシブル装用SCLに関しては，一見連続装用SCLに比べてリスクが少ないように感じられるかもしれない．しかし，個人的な見解だが，失明に直結する可能性があるもっとも重篤なCL眼合併症である病原微生物による感染性角膜炎について考えてみると，連続装用の場合は，原則的に結膜嚢内に存在するグラム陽性球菌に代表される常在菌だけが原因微生物となるはずである．ところが，フレキシブル装用SCLでは常在菌に加えて，レンズケースやケースを保管する洗面所などに存在するグラム陰性桿菌に代表される環境菌やアカントアメーバなどが原因微生物に加わるため，通常の連続装用に比べてリスクは下がるどころか，むしろ上がるのではないかと危惧している．

c. 材質による分類

現在，①ハイドロゲルSCLと，②シリコーンハイドロゲルSCLの2種類を選択することができる．

ハイドロゲルSCLはアメリカ食品医薬品局（Food and Drug Administration：FDA）により，素材の含水率，イオン性（非イオン性，イオン性）により四つのグループに分類されている（表8, 9）．ハイドロゲルSCLは素材に含まれる水を介して角膜に酸素を供給する

ため，含水率が低ければ酸素透過係数（Dk値）は低く，含水率が高くなるとDk値も高くなる．ただし当然のことながら，水のDk値約 $80[\times 10^{-11}(cm^2/sec)\cdot(mlO_2/ml\times mmHg)]$ を超えることは理論上ありえない（図30）．筆者が知る限り，ハイドロゲルSCLのDk値でもっとも高いものは $64[\times 10^{-11}(cm^2/sec)\cdot(mlO_2/ml\times mmHg)]$ である．一方で，一般的には，低含水CLのほうが装用者の乾燥感の訴えが少ないことが多く，高含水CLのほうが乾燥感の訴えが多い傾向がある．ただし，含水率のみが装用者の乾燥感を決定する因子ではない．

非イオン性，イオン性については，一般的に非イオン性CLのほうが蛋白汚れがつきにくいが，脂質汚れがつきやすいといわれており，逆

表9 代表的な1日使い捨て球面ハイドロゲルSCLのFDA分類

代表的なレンズはほとんどがグループⅡかグループⅣである．

グループⅠ
1dayFine UV (SEED)
グループⅡ
プロクリア® ワンデー (Cooper Vision)
デイリーズ® アクア コンフォートプラス® (Alcon)
デイリーズ® アクア (Alcon)
メダリスト ワンデープラス (B&L)
バイオトゥルー® ワンデー (B&L)
メニコン1DAY フラットパック (Menicon)
グループⅢ
グループⅣ
ワンデー バイオメディックス®EV (Cooper Vision)
ワンデー アクエア® エボリューション (Cooper Vision)
1dayPure うるおいプラス (SEED)
ワンデー アキュビュー® モイスト® (J&J)
ワンデー アキュビュー® (J&J)
メニコン1DAY (Menicon)

（　）内は販売会社

表8 ハイドロゲルSCLのFDA分類

素材の含水率，イオン性（非イオン性，イオン性）により4グループに分類されている．

	低含水率 （含水率50％未満）	高含水率 （含水率50％以上）
非イオン性	グループⅠ	グループⅡ
イオン性	グループⅢ	グループⅣ

イオン性：イオン性モノマーを1 mol％以上含有する素材．

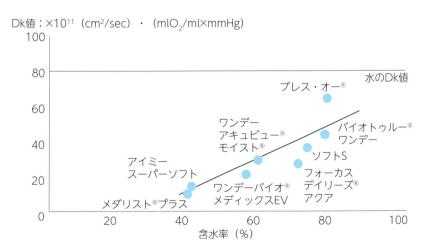

図30 ハイドロゲルレンズの含水率とDk値の関係
含水率が低ければDk値は低く，含水率が高くなるとDk値も高くなる．ただし水のDk値を超えることは理論上ありえない．

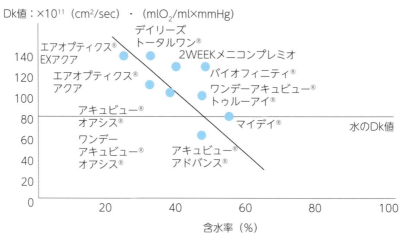

図31 シリコーンハイドロゲルSCLの含水率とDk値の関係
含水率が低いほうがDk値が高く,含水率が高いほうがDk値が低くなる.

表10 SCLのISO分類
シリコーンハイドロゲルSCLはグループVとして独立して分類されている.

グループI（非イオン性・低含水）
グループII（非イオン性・高含水）
グループIII（イオン性・低含水）
グループIV（イオン性・高含水）
グループV（シリコーンハイドロゲルレンズ）

にイオン性CLは帯電性があるために蛋白汚れがつきやすく,脂質汚れがつきにくいといわれている.そのため,こすり洗いを含めた正しいレンズケアを怠ったり,サイクルオーバー（たとえば,頻回交換型SCLを2週間以上使用するなど,決められた期間を超えて使用すること）をしたりすることにより,蛋白汚れによると考えられるCL関連乳頭性結膜炎（contact lens induced papillary conjunctivitis：CLPC）を起こすことがある.

シリコーンハイドロゲルSCLはシリコーンポリマーと含水ポリマー（ハイドロゲル）を,透明性を損なわないようにミクロな単位で混合した素材を用いたSCLである.シリコーンハイドロゲルSCLはハイドロゲルSCLと異なり,シリコーンポリマーが水よりはるかに高い酸素透過性を有するため,一般的に含水率が低いほうがDk値が高く,含水率が高いほうがDk値は低くなる.筆者が知る限り,シリコーンハイドロゲルSCLのDk値でもっとも高いものは140〔×10^{-11}（cm^2/sec）・（mlO$_2$/ml×mmHg）〕である（図31）.

2004年に日本で初めて定期交換型のシリコーンハイドロゲルSCLが発売されて以来,多種多様なレンズが発売されてきており,2017年7月現在では多焦点SCL,トーリック（乱視用）SCLを含む1日使い捨てSCL,多焦点SCL,トーリックSCL,カラー（サークル）SCLを含む頻回交換型SCL,定期交換型SCLなど,多くのラインナップが揃ってきている.

球面レンズの製作範囲も最大で+6.00Dから-20.00Dまで対応可能である.シリコーンハイドロゲルSCLは前述のFDA分類で分類されることもあるが,ハイドロゲルSCLとは性質がまったく異なるため,近年では独立したSCLの分類としてISO（国際標準化機構：International Organization for Standardization）分類（表10）のグループVが用いられるようになりつつある.

シリコーンハイドロゲルSCLの利点として

は，①高い酸素透過性を有する，②低含水の CL が多いため一般的に乾燥感が低いことが期待できる（CL の種類にもよるため，必ずしもではない），③蛋白汚れが付着しにくい，④比較的 CL の弾性率が高い（硬い）ため，形状保持性が良好で，ハンドリング（取り扱いやすさ）が良好なものが多い，などがあげられる．

シリコーンハイドロゲル SCL の欠点としては，①弾性率が高い（硬い）ために，装用感を気にする装用者がいる，② CLPC が発生することがある（図 32），③レンズのブランドによって，アカントアメーバや緑膿菌などの細菌が付着しやすいとの報告がある，④ケア用品との組み合わせで，角膜ステイニングという現象が起こることがある，⑤脂質汚れ（とくに女性の化粧品など）が付着しやすく，汚れや視力不良の原因となりやすい，などがあげられる．

シリコーンハイドロゲル SCL は，Dk 値が上がるという特性を生かすためか，比較的低含水率のレンズが多い．一般的に低含水の SCL は弾性率が高くなる傾向がある（図 33）ため，硬さに伴う装用感を気にする装用者がいるほか，機械的な刺激による CLPC が発生することがあることが知られている（図 32）．この場合の CLPC は，レンズの汚れではなく機械的刺激で発生すると考えられているため，図 32 のように，1 日使い捨てシリコーンハイドロゲル SCL で発生することも少なくない．

このほか，上眼瞼による圧迫に伴う機械的刺激により上方角膜上皮弓状病変（superior epithelial arcuate lesions：SEALs）（図 34）などが発生することがある．また，アカントアメーバや緑膿菌などの病原性の強い細菌が付着しやすいレンズであれば，それだけ角膜感染症のリスクが高まる可能性がある．

ケア用品との組み合わせで発生する角膜ステ

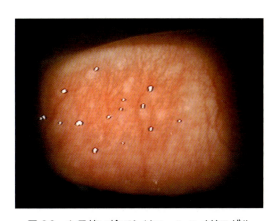

図 32　1 日使い捨てシリコーンハイドロゲル SCL 装用者に生じた CLPC
CL の装用方法に問題はなかった．当該レンズ装用開始 1 年後に発症．

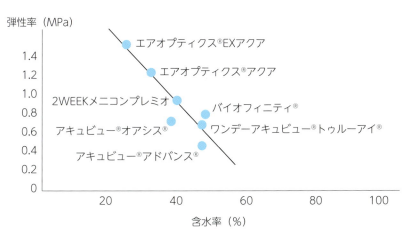

図 33　シリコーンハイドロゲル SCL の含水率と弾性率の関係
一般的に含水率が低いほど弾性率が高く（硬く）なる．

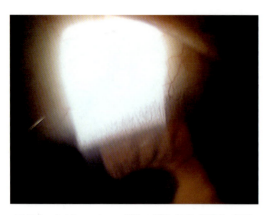

図34　シリコーンハイドロゲルSCL装用に伴うSEALs
病変は小さいが，上輪部付近の角膜に上皮障害を認める．

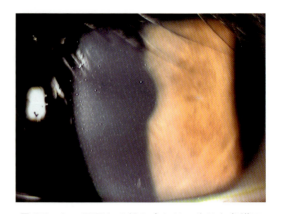

図35　ケア用品との組み合わせで生じた角膜ステイニング
ステイニングはびまん性で角膜全体にわたる小さな染色である．

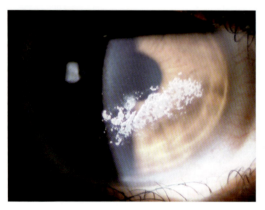

図36　シリコーンハイドロゲルSCLの化粧品による脂質汚れ
通常のケアでは除去が困難である．

イニングとは，シリコーンハイドロゲルSCLのみに限った現象ではないが，SCLと一定のマルチパーパスソリューション（multi-purpose solution：MPS）の組み合わせで生じる，フルオレセインによる角膜染色（図35）である．ステイニングはびまん性で，角膜全体またはドーナツ状を呈する，一つ一つは非常に小さな染色で，通常は無症状であり，多くはレンズ装用後数時間で消失するといわれている．あまり問題視しないという考え方もあるが，角膜ステイニングが発現した装用者は，していない装用者よりも角膜炎のリスクが3倍高まるとの報告もあり，SCLの処方に際し，考慮しておくべき問題だと考える．

脂質汚れに関しては，シリコーンが元々親水性ではなく，親油性という性質をもっている関係上，表面にコーティングなどをしているレンズを除いては，どうしても脂質汚れが付着（図36）しやすくなる傾向がある．1日使い捨てSCLはまだ問題になりにくいが，頻回交換型SCLなどの場合には，脂質が付着してしまうと，こすり洗いをしてもなかなか除去できないため，レンズのくもりによる視力不良の原因となるほか，レンズの変形の原因となるという報告もある．とくに女性の場合は，眼のまわりに使用する化粧品に脂質が含まれるものが多いため問題となりやすい．ただし，化粧品の付着に関しては，CLファーストの原則（手指を石鹸を用いて洗浄後，CLを装着してから化粧を行い，同じく手指を石鹸を用いて洗浄後，CLを装脱してから，化粧をおとす）を遵守することにより，ある程度回避することは可能である．

したがって，シリコーンハイドロゲルSCLはすべてに理想的なSCLというわけにはいかないものの，長年にわたってSCLの大きな欠点であった酸素透過性の低さを大幅に改善したという大きな魅力をもっている．近年世界にお

けるSCL処方の60％前後はシリコーンハイドロゲルSCLによって占められており、とくに欧米・オセアニアではさらにその割合は高い。日本でも2017年現在、SCL処方の40％前後はすでにシリコーンハイドロゲルSCLで占められており、なおその割合は増加中である。今後は処方できるSCLの大部分がシリコーンハイドロゲルSCLになる時代もそう遠くないと思われる。

d. 機能・デザインによる分類

①球面・非球面SCL、②トーリック（乱視用）SCL、③多焦点（二重焦点）SCL、④カラー（サークル）SCLなどの種類がある。

非球面レンズは、SCLを非球面設計とすることにより周辺映像のぼやけや歪みを少なくし、良好な視機能を得ると同時に疲れにくい効果を狙ったレンズであるが、装用者が明確に体感できるほどの効果はあまりないように思える。トーリック（乱視用）SCL、多焦点（二重焦点）SCLに関しては他に独立した項目があるので、そちらに譲ることとする。

カラー（サークル）SCLに関しては、近年これらのSCLによる眼障害が非常に増えていることが社会問題となっており、『日本の眼科』に毎年特集される「コンタクトレンズによる眼障害アンケート調査」でも、2008年の報告では全CL眼障害に占めるカラーSCL装用者の割合が6.0％であったのが、年々増加し、2013年には18.7％にまで増加している。しかしながら、幸いその後は頭打ちになっているようである。

インターネットや大型ディスカウント店などでカラーSCLを購入し、使用方法を知らない若者が、不潔で不適切な装用を行うことが眼障害の発生頻度が高い大きな理由と思われるが、酸素透過性の低いグループI素材でできているうえにレンズ厚が厚いレンズや、着色（顔料）はサンドイッチしていると説明書には表記しながら、実際にはレンズ表面（とくに角膜面）に露出しているような、レンズそのものの品質に問題があるカラーSCLが市場に多く出回っていることも、また大きな理由だと思われる。

3. 処方前の検査と診察

トライアルレンズを選択するにあたっては、あらかじめ十分な問診と検査・診察を行う。

a. 問　診

装用の目的や装用の頻度・装用時間、アレルギーやドライアイの有無、糖尿病などの全身疾患の有無、CL装用の経験者には、それまで装用したことのあるレンズに関して、使用歴や装用時間、ケアの方法、CL眼障害の既往の有無などを十分に聞き出しておく。

b. 検　査

オートレフラクトメータを用いた他覚的屈折値を測定する。CL（とくにHCL）を装用して来院した装用者に関しては、CL装脱直後には角膜が変形している場合が多いので、できるだけ時間をおいてから計測するとよい。角膜曲率半径が中間値で7.20 mmを切るようなスティープな角膜や、極端な左右差が認められる場合、若年者で斜乱視や倒乱視が強い場合などは、円錐角膜などの存在が疑われるので、角膜形状解析装置を用いた評価も行っておく。

次に視力検査を行って自覚的屈折値を求める。とくに過矯正のCLや眼鏡を装用してきたような場合には、必要に応じて雲霧法やミドリンレフなどを施行し、正確な自覚的屈折値を求めるように努める。40歳以上などの老視年齢の場合は、近方視力も求めておく。とくにSCLの長期の使用歴をもつ装用者の場合などは、必ずスペキュラーマイクロスコープを用いて、角膜内皮の評価も行っておく。涙液検査も行う。量的検査としてはSchirmer試験のほうが好ましいが、実際にはフェノールレッド綿糸法を用いることのほうが多い。

c. 診　察

診察時には細隙灯顕微鏡を用いて前眼部の観

察を行う．角膜所見では，上皮障害や混濁の有無，円錐角膜などの角膜疾患の有無，新生血管や pigment slide などの角膜の酸素不足を疑わせる所見を見逃さないことが重要である．上眼瞼は十分挙上して，角膜上輪部付近に発生する SEALs を見逃さない．結膜所見では，アレルギー性結膜炎などの結膜疾患の有無を必ず確認する．上眼瞼も必ず翻転して眼瞼結膜を確認し，CLPC を見落とさないようにする．眼瞼の所見では，形状異常やマイボーム腺の開口部異常，瞬目不全など瞬目の異常の有無を確認する．

次にフルオレセイン染色を行う．ブルーフリーフィルターを用いて観察することにより，微細な角膜上皮障害や結膜の濾胞・乳頭増殖の観察が，より容易となる．また，涙液メニスカスや涙液層破壊時間（tear film break-up time：BUT）など，tear film の状態も確認しておく．中間透光体や眼圧，近視眼が緑内障のリスクファクターであることをふまえて，眼底所見も観察しておく．

d．レンズタイプやブランドの選択

問診と検査結果，診察上の所見から球面 SCL の適応となれば，トライアルレンズを選択していく．必要な視力が得られることと，安全性が担保されることが最優先事項であるが，装用者がレンズ選択に関してどのような要望をもっているかを把握しておくことも非常に重要である．とくに SCL 装用経験者の場合は，それまで使用していたレンズの評価を聞いておくと，レンズを選択するための大きな手がかりとなる．現在使用している SCL が，安全性も良好で酸素透過性も必要十分であり，装用方法も含めて何ら問題もなく，また装用者にも不満がないのであれば，あえてブランドを変更する必要はないと考える．

しかしながら，装用者によっては，それまで使用していたレンズより柔らかく装用感のよいレンズを求めていたり，乾燥感を辛いと感じていたり，より安価なレンズを希望していたりと，さまざまな要望をもっている場合が少なくない．それらの要望を解決できるレンズを選択することができれば，装用者の喜びも大きいはずである．CL 装用初心者の場合は，形状保持性が良好でハンドリングがよい（装着や装脱など取り扱いがしやすい）ことを念頭において，レンズを選択するとよい．

トライアルレンズを決定していくときには，まず装用スケジュールから決めていくとよい．安全性を優先するのであれば，1 日使い捨て SCL がもっとも安全性が高いので，度数などの必要なレンズ規格が存在し，経済的な事情が許すのであれば，このタイプを第一選択としたい．実際，日本では眼科医による SCL 処方の約半数近くがこのタイプの SCL で占められている．また，週 1 回程度の使用であったり，使用頻度が時期によって不規則であったり，スポーツ時のみの使用などの occasional use であれば，1 日使い捨て SCL を選択することがもっとも合理的である．

頻回交換型 SCL は，少なくとも週に 6 日以上のレンズ装用を希望していて，経済性も重要視したい装用者にはよい適応である．このタイプの SCL も日本の眼科医による SCL 処方の約半数を占めている．ただし，レンズのケアや装用サイクルの遵守がきちんとできることが必須条件である．頻回交換型 SCL の使用期間は，レンズのブリスターパックを開封後 2 週間と決まっており，使わない日があったからといって，その期間を延長することはできない．したがって，CL のブランドにもよるが，一般的には週 4 日の使用であれば，レンズのケア用品代を含めて，経済的に 1 日使い捨て SCL とほとんど差はなく，安全性で劣り，レンズケアの手間がかかる頻回交換型 SCL を選択するメリットはほとんどないと思われる．週 5 日の使用でも，やや頻回交換型 SCL のほうが経済的に有利であるという程度である．

定期交換型 SCL は日本では種類が少なく，また頻回交換型 SCL に比べて，よほど経済性がよくないかぎりアドバンテージはなく，選択するメリットは少ないと思われる．

　日本では終日装用 SCL を使用している装用者がほとんどであり，連続装用を行っている装用者は，海外に比べても非常に少ない．先に述べたように，連続装用 SCL は他のレンズに比べて眼障害の発生率が高いことが報告されており，安易に処方するべきではないと筆者は考えている．ただし，仮眠直後に活動的な作業を必要とするような勤務，たとえば消防隊員，自衛隊員などには職務上もっとも適した SCL かも知れない．

　従来型（使用期間が定められていない）SCL に関しては，複数のベースカーブ（base curve：BC）やレンズ径の選択の余地があるブランドが存在し，ブランドによっては度数が±25.00 D まで対応可能（メニコンソフト 72）などのメリットはある．しかし，現在処方可能な 1 日使い捨て SCL, 頻回交換型 SCL で良好なフィッティングが得られない症例は，実際にはほとんど経験しない．したがって，−20.00 D を超えるような強い近視眼や＋6.00 D を超えるような強い遠視眼で，どうしても SCL を希望する例や，角膜白斑や虹彩欠損などの症例に整容目的や羞明対策で虹彩付き SCL を処方する場合，無水晶体眼に対して連続装用 SCL を処方する場合など，ごく一部の例外を除いては，従来型 SCL はほとんど役目を終えた SCL だと筆者は考えている．

　装用スケジュールが決まったら，次にレンズの材質を決定していく．先に述べたとおり，今後は SCL 処方の大部分をシリコーンハイドロゲル SCL が占める日もそう遠くないと思われる．シリコーンハイドロゲル SCL は，長年の大きな欠点であった従来のハイドロゲル SCL の酸素透過性の低さを大幅に改善した点で，非常に大きな魅力をもっている．しかしながら，前述したごとく欠点がないわけではなく，すべてに理想的な SCL というところまでには至っていない．現時点（2017 年 7 月時点）で，日本で処方可能なシリコーンハイドロゲル SCL を表 11 に示す．たとえば球面レンズではないが，1 日使い捨てシリコーンハイドロゲル SCL では，トーリック（乱視用）SCL も多焦点（二重焦点）SCL も 1 種類しかない．レンズ度数の製作範囲もある程度限られている．したがって，たとえば現在使用している SCL がハイドロゲル SCL であったとしても，装用者に何ら不満がなく，なおかつ装用時間や装用日数，レンズの度数を考慮してもレンズの Dk 値の高さを含めて何ら問題がない場合には，あえてシリコーンハイドロゲル SCL に変更する必要はない．

　ハイドロゲル SCL を処方する場合には，先に述べたように FDA 分類によって，それぞれのグループには一定の傾向があるので，たとえば乾燥感を気にしている装用者には，低含水のグループ I レンズを処方すると喜ばれることがあるし，脂質汚れを気にしている装用者には，イオン性のグループ IV レンズを試してもらうとよい．ただし，強度近視や最強度近視など，レンズの近視度数が強い場合にはレンズの周辺部の厚みがかなり厚くなるため，レンズ素材の Dk 値がある程度良好でも，結果として Dk 値をレンズ厚で除した実際の角膜への酸素透過率（Dk/t 値）は，大きく下がることになる．このような症例の場合は，やはり積極的にシリコーンハイドロゲル SCL の処方を考えるべきである．

　Holden らは，終日装用で角膜への酸素不足の影響が少ないと考えられる Dk/t 値は，24.1±2.7×（×10^{-11} (cm/sec)・(mlO_2/ml×mmHg)）と述べており，少なくともこの数値をクリアできるレンズを選択するのが好ましい．ただし，Holden らが使用している Dk/t 値は Dk 値をレンズの平均厚で除した値であ

表 11　現在日本で発売されているシリコーンハイドロゲル SCL

1 日使い捨て SCL，1 週間連続装用 SCL，頻回交換型（2 週間交換）SCL，定期交換型（1 カ月交換）SCL，1 カ月（最長）連続装用 SCL など多種多様な選択が可能である（非球面レンズは，この表では球面レンズと記載している）．

販売会社	レンズ名	装用期間	レンズタイプ	Dk 値
J&J	ワンデー アキュビュー® トゥルーアイ®	1 日使い捨て	球面	100
	ワンデー アキュビュー® オアシス®	1 日使い捨て	球面	103
	アキュビュー® オアシス®	2 週間交換	球面 / 乱視用	103
	アキュビュー® アドバンス®	2 週間交換	球面	60
Alcon	デイリーズ トータル ワン®	1 日使い捨て	球面 / 遠近両用	140
	エア オプティクス® アクア	2 週間交換	球面 / 乱視用 / 遠近両用	110
	エア オプティクス® EX アクア	1 カ月交換・連続装用	球面	140
Cooper Vision	マイデイ®	1 日使い捨て	球面 / 乱視用	80
	バイオフィニティ®（XR）	2 週間交換	球面 / 乱視用 / 遠近両用	128
Menicon	ワンデー メニコン プレミオ	1 日使い捨て	球面	64
	2 ウィーク メニコン プレミオ	2 週間交換	球面 / 乱視用	129
B&L	アクアロックス®	2 週間交換	球面	114
	メダリスト フレッシュフィット® コンフォートモイスト®	2 週間交換・連続装用	球面 / 乱視用 / 遠近両用	91
	メダリスト® プレミア マルチフォーカル	2 週間交換・連続装用	遠近両用	91
HOYA	HOYA エアリーワンマンス	1 カ月交換	球面	129
ROHTO	ロート モイストアイ®	2 週間交換	球面 / 乱視用	128

（2017 年 7 月現在）

る．たとえば凹レンズである近視矯正用レンズの場合，前述したように近視度数が強いほど，メーカーが公表しているレンズ中心厚で算出した Dk/t 値より，処方レンズの Dk/t 値は周辺部の厚みのためかなり低下することを知っておく必要がある．

頻回交換型 SCL の場合は，表 11 に示したようにすでに非常に多種多様なシリコーンハイドロゲル SCL が発売されており，選択の余地も非常に大きい．ブランドを変更する場合や，新規に SCL 装用をはじめる場合には，シリコーンハイドロゲル SCL をぜひ積極的に第一選択の SCL として考えてほしい．

トーリック（乱視用）SCL，多焦点 SCL，カラー（サークル）SCL の選択法についてはここでは割愛するが，角膜頂点間距離補正後 −1.00 D 以上の全乱視を有する症例では，トーリック（乱視用）SCL の処方を考慮し，加齢に伴う近見障害（老視）を訴える症例では，多焦点（二重焦点）SCL の処方を考慮する．カラー（サークル）SCL を選択する場合には，先に述べたようにレンズの材質や Dk 値と，着色部位に気をつけてレンズを選択する．

4. トライアルレンズの選択とフィッティングの判定法

a. トライアルレンズの選択

レンズのブランドが決定したら，実際にトライアルレンズを眼に装着する．BC の選択にあたっては，従来型 SCL を除けば 1BC のものが多く，仮に複数の選択の余地があっても，2BC までのものがほとんどである．

複数の BC が選択できるレンズに関しては，第一選択の BC は，フィッティングマニュアル

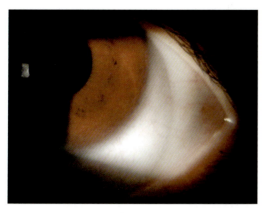

図37 上方視でレンズが大きくずれ下がっている.

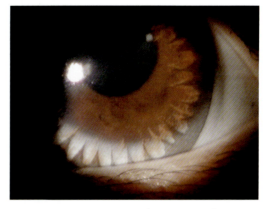

図38 サークルレンズのフラフープ現象
着色部があることが目立ってしまい，見栄えが非常に悪い.

に従って選択するか，角膜曲率半径の中間値を参考に選択する．ただし，オートケラトメータは角膜中央部3～4 mmの角膜曲率半径しか測定しておらず，角膜周辺部の形状は反映していないことを知っておく必要がある．弾性率の高い（硬い）シリコーンハイドロゲルSCLや，グループIのハイドロゲルSCLの場合は，素材の硬さのために，機械的刺激によりSEALsなどの角膜上皮障害を生じることがあるので，基本的にはフラットなBCを第一選択とするほうがよい．

レンズ径に関しては，従来型SCLを除いて原則的に1サイズしか選択の余地がない．複数のレンズ径を選択できる場合には，フィッティングマニュアルに従ってレンズ径を選択するが，角膜径が小さい場合には小さなレンズ径を，大きい場合には大きなレンズ径を選択するのが原則である．

b. フィッティングの判定法

フィッティングの判定は，通常レンズ装着後15～20分ほど経過してから行う．まず，正面視（第一眼位）で，レンズのセンタリング（安定位置）を確認し，SCLが角膜をカバーしているかどうかを確認する．センタリングはまったく偏位のない「良好」がベストであるが，レ ンズが角膜全体をカバーしていれば許容範囲である．次に装用者に上方視をしてもらい，再度センタリングを確認する．フィッティングが良好な場合は1 mm程度下方にずれることが多い．レンズデザインによっては，ずれが大きく，レンズが下眼瞼までずれ下がり，角膜上方部分が露出しやすいものもある（図37）．実用上は問題がないことも多いが，レンズのずれやすさや不快感を自覚している装用者も少なくなく，フィッティングとしては好ましくない．また，選択したレンズがカラー（サークル）レンズの場合は，レンズが下方にずれるとフラフープ現象（図38）とよばれる非常に見栄えの悪い外見となるため，クリアレンズ以上に正面視でのセンタリングや上方視でずれ下がりが少ないことが重要である．

センタリングを確認したら，次に瞬目に伴うレンズの動きを確認する．適正な動きはレンズの種類や素材によっても異なるため，基本的にはフィッティングマニュアルに従って判定をする．通常は動きのもっとも小さなレンズで0.2 mmくらいから，もっとも大きなレンズで1.5 mm程度である．

原則としては，ハイドロゲルSCLでグループIレンズのような低含水素材で，なおかつレ

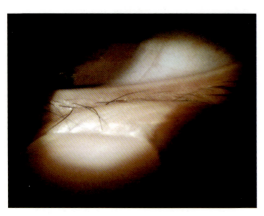

図39 プッシュアップテスト
指で下眼瞼を介してレンズを上方に押し上げた後，指を離してレンズの戻り方を観察する．

ンズ厚が厚いような場合には，当然酸素透過率は低くなる．このようなレンズの場合は，レンズ下の涙液交換による角膜への酸素供給が重要となるため，比較的大きな動きを必要とする場合が多い．逆に，高含水素材でレンズ厚が薄いような場合には，比較的動きは小さくても問題にならないことが多い．デザインやブランドによってレンズの動きの大きさは異なるため，個々のレンズの動きの特徴を覚えておくようにするとよい．レンズの動きが小さい場合や固着が疑われる場合には，プッシュアップテスト（図39）を行う．方法は，指で下眼瞼を介してレンズを上方に押し上げた後，指を離してレンズの戻り方を観察する．レンズを押し上げたときに抵抗感がなく，指を離した後にレンズが適度な速度で戻るようであれば，問題はない場合が多い．プッシュアップテストを行っても押し上げるときに抵抗があったり，指を離した後レンズがスムーズに動かない場合や，レンズエッジが結膜に食い込んでいたり，レンズエッジ付近で結膜の毛細血管の血流がうっ滞しているような場合はタイトフィッティングと判定する．

逆に正面視でレンズの安定位置が大きくずれる（多くの場合は下方にずれる），上方視でレンズが下方に大きく落下して，角膜が完全に露出してしまう，瞬目や側方視でレンズが大きく動くような場合には，ルーズフィッティングと判定する．第一選択したレンズがタイトフィッティングの場合は，同じブランドでよりフラットなBCに変更し，逆にルーズフィッティングのときにはスティープなBCのトライアルレンズに変更して，再度フィッティングを確認する．BCを変更しても良好なフィッティングが得られない場合や，ブランドに1BCしか用意されておらず，選択の余地がない場合には，トライアルレンズのブランドを変更する．BCが同じ数字であっても，レンズのデザインは個々のレンズによって異なる．したがって，同一BCであっても，ブランドの変更で良好なフィッティングを得られることも少なくない．

仮にフィッティングが良好であっても，良好な装用感が得られない場合には，同様にBCの変更やブランドの変更を試みる．

c. 処方レンズ度数の決定法

フィッティングを確認して，処方するレンズのブランドとBCが決定したら，トライアルレンズの上から追加矯正を行い，レンズ度数を決定していく．レンズ度数を決定する際にもっとも重要なのは，近視を過矯正にしないように十分注意することと，装用者がどこを見たいと考えているかを考慮することである．

従来型SCLのようにトライアルレンズの度数が決められているものを除けば，最初に装用するレンズの度数は，あらかじめ得られた自覚的屈折値の等価球面度数に頂点間距離補正を加えた数値に近いものを選択する．とくにマイナス（近視）レンズの場合には，最初から強めの度数のレンズを装用させてしまうと，調節負荷が入ってしまい，過矯正になりやすいので注意する．従来型SCLのようにトライアルレンズの度数が決まっている場合で，その度数が装用者の自覚的屈折値の等価球面度数よりも上回っている場合には，あらかじめ検眼枠にプラスレ

ンズを入れて，調節負荷をかけないように配慮する．

処方度数を決定するときは，装用者の仕事や作業環境などを考慮して，相談しながら決めていく．たとえば本人の強い希望がある場合を別にすれば，車の運転はせず，かつ仕事の内容がIT関係など，長時間PC作業を行っている装用者の矯正視力を（1.2）とする必要性は少ないはずである．むしろ完全矯正はPC作業時の眼精疲労の原因となりかねない．

遠方に完全矯正を行いたいときは，追加矯正はマイナスの度数であれば最良の視力が得られるもっとも弱い度数，プラスの度数であればもっとも強い度数とする．ただし，追加度数が±4.00 Dを超える場合には，角膜頂点間距離補正を行い，レンズ度数を決定する．装用者が40歳以上で，老視を考えなければならない年齢であれば，遠方視力の検査後，近方視力も確認しておく．従来型SCL以外の場合は，実際に最終的に決定した規格のトライアルレンズに着けかえてもらい，室内や（可能ならば）窓の外の遠方の景色を見てもらうなど，体感的にも見え方を最終確認してもらうとよい．

d. 装用指導とレンズケア

処方するレンズが決定したら，CL初装用者の場合は，装用指導とレンズケアの説明を行う．CL経験者の場合でも，指先で滑りやすいなどのハンドリングにやや難のあるレンズに変更した場合などは，念のため装着・装脱の練習をしてもらうとよい．また，長年SCLを使用してきた経験者であっても，間違ったケア用品を使用していたり（たとえば消毒剤と間違えて保存液を使用しているなど），ケア方法が間違っている（こすり洗いを怠っているなど）例が非常に多い．改めてケア方法を確認し，間違えているようであれば改めてもらい，CL眼障害の発生を未然に防いでほしい．

5. SCL処方の特性

SCLには，装用スケジュールによる違いや，材質の違い，Dk値の違いなどのほかに，個々のブランドによる特性がある．たとえば形状保持性がよいレンズとこしがなく指に乗せても変形しやすいレンズ，表面がつるつるしていて指の上で滑りやすいレンズとそうでないレンズ，上方視で下にずれやすい良好なセンタリングが得にくいレンズと多くの装用者で良好なフィッティングとセンタリングが得やすいレンズ，装用者が乾燥感を感じやすいレンズと感じにくいレンズなど，その特性はさまざまである．前述したように，CL装用初心者やあまり器用でない装用者には形状保持性やハンドリングがよいレンズを勧めると，不要な苦労をかけずにすむ．ラウンドコルネアなど，角膜形状のために多くのレンズでルーズフィッティングになり，下方にずれてしまうような装用者には，良好なセンタリングを得やすいSCLを覚えておくと，処方にかける時間を節約できる．ドライアイがあり，乾燥感で辛い思いをしている装用者には，乾燥感を感じにくいSCLを勧めることにより感謝される．

できるだけ多くのSCLの処方の機会をもち，個々のレンズの特性を把握することにより，より短時間で装用者の満足が得られる処方が可能になるものと筆者は考えている．

（樋口　裕彦）

文　献

A．球面ハードコンタクトレンズ処方
1) 植田喜一：コンタクトレンズ診療の進め方．月刊眼科診療プラクティス 94：2-16, 2003
2) 植田喜一：ガス透過性ハードレンズのレンズ径による使い分けを教えてください．あたらしい眼科 20（臨増）：60-65, 2003
3) 植田喜一：はじめてのCL処方　第5回 HCLの処方（2）：サイズの決定．日コレ誌 56：241-244, 2014
4) 植田喜一：コンタクトレンズ装用状態．眼科 47：1463-1473, 2005

5) 植田喜一：CL フィッティング ケースバイケース その 2 HCL 編．日コレ誌 52：55-57, 2010
6) 植田喜一：コンタクトレンズによる屈折矯正の基本．あたらしい眼科 27：723-735, 2010

B. ハードコンタクトレンズの苦情処理
1) 小玉裕司：コンタクトレンズフィッティングテクニック．メディカル葵出版, 2005

C. 球面ソフトコンタクトレンズ処方
1) International Contact Lens Prescribing in 2011-2015. Contact Lens SPECTRUM, 2012-2017
2) 日本コンタクトレンズ協議会 CL 眼障害調査小委員会：「日本コンタクトレンズ協議会コンタクトレンズによる眼障害アンケート調査」について．日本の眼科 74：497-507, 2003
3) 稲葉昌丸, 井上幸次, 植田喜一ほか：重症コンタクトレンズ関連角膜感染症調査からみた危険因子の解析．日コレ誌 52：25-30, 2010
4) Stapleton F, Keay L, Edwards K et al：The incidence of contact lens-related microbial keratitis in Australia. *Ophthalmology* 115：1655-1662, 2008
5) Holden BA, Mertz GW：Critical oxygen levels to avoid corneal edema for daily and extended wear contact lenses. *Invest Ophthalmol Vis Sci* 25：1161-1167, 1984

2　正乱視眼へのコンタクトレンズ処方

A　強度乱視眼への非球面ハードコンタクトレンズ処方

1. トーリックHCLの有用性

　最近では乱視用ソフトコンタクトレンズ（soft contact lens：SCL）の性能が向上したため，トーリックハードコンタクトレンズ（toric hard contact lens：トーリックHCL）を処方する機会は激減してきている．しかし乱視用SCLの限界は3.50 D程度までと考えられるので，それを超える乱視がある場合には，やはりトーリックHCLの処方が適している．

　一度SCLの装用に慣れた装用者は，その後にHCLを装用しようとしても違和感に慣れず，良好で快適な矯正視力が得られるにもかかわらず，装用を断念しなければならないことも少なくない．強度の正乱視がある場合には，乱視用SCLを試す前にトーリックHCLの処方を試みてほしい．

　乱視矯正用の非球面HCLには，前後面の両方がトーリック面の両面トーリックHCL，前面のみがトーリック面の前面トーリックHCL，後面のみがトーリック面の後面トーリックHCLの3種類がある．

2. トーリック面

　強度乱視の原因の多くは，角膜表面が球状ではなく，ラグビーボールの表面のように一方向とそれに直交する方向の曲率が異なる形状をしていることによる．この直交する2経線方向の曲率が異なる形状面をトーリック面とよんでいる．

3. 両面トーリックHCLの処方

　3.50 Dを超える角膜輪部-輪部乱視を有する場合がよい適応であり（図1），角膜乱視と全乱視の軸がほぼ一致していることが必須である．両面トーリックHCLの場合は後面トーリックHCLと異なり，角膜乱視と全乱視の大きさの関係には依存しない．すなわち，角膜乱視が全乱視よりも大きい場合であっても安定したフィッティングおよび矯正効果が期待できる．

　両面トーリックHCL処方のためのトライアルレンズは存在しない．両面トーリックHCLの処方目的を考えると，両面トーリックHCLの処方には特殊なトライアルレンズの必要はない．すなわち，乱視矯正効果は球面HCLのほうがよい．悪いのはフィッティングと装用感である．これらの悪さは，HCLが角膜弱主経線方向で角膜を圧迫し，角膜強主経線方向で浮き上がるためである（図2）．これを少しでも改善させれば装用感は改善する．この目的のために，球面HCLを補助レンズとして用いる簡易処方がある．これは両面トーリックHCLを装用した状態で，球面HCLを装用したときと光学的には等価な状態を保ち，HCLの内面カーブを角膜曲率に近づけるという考え方に基づいている．この簡易処方に必要なのは，角膜強弱主経線曲率半径と球面HCLを装用したときの矯正状態である．

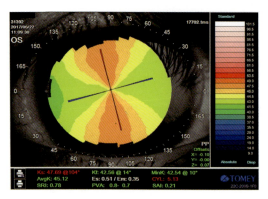

図1 角膜輪部乱視
角膜乱視が角膜全面に及んでいる.

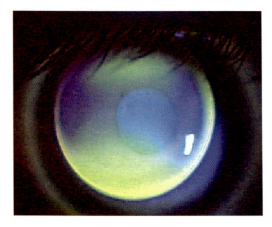

図2 球面HCL
角膜乱視のある眼に球面HCLを装用すると，弱主経線方向（水平方向）では角膜に対してスティープになり，強主経線方向（垂直方向）ではフラットになる.

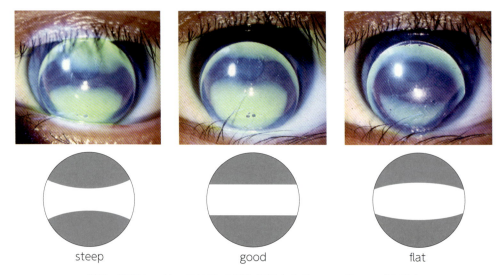

図3 両面トーリックHCLの弱主経線方向のフィッティングの見方
CLの中央6mm径くらいで，フルオレセインの非プール部分が弱主経線方向に平行な帯状であれば，適切なフィッティングであり，BC1とする．もし糸巻き状であれば，弱主経線方向はスティープであり，反対にビア樽状であれば，フラットである.

a. 弱主経線方向BCの決定

角膜弱主経線曲率半径に近い値のベースカーブ（base curve：BC）をもつ球面HCLのトライアルレンズを装用する．もちろん，通常の球面HCLのフィッティング基準で判断すれば非常にルーズであるので，小児や異物感を強く訴える場合には局所麻酔薬の点眼が望ましい．この状態で角膜弱主経線方向のフルオレセイン染色パターンから，両面トーリックHCLの弱主経線方向のカーブ（BC1）を決定する（図3）.

b. 追加矯正度数の決定

弱主経線方向のBCの決定で採用した球面HCLを装用した状態で，追加補正屈折値を求

める．通常は球面検眼レンズのみで良好な矯正視力が得られるが，もし円柱レンズによる追加矯正も必要であれば，円柱レンズの軸は必ず角膜弱主経線方向に一致させて測定する．

c．強主経線方向 BC の決定

弱主経線方向の BC で決定した球面 HCL の BC（BC1）と角膜弱主経線曲率半径（K1），角膜強主経線曲率半径（K2）の値から，両面トーリック HCL の強主経線方向 BC（BC2）を算出する．

$$BC2 = K2 + 0.05 + (BC1 - K1) + \alpha$$

すなわち，弱主経線方向の BC と弱主経線角膜曲率半径の関係に比べて，強主経線方向の BC が角膜強主経線曲率半径よりも 0.05 mm＋α だけフラットに設定する．α は BC を 0.05 mm ステップで決定するための端数である．

d．パワーの決定

球面度数（Ps）は通常の球面レンズと同様に±4 D を超える場合には，角膜頂点間距離補正が必要である．円柱度数（Pc）は次式で算出する．

$$Pc = 337.5 \times (1/BC1 - 1/BC2) + 追加補正に要した円柱レンズ度数$$

e．処方書式

両面トーリック HCL の処方は以下のように表示する．

BC1／BC2／S Ps・C Pc／サイズ

円柱レンズの軸度は弱主経線方向に限定されるので，円柱レンズの軸は記載しない．

たとえば，BC1 が 8.30 mm，BC2 が 7.60 mm，Ps が－7.00 D で，円柱レンズの追加矯正が不要だった場合，

$$Pc = 337.5 \times (1/8.30 - 1/7.60)$$
$$= -3.745$$
$$\fallingdotseq -3.75$$

となり，処方箋は

8.30／7.60／S－7.00・C－3.75／9.0

と記す．

正しく処方された両面トーリック HCL を装

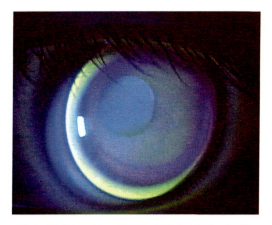

図4　両面トーリック HCL のフルオレセイン染色所見
乱視のない眼に球面 HCL を装用したようなフルオレセインパターを呈している．

用したときのフルオレセイン染色所見は，乱視のない眼に球面 HCL を装用したときとほぼ同じように見える（図4）．

4．後面トーリック HCL の処方

角膜の弱主経線と強主経線の曲率半径差が 0.4 mm（約 3.5 D）より大きく，角膜乱視よりも全乱視がわずかに大きい例が適応である．

a．トライアルレンズの選択

後面トーリック HCL の処方には，後面トーリック HCL 処方用のトライアルレンズが必要である．後面トーリック HCL は CL の内面がトーリック面で，前面が球面であるため，内面 BC の差によって円柱レンズ度数が決定されてしまう．もちろん，この円柱度数は算出することはできるが，その円柱度数が CL に加わったときの見え方を処方時に予測することは困難である．後面トーリック HCL の処方は球面 HCL よりも装用感を向上させることが目的であって，矯正視力の改善を主目的としない．

通常の乱視眼では，球面 HCL のほうが矯正視力は良好である．HCL の内面カーブを角膜のカーブに近づければ HCL の装用感は著しく改善する．その一つの目安が，「4分の1法」

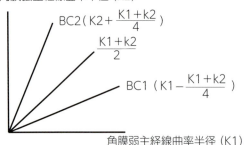

図5 後面トーリックHCL処方における4分の1法
角膜強弱主径線の値の間を4等分し，4分の1と4分の3の値をもつBCを最初のトライアルレンズとして選択する．

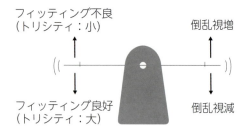

図6 後面トーリックHCLのフィッティング
後面トーリックHCLの処方では，BCの角膜乱視に一致させようとしてトリシティを大きくすると，矯正効果としては倒乱視を増強させ，矯正視力が低下する．反対に残余乱視を最小限にしようとするとBCのトリシティが小さくなり，弱主経線方向では角膜を圧迫し，強主経線方向では角膜からの浮き上がりが大きくなりフィッティング不良を生じる．フィッティングと残余乱視の両方がある程度満足できるBCが存在する場合に，後面トーリックHCLの処方が可能である．

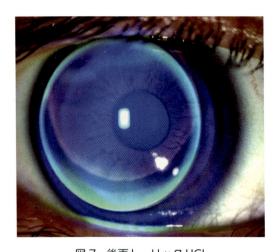

図7 後面トーリックHCL
角膜乱視のある眼に後面THCLを装用すると，弱主経線方向と，強主経線方向のフィッティングはある程度改善される．

である．すなわち，角膜弱主経線と角膜強主経線曲率半径の差を4等分して，弱主経線曲率半径（mmの値が大きいほうのカーブ）からその値を引き，強主経線曲率（mmの値が小さいほうのカーブ）にその値を加えた値に近いものを選択する（図5）．

後面トーリックHCLの内面のトリシティ（内面カーブの差）が大きいほど，後面トーリックHCL自体がもつ円柱レンズ度数が大きくなるので，全乱視と角膜乱視を常に念頭において トライアルレンズを選択する必要がある．すなわち，角膜乱視よりも全乱視が大きければ，内面のトリシティを大きくとってもよいし，角膜乱視と全乱視の差があまりなければ，内面のトリシティはできる限り小さくしなければならない．反対に全乱視よりも角膜乱視が大きい場合には，後面トーリックHCLの装用によりかえって大きな乱視を作り出し，処方の適応とならないこともある．後面トーリックHCLの処方は，フィッティングと乱視矯正の両方が妥協できた場合にのみ可能である（図6）．

b．フィッティング

フィッティングは弱主経線方向が角膜曲率に対してややスティープ，強主経線方向がややフラットであり，球面HCLを装用したときよりも異物感が少なく，装用に耐えられれば良好とする（図7）．

c．度数の決定

トライアル後面トーリックHCLを装用し，検眼レンズの球面レンズのみを用いて，自覚的に満足できる矯正が得られれば，処方は完了で

ある．この場合，多少の残余乱視の存在は気にせず，矯正視力に対する自覚的な満足度を重要視する．しかし，どうしても円柱レンズを用いないと満足できる矯正視力が得られない場合には，角膜弱主経線方向を軸として，マイナスの円柱レンズ度数が必要な場合には，トライアル後面トーリックHCLのBCのトリシティを大きくし，強主経線方向を軸として，マイナスの円柱レンズ度数が必要な場合にはトリシティを小さくする．これによって，フィッティングや装用感が悪ければ，後面トーリックHCL処方は断念する．

d．処方書式

処方書式は，
BC1／BC2／球面度数／レンズ直径
で示す．後面トーリックHCLには円柱レンズ度数が含まれているが，BC差と前面曲率で決定されるので，処方箋には記載する必要はない．

e．注意点

後面トーリックHCLの円柱レンズ度数はCL材質の屈折率によっても影響を受けるので，必ずトライアルレンズと同じ材質で作製依頼する．

酸素透過率の高い材質のHCLは，装用の経過に伴ってレンズの形状が角膜曲率に一致するようにたわみ，フィッティングと装用感は向上してくるが，それに伴い目的の矯正視力が低下してくることがある．この傾向を予測して，処方時に残余乱視が倒乱視になるように設定するとよいが，レンズ素材や球面レンズ度数によってたわみの程度が異なり，正しく予測することは困難である．

5．前面トーリックHCL

角膜乱視があり，全乱視がほとんどない眼に球面HCLを装用すると，球面HCLによって矯正された角膜乱視が残余乱視として顕性化してくる．このような症例には球面HCLの処方は非適応となる．この残余乱視を矯正する目的で作製されたのが前面トーリックHCLである．前面トーリックHCLではレンズの回転を抑制する構造が必要で，プリズムバラストやトランケーションの技術が用いられている．

a．フィッティング

レンズの内面は球面であるため，フィッティングは球面HCLと同じように決定する．

b．度数の決定

トライアル球面HCLを装用して，追加矯正屈折値（S, C, Ax）を求め，球面度数は頂点間距離補正を行って，トライアルレンズの度数に加える（Ps）．円柱レンズはS＋Cを頂点間距離補正した値からPsを減じた値を用いる（Pc）．円柱レンズ軸度はAxを用いる．

たとえば，トライアルレンズにBC 8.10 mm／P－3.00 D／Size 9.0 mmを使用して，追加矯正度数がS－5.00 D C－1.25 D Ax90°の場合，前面トーリックHCLの球面度数Psはトライアルレンズの－3.00 Dに－5.00 Dの頂点間距離補正値－4.75 Dを加えた－7.75 Dとする．円柱レンズ度数はS－5.00 DとC－1.25 Dを加えた値－6.25 Dの頂点間距離補正値－5.75 Dから球面度数－5.00 Dの頂点間距離補正値－4.75 Dを減じた値－1.00 Dとなる．

c．処方書式

前面トーリックHCLの処方書式は，
BC／Ps, Pc, Ax／Size
で示し，円柱レンズ軸度の表示が必要である．

最近では，SCLの種類も性能も向上してきており，角膜乱視があっても，全乱視がなければ通常の球面SCLの処方が適しており，前面トーリックHCLを処方する機会は激減している．

6．快適な両面トーリックHCLの処方のために

最近のトーリックSCLの普及によって，そ

の処方の容易さのために中等度以上の乱視があり，十分な矯正視力が得られないにもかかわらず，トーリック SCL が処方されていることもある．最初に SCL の装用感を覚えてしまった眼は，後に HCL を装用しようとしてもレンズの動きが気になり，HCL 装用に慣れにくい．また，中等度以上の乱視眼に対して，矯正視力が良好なために角膜曲率半径の中間値に近い BC をもつ通常の球面 HCL が処方され，「装用に慣れれば異物感はなくなる」と指導され，苦しんでいる症例も少なくない．フィッティングが不適切な HCL を装用したときに生じる異物感はとても慣れにくい．

3.5 D を超える乱視眼に対する両面トーリック HCL の処方は初心者であっても容易に行うことができる．中等度以上の乱視を有する児童生徒の乱視矯正の良し悪しは，学業，およびその後の人生に大きく影響する．正しく快適な乱視矯正を提供できるよう，両面トーリック HCL の処方をぜひ習得してもらいたい．

(梶田 雅義)

B 強度乱視眼へのベベルトーリックコンタクトレンズ処方

1. ベベルトーリックレンズとは

強度乱視の視力矯正にはトーリックハードコンタクトレンズ（hard contact lens：HCL）が適しているが，たとえ良好な視力が得られても，異物感が強くて快適に装用できなければトーリック HCL を処方する意味がない．そのような症例のフィッティングをフルオレセインパターンでみてみると，直乱視では 3 時・9 時のベベル幅が極端に狭く（図 8），その部位でレンズエッジによる機械的刺激がもたらされていると推察できる．そして 3 時・9 時ステイニング（図 9）が生じていたり，瞼裂斑がある場合は瞼裂斑炎（図 10）が認められることがある．強度乱視眼においても全周のベベル幅を均一にして機械的刺激を減らし，装用感を改善すべく作製されたのがベベルトーリックコンタクトレンズである．

2. 角膜乱視眼の形状分類

角膜乱視眼にトーリック HCL を処方する場合，その形状にいくつかのパターンがあることを知っておかなければならない．そのパターンによって処方するトーリック HCL の種類やサイズが異なるからである．強度角膜乱視眼をビデオケラトスコープ PR-7000（サンコンタクトレンズ）にて撮影・解析し，カラーコードマップにて表示すると，角膜乱視眼は周辺部型，中央部型，混合型の 3 タイプに分類されることが判明した．

a. 角膜直乱視

①周辺部型

角膜乱視が周辺部にまで及んでいるタイプ（図 11）で約半数を占めるこのタイプにはラージサイズの HCL を処方しても装用感は改善されない．

②中央部型

角膜乱視が中央部にのみ限局しているタイプ（図 12）で約 4 分の 1 を占める．このタイプにはラージサイズのトーリック HCL を処方することで装用感の改善が得られる．

③混合型

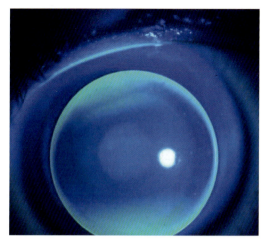

図8 強度直乱視眼への球面HCL処方
水平方向のベベル幅が狭くて異物感が強い.

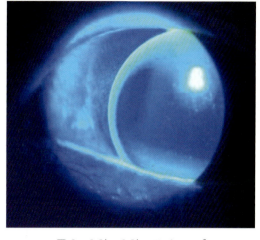

図9 3時・9時ステイニング
ベベル幅が狭く，エッジの浮き上がりが少ないと，機械的刺激により3時・9時ステイニングが生じる.

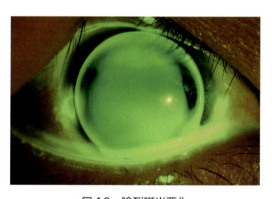

図10 瞼裂斑炎悪化
HCLの非装用者にも瞼裂斑炎が認められるが，直乱視眼では球面HCLを装用することによって悪化する場合がある.

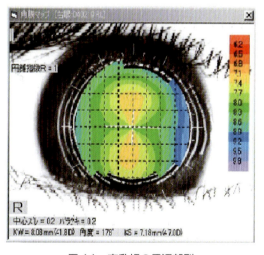

図11 直乱視の周辺部型
角膜周辺部まで乱視が及んでいる.

上記2タイプが混在するタイプ（図13）で約4分の1を占める．このタイプもラージサイズのトーリックHCLでは装用感の改善は得られない．

b. 角膜倒乱視

①周辺部型

角膜乱視が周辺部にまで及んでいるタイプ（図14）で，ラージサイズのトーリックHCLでは装用感の改善は得られない．

②中央部型

角膜乱視が中央部に局在しているタイプ（図15）でラージサイズのトーリックHCLを処方することで装用感の改善が得られる．

③混合型

上記2タイプが混在するタイプ（図16）で，ラージサイズでは装用感の改善は得られない．

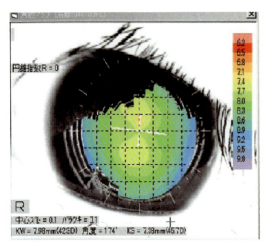

図12 直乱視の中央部型
乱視は角膜中央部にとどまっている．

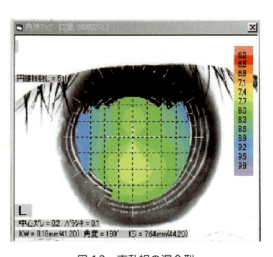

図13 直乱視の混合型
乱視が一方は角膜周辺部まで及んでおり，片方は中央部にとどまっている．

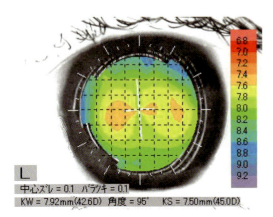

図14 倒乱視の周辺部型
角膜周辺部まで乱視が及んでいる．

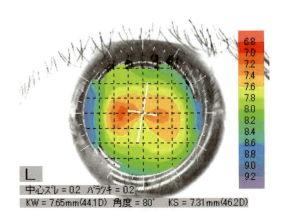

図15 倒乱視の中央部型
角膜中央部にのみ乱視がとどまっている．

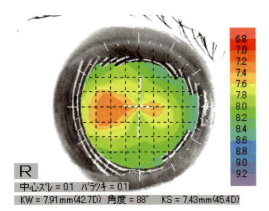

図16 倒乱視の混合型
乱視が一方は角膜周辺部まで及んでおり，片方は中央部にとどまっている．

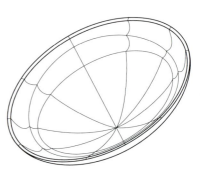

図17 ベベルトーリックコンタクトレンズのイメージ図
ダブルベベルの部位がトーリック状にデザインされている．

3. ベベルトーリックレンズのデザイン

サンコンタクトレンズ社に多段カーブのツインベル®Ⅱがあるが,このダブルベベル部位をトーリック状にデザインした(図17)のが,ツインベル® ベベルトーリックレンズである.強度乱視では直乱視の場合,水平方向(弱主経線方向)のベベル幅が狭く,垂直方向(強主経線方向)のエッジの浮き上がりは大きくなる.そこで,ツインベル®Ⅱのデザインをベースにして水平方向と垂直方向のベベル形状にトーリック性をもたせた(図18).ベースカーブ(base curve:BC)が8.00 mmでトーリック差を0.4にした場合は,水平方向はBC 8.00 mmのツインベル®Ⅱのベベル形状(水色)となり,垂直方向は7.60 mmのツインベル®Ⅱのベベル形状(赤色)となる.

4. ベベルトーリックレンズの処方

角膜乱視が直乱視においても倒乱視においても中央部型であれば,ラージサイズトーリックHCLを処方することによって装用感は向上する.しかし,瞼裂幅が狭小な症例などでレンズサイズが小さいほうがよい場合は,スモールサイズのベベルトーリックレンズが適応となる.しかし,周辺部型や混合型では,バックトーリックレンズを処方して装用感の改善が得られない場合,ベベルトーリックレンズが適応となる.症例(図19)は周辺部型の直乱視で,自覚的屈折値はVS=0.3 p(1.2 p×sph-4.0 D ○ cyl-2.5 D Ax180°),角膜曲率半径は8.40 mm(40.17 D)3°,7.42 mm(45.48)93°である.この症例にラージサイズHCLを処方してみるとVS=(1.2×815/-5.00/9.0)と良好な視力は得られたが,異物感が強くて装用不可であった(図20).フルオレセインパターンで水平方向のベベル幅が狭いことがわか

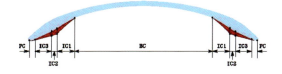
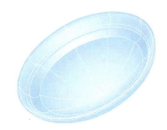

図18 ベベルトーリックレンズ断面のイメージ図
ベースカーブ(BC)が8.00 mmでトーリック差を0.4にした場合は,水平方向はBC 8.00 mmのツインベルⅡのベベル形状(水色)となり,垂直方向は7.60 mmのツインベルⅡのベベル形状(赤色)となる.

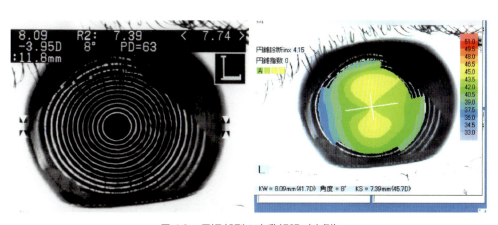

図19 周辺部型の直乱視眼(症例)

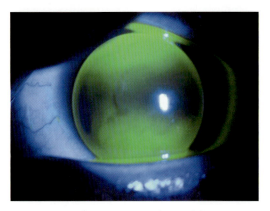

図20　図19の症例にラージサイズ球面HCLを処方
水平方向のベベル幅が狭く，異物感により装用不可．

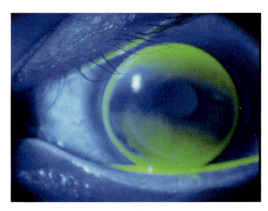

図21　図19の症例にバックトーリックHCLを処方
水平方向のベベル幅は広くなり，異物感も減少したが，装用に不安．

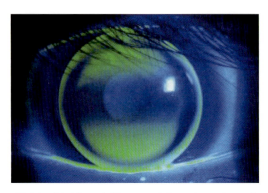

図22　図19の症例にベベルトーリックレンズを処方
水平方向のベベル幅はまだ少し狭いが，異物感は激減し装用可能になった．

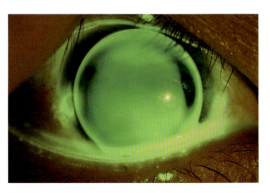

図23　中程度乱視眼における球面HCLによる3時・9時ステイニングと瞼裂斑炎 2.68 D
角膜乱視眼に対して 7.80/−2.5/8.8 の球面HCLを処方し，経過観察中に3時・9時ステイニングと瞼裂斑炎の悪化を認めた．

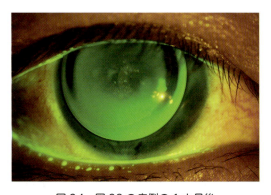

図24　図23の症例の1カ月後
図19の症例に 800/−1.25/9.0/トーリック差 0.2 のベベルトーリックレンズを処方した．3時・9時ステイニングはほぼ消滅し，瞼裂斑炎もかなり改善した．

る．つぎに，この症例にバックトーリックレンズ（7.45/8.45/±0/9.0）を処方してみた（図21）．水平方向のベベル幅はかなり広くなり異物感も減少したが，それでもレンズの装用には不安があるとのことであった．そこで，この症例にベベルトーリックレンズを処方してみた（図22）．視力は（1.2×8.25/4.50/9.0/トーリック差 0.3）と良好で，これなら装用できそうだとのことであった．水平方向のベベル幅が若干狭くトーリック差を 0.4 にしてもよいのかもしれないが，全周のベベル幅はほぼ均一に

なっており異物感は激減したことから，このまま処方に踏み切った．

軽度あるいは中程度角膜乱視眼においても，球面トーリックHCLを装用中にベベルの刺激が3時・9時ステイニングや瞼裂斑を悪化させたと思われる症例（図23）にも，ベベルトーリックレンズがとても有効である（図24）．

5. ベベルトーリックレンズ処方のまとめ

2週間使い捨てレンズにも乱視度が－2.75 Dのものがあり，場合によっては－4～5.00 Dの乱視をもった患者も有効な視力を得られることがあるが，暗い場所では視力が落ちたり，近見障害を訴えることが多い．やはり，強度角膜乱視眼にはトーリックHCLが適応と思われる．しかし，通常の球面CLでは異物感が強くて装用できない症例もあり，そのような症例に遭遇したら，角膜形状を確かめてからラージサイズトーリックHCLを処方するかベベルトーリックレンズを処方するか選択する．ベベルトーリックレンズのサイズは8.5，8.8，9.0，9.3，10.0 mmの5種類が用意されており，トライアルレンズのトーリック差は0.3であるが，フルオレセインパターンから任意の値を指定することが可能である．直乱視においても倒乱視においてもその形状から周辺部型，中央部型，混在型に分類されるが，いずれのタイプにおいてもサイズやトーリック差を指定することにより対応可能である．

（小玉 裕司）

C 乱視眼へのトーリックソフトコンタクトレンズ処方

1. SCLによる乱視矯正

ハードコンタクトレンズ（hard contact lens：HCL）は，レンズ下に貯留した涙液で形成される涙液レンズが角膜乱視を矯正することで全乱視を矯正するが，ソフトコンタクトレンズ（soft contact lens：SCL）は素材が柔らかく，レンズ下に貯留する涙液層が薄く，角膜乱視を矯正することはできないため，球面SCLでは全乱視をほとんど矯正しない．したがって，SCLの適応で全乱視を矯正する必要がある場合には，トーリックSCLの適応になるが，実際の臨床では弱度の乱視では球面SCLを処方されたり，トーリックSCLの円柱軸が不安定な場合や既存のトーリックSCL製品の円柱軸にない全乱視軸の場合は，球面SCLが処方されたりすることがある．本項では，まず球面SCLによる乱視矯正の考え方について解説し，続いてトーリックSCLの基本と処方について解説する．

2. 球面SCLによる乱視矯正

乱視眼では外界から眼に入った平行光線は，通過する方向（直行する二つの経線方向）によって収束する位置が異なり，近視性乱視であれば図25のイメージのように網膜前の2カ所に収束する．網膜に映る像は遠くのものも近くのものもピントが合わず，ぼやけて見えることになる．

このような角膜頂点間距離補正後もある程度以上乱視の残る乱視眼に対して，乱視を矯正せずに球面SCLで最良視力を出そうとする場合には，球面度数を等価球面度数に設定する．等価球面度数では前焦線と後焦線の中間にある最

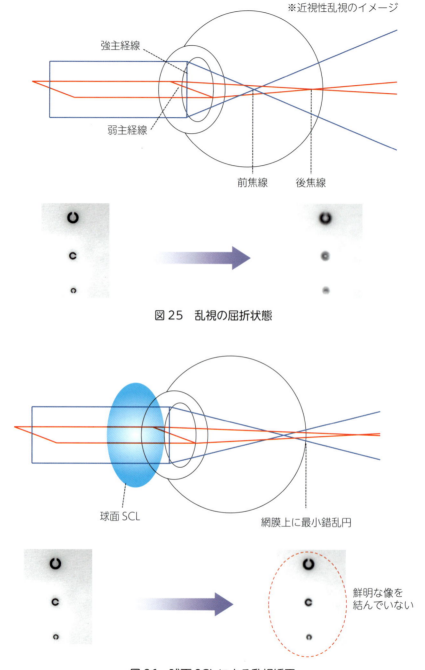

図25　乱視の屈折状態

図26　球面SCLによる乱視矯正

小錯乱円が網膜上に位置する状態となるが，視力の値が高かったとしても網膜には鮮明な像は結んでおらず，見え方の質はあまりよくない（図26）．これに対して乱視を矯正するトーリックSCLでは，二つの経線方向の平行光線を，球面度数の追加矯正で網膜上の1点に収束させることが可能で，視力の値が高くなるとともに網膜に鮮明な像が結び，見え方の質はよくなる（図27）．

乱視があっても球面SCLでの視力がよかっ

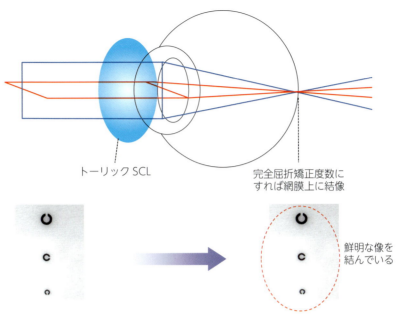

図27 トーリックSCLによる乱視矯正

たり，球面SCLでの見え方に患者の不満の訴えがあまりなかったりする場合に球面SCLが処方されると，ぼやける，二重に見える，見えにくい，にじんで見えるといった代表的な乱視の眼症状以外に，不鮮明な網膜像による見え方が頭痛，肩こり，眼精疲労など，患者の健康的な生活を損なうような身体症状を惹起することもある．そのため球面SCLで十分に対応できない全乱視がある場合には，積極的にトーリックSCLを処方することが必要である．

3．トーリックSCLによる乱視矯正

a．トーリックSCLとは

トーリックSCLは，レンズ光学部の前面あるいは後面に，乱視を矯正する円柱レンズとしての役割のあるトーリック面を設置したSCLである．最近は各社から発売されているトーリックSCLの製品名に「乱視用」という名称を付けたものが増えている．これは「トーリック」というレンズの光学的な構造を示すネーミングに対して，「乱視用」という使用目的を示したネーミングであり，「トーリックSCL」と「乱視用SCL」は同義で使われている．

b．トーリックSCLの適応

トーリックSCLの適応は，SCLの適応で，かつ球面SCLでは対応し切れない全乱視のため，視力が不良であったり乱視による症状があったりする乱視眼である．一般的に角膜頂点間距離補正後の全乱視が1.00～3.00D程度までが適応である．前述したとおり，乱視眼でもトーリックSCLの円柱軸が不安定な場合や，既存のトーリックSCL製品の円柱軸にない全乱視軸の場合は，トーリックSCLの適応ではなく，球面SCLの適応となる．

c．トーリックSCLの種類

トーリックSCLは，使用期間からは1日交換型，頻回交換型，定期交換型，従来型の4種類に分けられ，素材からはハイドロゲルタイプとシリコーンハイドロゲルタイプの2種類に分けられる．トーリック面の設置部位からは前面トーリックレンズと後面トーリックレンズの2種類に分けられる．円柱軸の回転を抑制し，安定させるためのデザイン（円柱軸安定化デザイン）からはプリズムバラストタイプとダ

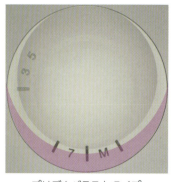
プリズムバラストタイプ
デザイン上のレンズ下方が
プリズム状に厚くなっている

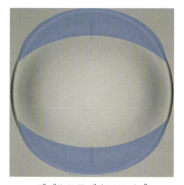
ダブルスラブオフタイプ
デザイン上のレンズ上下が
薄くなっている

図28　トーリックSCLの円柱軸安定化デザイン

```
使用期間からの選択
使用スタイル，装用眼の状態，年齢など
         ↓
デザインからの選択
フィッティング，装用感など
         ↓
素材からの選択
酸素透過性，低乾燥性，耐汚染性など
```

図29　トーリックSCLの種類の選択

ブルスラブオフタイプの2種類に分けられる（図28）．

　プリズムバラストタイプはデザイン上のレンズの下方がプリズム状に厚くなっており，錘の役割とともに上眼瞼と角膜の間にレンズの上方の薄い部分を挟み込み，レンズの下方の厚い部分を押し出すスイカの種の理論で円柱軸を安定させている．ダブルスラブオフタイプはデザイン上のレンズの上下が薄くなっている部分を上下眼瞼が挟んで抑える力とともに，プリズムバラストタイプと同様に上方から下方にスイカの種の理論で円柱軸を安定させ，同時に下方から上方の方向にもスイカの種の理論で円柱軸を安定させている．

d．トーリックSCLの選択

　トーリックSCLの種類の中から処方レンズを選択する基本的な考え方（図29）は，まず一般的なSCLの選択時と同様に，毎日使うのか不定期に使うのか，装用眼の状態はどうか，ケアや管理に問題が生じる可能性があるのか，レンズの適正な扱いへのコンプライアンスを十分に得られる年齢かどうか，などの条件を考慮して，使用期間からレンズを選択する．

　次に乱視の種類と装用眼の状態から想定されるフィッティングと装用感を考慮して，デザインからレンズを選択する（表1）．乱視の種類からトーリックSCLを選択する考え方は，全乱視軸と角膜乱視軸が10〜15°を超えてずれている状態では，トーリック面の設置部位から選択が可能ならば，円柱軸の回転安定位置への角膜乱視軸の影響が少ないと考えられる前面トーリックレンズを選択する．

　全乱視の軸の違いからは，直乱視（近視性乱視）では，光学部のデザイン的にやや円柱軸の安定性が高いと考えられるプリズムバラストタイプを選択し，倒乱視（近視性乱視）では，レンズの左右と下方の三方が厚くなるプリズムバラストタイプより円柱軸の安定性が高いと考え

表1 トーリックSCLの円柱軸安定化デザインからの選択

		プリズムバラストタイプ	ダブルスラブオフタイプ
乱視の種類	直乱視	○	△
	倒乱視	△	○
	斜乱視	×	△
装用眼の状態	上下眼瞼が角膜輪部をカバー	○	○
	瞼裂の傾きが大きい	○	△
	下方球結膜の露出が顕著	△	×
	装用感を重視の必要時	△	○
	片眼のみトーリックSCLを装用	△	○

選択の判断 ○：適応 △：比較的適応 ×：非適応

られるダブルスラブオフタイプを選択する（表1）．

斜乱視では，どのタイプでも円柱軸の回転安定性が低くなるが，レンズの重心の円柱軸の回転安定性への影響が比較的少ないと考えられるダブルスラブオフタイプを選択する（表1）．ただし，最近の製品では光学部と円柱軸安定化のデザイン部が独立しているため，球面度数と円柱度数の変化による光学部の形状変化が円柱軸安定化のデザイン部へ影響を及ぼしにくいトーリックSCL製品では，上記の選択の考え方は当てはまらない．

装用眼の状態から円柱軸安定化デザインを選択する考え方は，上下眼瞼が角膜輪部を完全にカバーしている状態ではどのタイプでも差はないが，瞼裂の傾きが大きい状態ではプリズムバラストタイプのほうが円柱軸の安定が得やすいと考えられる．下方球結膜の露出が著しい状態（下三白眼）では，下眼瞼の円柱軸安定化への影響が少ないプリズムバラストタイプのほうが比較的安定性が高いと考えられる．レンズの装用時にレンズ周辺部の刺激に違和感のある状態や，片眼のみトーリックSCLを装用する状況では，デザイン的にダブルスラブオフタイプの装用感がよい場合が多いと考えられる（表1）．

装用眼の状態から素材を選択する考え方は，酸素透過性，耐乾燥性，耐汚染性，形状保持

■ 自覚的屈折：S－6.50 C－1.25 Ax180°の場合
- S－6.50　C－1.25　Ax180
- S－6.00　C－1.25　Ax180
- S－6.50　C－1.00　Ax180
- S－6.00　C－1.00　Ax180
- S－6.50　C－1.25　Ax160
- S－6.00　C－1.25　Ax160
- S－6.50　C－1.00　Ax160
- S－6.00　C－1.00　Ax160

円柱軸＞円柱度数＞球面度数の順に優先する

図30 トライアルレンズの選択

性，回転安定性はシリコーンハイドロゲルレンズが優れており，フィッティングと初期装用感は，素材の柔軟性からハイドロゲルレンズのほうが良好であると考えられ，これらを参考にしてトーリックSCLの素材を選択する．

4. トーリックSCLの処方

a. トライアルレンズの選択

トライアルレンズは，自覚的屈折検査をもとに適当と思われるレンズ規格〔ベースカーブ（base curve：BC），サイズ，円柱軸，角膜頂点間距離補正後の円柱度数，角膜頂点間距離補正後の球面度数〕から選択する．従来型レンズ以外はBCとサイズは各製品で限られており，通常は選択できない．そこでトライアルレンズを装着させてフィッティングに問題がないこと

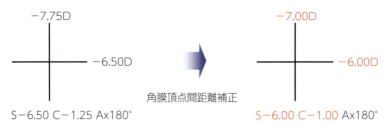

図 31 円柱度数の角膜頂点間距離補正

表 2 フィッティングの観察

- レンズの角膜輪部のカバーの状態
- レンズのセンタリングおよび動き
- レンズの回転安定性
  - 回転変動が 10°以下の場合は適応
  - 回転変動が 15°を超えた場合は非適応
- レンズの回転偏位度
  - 定位置の 30°以内は適応
    - 10°以内の場合は円柱軸決定
    - 10°〜30°の場合は円柱軸補正
  - 定位置から 30°を超えた場合は非適応

を確認して，その BC とサイズのレンズに決定する．最適な円柱軸，円柱度数，球面度数のトライアルレンズがない場合には円柱軸，円柱度数，球面度数の順に優先して，全乱視軸にできるかぎり近い円柱軸で，低矯正側の円柱度数と低矯正側の球面度数のレンズを選択する（図30）．

b．円柱度数の角膜頂点間距離補正

一般的に SCL の処方では，球面度数の設定時に追加矯正度数が 4.00 D 以上の場合には，角膜頂点間距離補正の必要があることはよく知られている．トーリック SCL の処方では球面度数ばかりではなく，円柱度数も角膜頂点間距離補正の必要がある．すなわち円柱度数の設定時には，自覚的屈折度数を各経線方向に展開し，それぞれの経線方向で屈折度数を角膜頂点間距離補正し，その差を乱視として，これを矯正する円柱度数を設定する．

例をあげると，自覚的屈折度数で球面度数 −6.50 D，円柱度数 −1.25 D，円柱軸 180°を各経線方向に展開すると 180°は −6.50 D，90°は −7.75 D で，それぞれの経線方向で角膜頂点間距離補正すると 180°は −6.00 D，90°は −7.00 D となるため，角膜頂点間距離補正した乱視度数は，その差 (−7.00 D) − (−6.00 D) の −1.00 D，円柱軸 180°である（図 31）．そこでトーリック SCL の円柱度数は完全矯正であれば C−1.00 D Ax180°となる．

c．フィッティングの観察

フィッティングの観察では，まず球面 SCLのフィッティングの観察時と同様に，レンズが角膜輪部を完全にカバーしているかどうかを確認し，センタリングとレンズの動きを確認する（表2）．センタリングのずれが大きい場合，レンズの動きが少ない場合（タイトフィット）や大きい場合（ルーズフィット）には，BC またはサイズの異なるレンズに変更する．

次にレンズのガイドマークの回転変動から円柱軸の回転安定性を確認する（表2）．回転変動が 10°以内であれば安定性は良好と判定し，そのレンズの適応とする．10°を超え 15°以下であれば安定性はやや不良と判定するものの，通常は適応とする．回転変動が 15°を超えていれば安定性は不良として，非適応とする．ガイドマークはデザイン上の定位置である上方，下方，横方向の位置を維持する例が多いため，トーリック SCL の回転安定性がよい状態はガイドマークが上方，下方，横方向の位置にあることと誤解されることがある．回転安定性がよい状態はガイドマークの位置が 15°以内の偏

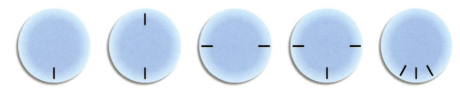

図 32 トーリック SCL のガイドマーク
ガイドマークは各メーカーのレンズの種類によって配置やデザインが異なっている.

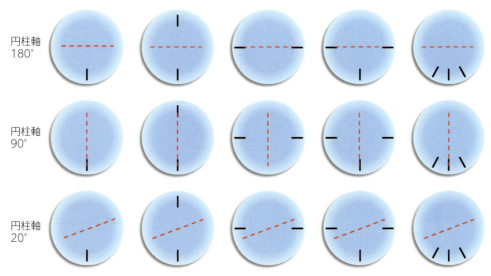

図 33 トーリック SCL のガイドマークと円柱軸
実線はガイドマークを表し,点線は円柱軸を表している.

位度で,一定の位置にある場合を意味していることを理解しておく必要がある.

適応となった場合には,ガイドマークの回転偏位度を検出する(表 2).ガイドマークの回転偏位度がレンズのデザイン上の定位置から 30°以内の場合は適応と判定し,回転偏位度が 10°以内であればトライアルレンズの通りに円柱軸を決定する.回転偏位度が 10°を超え 30°程度までの範囲にある場合には円柱軸を補正する.回転偏位度が 30°を超えている場合には非適応と判定し,異なるタイプのトーリック SCL に変更する.

d. トーリック SCL のガイドマーク

トーリック SCL の円柱軸の観察はガイドマークを目安にし,回転偏位の判定は細隙灯顕微鏡のスリット光の傾きや角度表示,検眼用眼鏡枠の軸度表示などを利用して行う.ガイドマークは各メーカーのレンズの種類によってデザインや配置が異なっており,レンズのデザイン上の下方に 1 カ所,上下に各 1 カ所,横に各 1 カ所,下方と横に 3 カ所,下方に 3 カ所,とレンズの縦か横に設置されている(図 32).そのためガイドマークが円柱軸の 90°か 180°と一致することが多くなる.ガイドマークは円柱軸を示しているのではなく,レンズのデザイン上の上下左右を示していることを理解しておく必要がある(図 33).

e. 円柱軸の補正

円柱軸の回転安定性が良好で,ガイドマークの回転偏位度が 10°を超え 30°程度までの範

表3 円柱軸補正

- 回転偏位度 10°～30° ⇒ 円柱軸補正
- 時計回り回転安定時
  円柱軸＋回転偏位度＝補正円柱軸
- 反時計回り回転安定時
  円柱軸－回転偏位度＝補正円柱軸

※正加反減則（成果半減則）

囲にある場合には，前述のとおり円柱軸を補正する．円柱軸の補正方法は，レンズが時計回りに回転した場合にはトライアルレンズの円柱軸に回転偏位度を加えた軸度を処方レンズの円柱軸とし，レンズが反時計回りに回転した場合にはトライアルレンズの円柱軸から回転偏位度を減じた軸度を処方レンズの円柱軸とする（表3）．円柱軸の補正方法は，正方向の回転時には偏位度を加え反対方向への回転時には減じるという意味を簡潔に表現した「正加反減則」，すなわち「成果半減則」（正方向回転では加え，反対方向回転では減じなければ乱視矯正の成果は半減する）と語呂合わせで記憶すると忘れにくく処方時に役立つ．

ガイドマークが回転偏位している場合に，円柱軸を補正して異なる円柱軸のトーリックSCLを装用させると，ガイドマークは偏位せず，最初のトライアルレンズで回転偏位した同じ位置にあり，円柱軸は目的とする乱視軸に一致する．同じトーリックSCLであれば，円柱軸を補正してもガイドマークの位置は変化しないことを理解しておく必要がある．

f. 円柱度数と球面度数の決定

円柱度数は，円柱軸の補正後に処方するレンズ製品の円柱度数規格の中から，乱視の過矯正にならないように角膜頂点間距離補正後の乱視度数以下を選択する．球面度数は，球面SCLの処方の場合と同様に，トライアルレンズへの追加矯正度数が4.00 D以上の場合には角膜頂点間距離補正した度数を設定し，最終的なトーリックSCLの処方規格となるBC，球面度数，円柱度数，円柱軸，サイズを決定する．

表4 トーリックSCLの処方例

【症例】
球面SCLを使用していたが見え方に不満で受診

【検査所見】
VA＝(1.5×－6.50 D ○ cyl－1.25 D Ax20°)
角膜乱視：－1.25 D Ax20°

【トーリックSCLのトライアルレンズ】
規格：8.60/S－6.00 C－0.75 Ax20°/14.5
ガイドマークが反時計回り方向に20°回転した状態で安定していため，回転偏位度分の円柱軸の補正をする必要を認めた．
円柱軸（＝全乱視軸）20°から回転偏位度分20°を減じて円柱軸を180°に決定した．

【トーリックSCLの処方】
規格：8.60/S－6.00 C－0.75 Ax180°/14.5
Vs＝11.2×CL(1.5×CL＝－0.25 D)
乱視が矯正され，見え方に満足が得られた．

5. トーリックSCLの処方例

円柱軸を補正した処方例を示す（表4）．自覚的屈折検査でS－6.50 D ○ C－1.25 D Ax20°の症例に対し，トーリックSCLのトライアルレンズを球面度数は角膜頂点間距離補正したS－6.00 D，円柱度数はC－0.75 D（このレンズでは円柱度数の規格にC－1.00 Dがないと想定したが，規格があれば－1.00 Dとなり，規格がなければ，それ以下の度数とする），円柱軸はAx20°で装用させたところ，ガイドマークが反時計回りに20°回転して安定したとする．この場合の円柱軸は，トライアルレンズの円柱軸から回転偏位度分の20°を減じた180°に変更する必要がある（20°－20°＝0°すなわち180°）．この処方例ではBC8.60 mm/球面度数S－6.00 D円柱度数C－0.75 D/円柱軸Ax180°/サイズ14.5 mmのトーリックSCLの処方となった．

（塩谷　浩）

文 献

A. 強度乱視眼への非球面ハードコンタクトレンズ処方

1) 秋山明基ほか：トーリックレンズの使用経験．日コレ誌 18：76-81, 1976
2) Kajita M, Ito S, Yamada A et al：Diagnostic bitoric rigid gas permeable contact lenses. *CLAO J* 25：163-166, 1999
3) 梶田雅義：トーリックコンタクトレンズ．メジカルビュー社．p64-71, 1999
4) 山本　節ほか：新しい内面トーリックコンタクトレンズについて．日コレ誌 17：99-105, 1975
5) 水谷　聡ほか：酸素透過性ハードトーリックレンズについて．日コレ誌 27：183-191, 1985

B. 強度乱視眼へのベベルトーリックコンタクトレンズ処方

1) 小玉裕司：ベベルトーリックハードコンタクトレンズの紹介．あたらしい眼科 23：861-865, 2006
2) 小玉裕司：乱視用コンタクトレンズ．日コレ誌 50：122-126, 2008
3) 小玉裕司：ベベルトーリックハードコンタクトレンズ（サンコンタクトレンズ）．あたらしい眼科 27：635-636, 2010

C. 乱視眼へのトーリックソフトコンタクトレンズ処方

1) 梶田雅義：トーリックコンタクトレンズ．メジカルビュー, 1999
2) 塩谷　浩：トーリックコンタクトレンズ処方．眼科プラクティス，27 標準コンタクトレンズ診療（坪田一男ほか編）．p220-223, 文光堂, 2009
3) 塩谷　浩：トーリックレンズ．コンタクトレンズ自由自在（大鹿哲郎ほか編）．p13-132, 中山書店, 2011
4) 塩谷　浩：コンタクトレンズの処方 トーリック．あたらしい眼科 28：80-82, 2011
5) 塩谷　浩：球面ソフトコンタクトレンズでも乱視の矯正ができる．眼科ケア 14：51-52, 2012

3 不正乱視眼へのコンタクトレンズ処方

A 円錐角膜などへの処方

1. 円錐角膜とその類縁疾患

円錐角膜（図1）とその類縁疾患であるペルーシド角膜辺縁変性（図2）に対する球面ハードコンタクトレンズ（hard contact lens：HCL）処方について解説する.

近年,典型的な円錐角膜とは異なる角膜形状の円錐角膜がソフトコンタクトレンズ（soft contact lens：SCL）長期装用者で増加している.角膜形状解析では軽度～中等度の段階でバタフライパターンを示し,ペルーシド角膜辺縁変性と誤って診断されやすいが,角膜の最薄菲薄部位は角膜の中央からおよそ1.5～2.5 mm下方の中間周辺部であり,ペルーシド角膜辺縁変性の菲薄部位である周辺部とは異なる（図3）.このタイプは進行すると角膜形状は下方の前方突出が顕著となり,下方パターンへと移行する（図4）.

2. CL処方の基本的な考え方

円錐角膜,ペルーシド角膜辺縁変性に対しては原則としてHCLを処方する.円錐角膜,ペルーシド角膜辺縁変性に対してHCLを処方する理由には,単に視力矯正だけではなく,病期の進行抑制,外斜視の予防が含まれる.SCLで矯正が可能という理由だけでSCLを処方すると,角膜の慢性酸素不足を招き,結果として,角膜の菲薄化による病期の進行を招くことがある.SCLを処方する場合は角膜形状の厳格なモニターが必要となる.

HCLには球面,非球面,多段カーブ,トーリック,ベベルトーリックなどさまざまなデザ

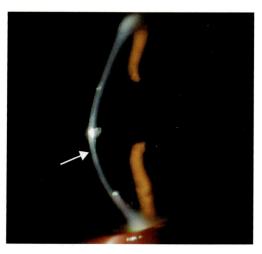

図1 円錐角膜
角膜中央からやや下方に菲薄部位（→）を認める.

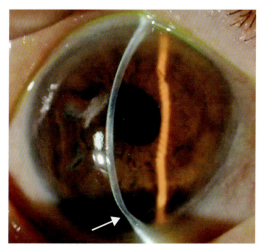

図2 ペルーシド角膜辺縁変性
周辺部（下方）に菲薄部位（→）を認める.

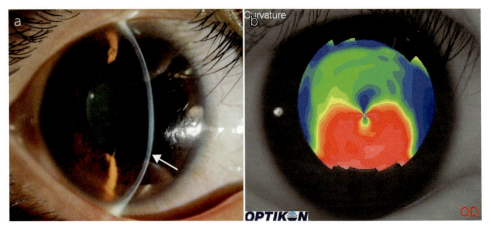

図3 SCL の長期装用者にみられた円錐角膜
a：最薄菲薄部位（→）は下方の角膜中間周辺部であった．b：角膜形状解析はバタフライタイプを示した．プラチドリング式角膜形状解析装置（Keratron Scout）の Instantaneous Radius 表示．

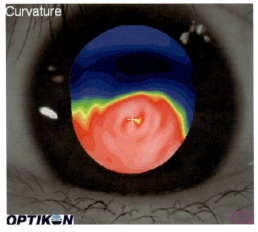

図4 下方パターンの重度円錐角膜
以前はバタフライタイプの円錐角膜であったが，進行して下方パターンとなった．プラチドリング式角膜形状解析装置（Keratron Scout）の Instantaneous Radius 表示．

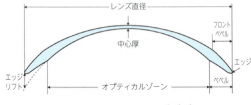

図5 球面 HCL のレンズデザイン

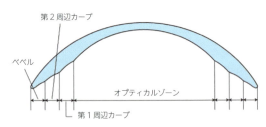

図6 多段カーブ HCL のレンズデザイン
オプティカルゾーンを 5〜6 mm と狭くし，周辺部に複数の異なる球面カーブを設計している．

インがあるが，筆者は円錐角膜眼に対しては球面 HCL（図5），あるいは円錐角膜用多段カーブ HCL（図6）を，ペルーシド角膜辺縁変性に対しては球面 HCL を処方している．円錐角膜に対して円錐角膜用多段カーブ HCL は非常に有用な矯正手段ではあるが，円錐角膜眼すべてに多段カーブ HCL を処方する必要はない．

最適なベースカーブ（base curve：BC）を選択すれば，球面 HCL でも 8 割以上の円錐角膜眼で適正な処方ができる．進行した円錐角膜眼では球面 HCL が不安定となり，脱落や紛失が多くなることもあるが，多段カーブ HCL よりも良好な CL 矯正視力が得られることが多い．

筆者は円錐角膜，ペルーシド角膜辺縁変性と

もに原則として球面 HCL を第一選択としている．そのうえで，トライアルレンズでフィッティングを確認して，必要に応じて多段カーブ HCL へ変更するようにしているが，何らかの HCL を他院で処方され，すでに装用している人も多く，そのような場合は，これまでの HCL の調子が良ければ同じタイプを選択し，フィッティングが良好で CL に問題がないにもかかわらず HCL の調子が悪いようであれば，異なるタイプを選択するようにしている．

3. 球面 HCL のメリットとデメリット

円錐角膜，ペルーシド角膜辺縁変性に対して球面 HCL を選択することの最大のメリットは CL 矯正視力である．重度の円錐角膜でも日常生活が可能な 0.7 以上の CL 矯正視力が得られることが多い．CL 矯正視力が良好な症例では，HCL のアピカルタッチ（円錐頂点部でレンズ後面が角膜に接触した状態）の影響が角膜前面だけではなく角膜後面にも及び，角膜後面の中央部がフラットになっていることが多い（図7）．もちろん球面 HCL は多段カーブ HCL に比べて，レンズの価格も安く，納期も早く，これも CL 装用者にとってはメリットとなる．

デメリットは二つある．最初のデメリットは再発する角膜上皮障害，角膜上皮過形成，アミロイド沈着である．角膜上皮障害を繰り返すと角膜白斑につながり，CL 矯正視力の低下にもつながる．とくにレンズ後面に汚れが付着しているケースや，結膜炎症状が強い症例では角膜上皮障害を生じやすい．この場合，レンズケアの徹底した管理でレンズ表面の汚れを最小限にすることが必要となる．レンズの汚れが目立つケースでは実地指導をするように心がけている．角膜上皮過形成，アミロイド沈着（図8）に対しては，HCL による刺激を避けて piggy back lens system（PBS，図9）で処方し，症状が軽減しない場合は，ケラテクトミーで突出部分の外科的除去を行う．もう一つのデメリットは，レンズのセンタリングである．中等度以上の円錐角膜眼の場合は球面 HCL では角膜上で不安定となり，レンズがずれやすくなったり，落ちやすくなったりすることがある．その場合は，レンズ前面の周辺部に溝（MZ）加工（図10）を施し，上眼瞼でレンズを保持するように処方すれば，レンズの安定性は格段に向上する．

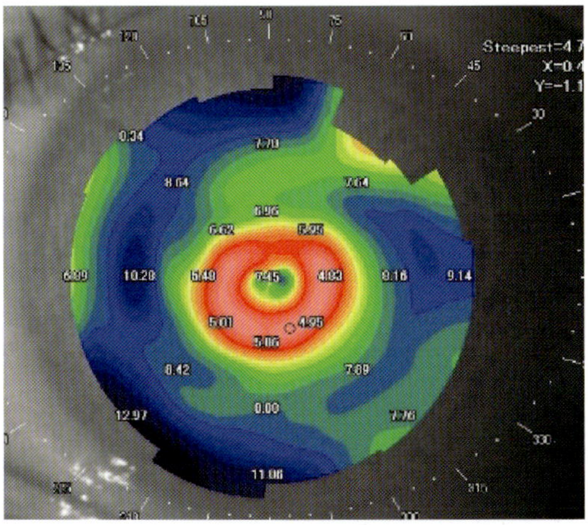

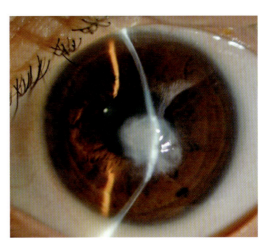

図7 HCL 装用による角膜後面のフラット化
円錐角膜眼．前眼部光干渉断層計（CASIA）の角膜後面の instantaneous radius 表示．

図8 角膜アミロイド沈着を合併した円錐角膜眼

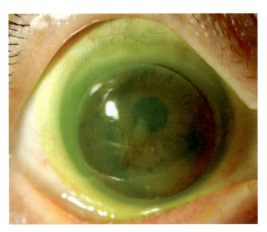

図9　角膜アミロイド沈着を合併した円錐角膜眼
4段カーブHCLをpiggy back lens systemで処方.

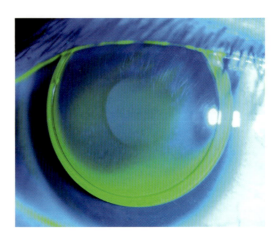

図10　レンズ前面周辺部の溝加工
この加工で上眼瞼によるHCL保持がされやすくなり,レンズの安定性が向上する.

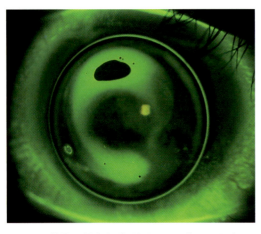

図11　他院で処方を受けたHCLによるフルオレセインパターン
非常にタイトなフィッティング. 円錐角膜眼に対してケラトメータ中間値 (6.58 mm) に近い BC (6.70 mm) のレンズが選択されていた.

したレンズエッジによる圧迫に十分に注意を払い, 涙液交換が十分に確保されるように処方しなければならない. ケラトメータ値は, 正常角膜とは異なり, 円錐角膜では参考とならない. 円錐角膜眼でケラトメータ値のまま処方すると, 非常にタイトなフィッティングを招く (図11).

b. 円錐頂点部のこすれ

円錐角膜に対して円錐頂点部でアピカルタッチにHCLを処方することにより, 角膜前後面の形状を改善し, 病期の進行を抑制することができる. その一方で, レンズ後面による円錐頂点部のこすれにより角膜上皮障害を招き, 角膜白斑を誘発することがある.

円錐角膜に対して球面HCLを処方した場合, 涙液交換を確保するためには, 円錐頂点部でのレンズ後面角膜の接触は避けられない. 症例によっては角膜上皮障害を繰り返すこともあるが, 決して多くはない.

円錐頂点部に角膜上皮障害がみられるケースで, 装用していたHCLを確認すると, レンズ後面に膜状の汚れが付着していることが非常に多い. こすり洗いをしていなかったり, 研磨剤入り洗浄液を使用していなかったり, 液体酵素洗浄剤を併用していなかったりと, レンズケア

4. フィッティングを考えるうえで重要な項目

a. 涙液交換

長時間のHCL装用のためには良好な涙液交換の確保が不可欠で, 涙液交換が妨げられれば, 角膜浮腫, 角膜血管新生, 角膜内皮障害などの合併症が生じる. 円錐角膜に対してHCLを処方する場合には, とくに角膜上方を中心と

に何らかの問題がある人がほとんどである。レンズケアを正しく行っているにもかかわらず角膜上皮障害を繰り返す症例のみ，多段カーブHCL，あるいは，PBSへ変更している．

5. 代表的なフィッティング手法

a. 3点接触法

HCLを円錐頂点部と角膜周辺部（2点）の計3点で支持するレンズのフィッティング手法（図12）．ただし，3点接触法といっても，角膜とレンズ後面の接触程度はさまざまである．涙液交換が損なわれない程度の角膜とレンズ後面の軽い接触で，レンズ保持性が優れる3点接触法が理想的と考える（図13）．一般に3点接触法は多段カーブHCL，非球面HCLを処方する際に用いられる手法であるが，中等度までの円錐角膜であれば，球面HCLでも3点接触法の処方が可能である．

b. 2点接触法

HCLを上眼瞼と円錐頂点部との間で支持するフィッティング手法（図14, 15）．このフィッティング手法により，かなり進行した円錐角膜においても涙液交換が十分に確保される．レンズ後面で円錐頂点部を押さえつけることにより，角膜前面のみならず，角膜後面に対して角膜形状の改善（オルソケラトロジー効果）が得

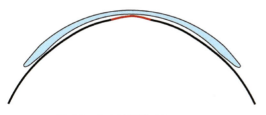

図12　3点接触法のシェーマ
HCLを円錐頂点部と角膜周辺部（2点）の計3点で支持するレンズのフィッティング手法．

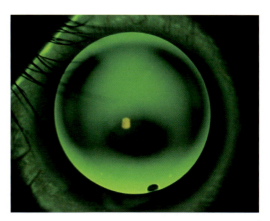

図13　3点接触法
球面HCL．オーバルタイプの中等度円錐角膜．

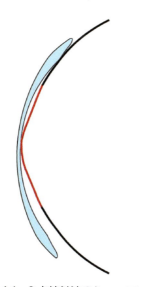

図14　2点接触法のシェーマ
HCLを上眼瞼と円錐頂点部との間で支持するフィッティング手法．

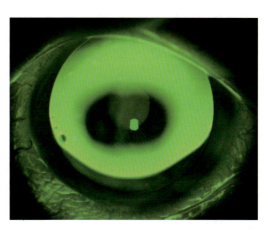

図15　2点接触法
球面HCL．オーバルタイプの重度円錐角膜．

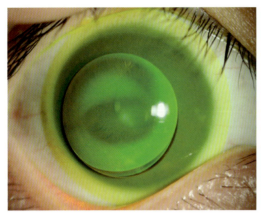

図16 Piggy back lens system
HCLをSCLの上に装用させるフィッティング手法.
オーバルタイプの円錐角膜眼.

られる.一方で,2点接触法はレンズの動きが大きく,レンズの安定性に劣る.レンズ後面が汚れていると,角膜上皮障害,角膜白斑,角膜上皮過形成などを生じることがある.2点接触法ではレンズの安定性を確保するために,レンズ前面にMZ加工（図10）を施すことが多い.

c. Piggy back lens system

PBSは,HCLをSCLの上に装用させるフィッティング手法である（図16）.この方法により,HCLにより生じていた角膜頂点部でのこすれが解消し,角膜上皮障害を抑制することができる.また,SCLのバンデージ効果により,装用感も改善される.その反面,コスト・手間の増大,レンズの汚染,角膜浮腫,角膜血管新生などの問題点もある.重度円錐角膜では,スティープなBCのSCLを使用しても,SCLにしわを生じ,PBSの適応とならないこともある.当院ではレンズの組み合わせとして,原則としてHCLは中〜高酸素透過性の素材のもの,SCLは0〜−0.5Dの1日使い捨てSCLを選択している.SCLの上に装用するHCLは,球面HCLでも多段カーブHCLのどちらでも可能である.

6. 角膜形状のタイプ別のレンズフィッティングの考え方

円錐角膜眼の角膜形状はニップル,オーバル,グローバル,バタフライ,下方,初期と六つのタイプに分かれる（図17）.ペルーシド角膜辺縁変性の角膜形状は円錐角膜のバタフライタイプに類似する（図18）が,最薄非薄部位が異なる（図2,3）.角膜形状タイプ別の球面HCLを処方する際の基本的なフィッティングの考え方を解説する.

軽度の円錐角膜では,どのタイプでも,円錐部分の範囲も小さく,前方突出の程度も軽度であるため,円錐部分の全体のサジタルデプス（sagittal depth）への影響は非常に少ない（図19）.角膜中央部（円錐部分）の角膜曲率半径ではなく,中間周辺部の角膜曲率半径に相当するBCの球面HCLを選択すれば,多くのケースでパラレルフィッティング,やや進行しているケースでも3点接触法で処方が可能である.

中等度以上のニップル,オーバル,グローバルタイプの円錐角膜に球面HCLを処方する場合は,レンズデザイン上,アピカルタッチ（3点接触法（図12）あるいは,2点接触法（図14）で処方することになる.円錐角膜に対して球面HCLを無理にアピカルクリアランスやアピカルフェイントタッチで処方すると,周辺部はタイトフィッティングとなり,レンズエッジによる圧痕を生じることもある.再発する角膜上皮障害や角膜上皮過形成のためにアピカルクリアランスやアピカルフェイントタッチで処方が必要な場合は,多段カーブHCLへ変更する.

バタフライタイプの円錐角膜,ペルーシド角膜辺縁変性に球面HCLを処方する場合は,レンズ径を9.4mm以上と大きいものを選択し,垂直方向の角膜に乗せるというイメージで,軽度〜中等度ではパラレル,あるいは3点接触で,進行例（下方タイプ）では2点接触法（図

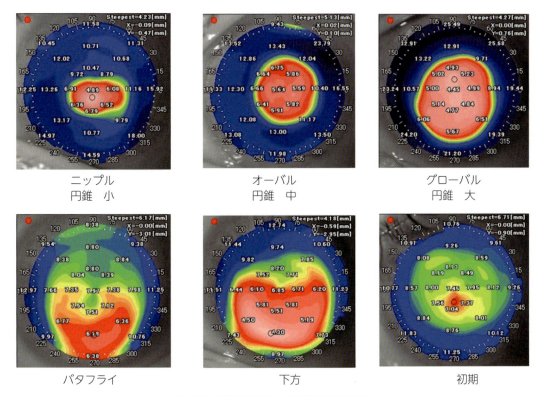

図 17 円錐角膜のタイプ別の角膜形状
前眼部光干渉断層計（CASIA）の角膜前面の instantaneous radius 表示.

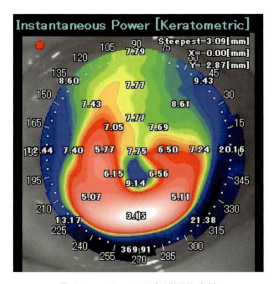

図 18 ペルーシド角膜辺縁変性
バタフライパターン．前眼部光干渉断層計（CASIA）の角膜前面の instantaneous radius 表示.

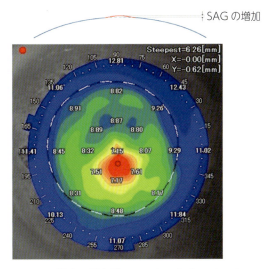

図 19 軽度円錐角膜の sagittal depth のシェーマ（上）と角膜形状（instantaneous radius 表示）（下）
軽度円錐角膜では円錐部分が sagittal depth に及ぼす影響は少ない.

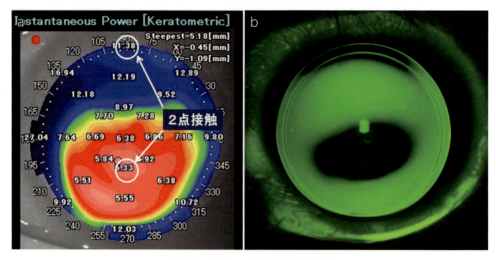

図20 下方タイプの円錐角膜眼
a：プラチドリング式角膜形状解析装置（Keratron Scout）のInstantaneous Radius 表示．b：球面HCLを2点接触法で処方．

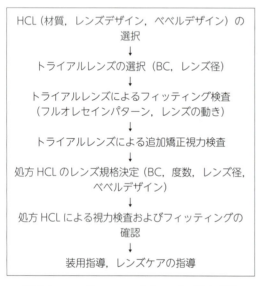

図21 ハードコンタクトレンズの処方手順

20）で処方する．センタリングが安定しない場合はMZ加工（図10）を併用する．

7. 処方手順と注意点

基本的に正常角膜に対しても，円錐角膜，ペルーシド角膜辺縁変性に対してもHCL処方の手順は変わらないが，処方の流れの中で，とくに注意しなければいけないポイントがある．それを中心に解説する（図21）．

a. HCLの材質

円錐角膜に対しては，以前は非ガス透過性素材polymethyl methacrylate（PMMA）のHCLが，乱視矯正効果が優れているという理由で使われていたが，近年，角膜への酸素供給が不十分なことから，ガス透過性ハードコンタクトレンズ（rigid gas-permeable contact lens：RGPCL）が使われるようになってきた．一方で，円錐角膜，ペルーシド角膜辺縁変性では角膜不正乱視が強いために，酸素透過性の高い素材のHCLを選択すると歪みやすく，寿命も短くなる．また，そのような素材は汚れやすく，角膜上皮障害，角膜白斑の原因となる．円錐角膜，ペルーシド角膜辺縁変性に処方する球面HCLは，歪みにくく，汚れにくい低DkのガGs透過性素材のものを選択するとよい．

b. HCLのデザイン

①レンズ径

HCL装用者に対しては，使用していたHCLで不調の訴えがなければ，原則として同じ大きさのレンズ径を第一選択する．レンズ径を変更

すると，違和感を生じたり，レンズの安定感が悪くなったりすることがある．一方，HCL未経験者に対しては，レンズ径が大きめのもの（9.4 mm以上）を選択するとHCL特有の異物感を軽減でき，良好なセンタリングと安定した動きが得られることが多い．

②リフトエッジ，ベベル

円錐角膜，ペルーシド角膜辺縁変性では，一見，フルオレセインパターンが良好にみえても，レンズエッジで角結膜を圧迫していることが少なくなく，装用感の悪化や角結膜の上皮障害を生じさせることがある．レンズエッジによる周辺部の圧迫を軽減させるためにベベル幅，リフトエッジともに十分に確保され，ブレンドが良好なものを選択する（図22）．

c. ケラトメータ値はトライアルレンズのBC選択の参考にしない

円錐角膜眼では，ケラトメータ値は球面HCLのBC選択の参考にならない．ケラトメータ中間値を参考にBCを選択すると，非常にスティープなBCとなり，結果として，タイトフィッティングを招く（図11）．フルオレセインパターンを中心とするレンズフィッティングで最終的なBCを選択する必要がある．

d. レンズ下方の浮きは重要視しない

円錐角膜眼でレンズ下方の浮きを少なくするためにスティープなBCを選択すると，レンズフィッティングはタイトになりやすい．タイトフィッティングを避けるためには，レンズ下方の浮きは重要視しないほうがよい．どうしてもレンズ下方の浮きを少なくしたいのであれば，レンズ径を小さくするほうがよい．図23に示すようなレンズ下方の浮きの程度であれば，無視したほうがよい．

e. レンズエッジによる角結膜上方の圧迫に注意

レンズ下方の浮きとは逆に，レンズエッジによる角結膜上方の圧迫（図24）には注意が必要である．この部分の圧迫は，異物感，眼痛の原因となり，結果として，装用可能時間が短くなる．必ず上眼瞼をあげて，12時方向のレンズエッジと角結膜の関係を確認しなければならない．球面HCLではベベル幅が広く，リフトエッジが高いものを選択すると，この部分の圧迫は少なくなる．

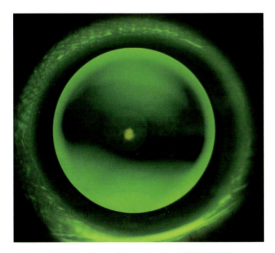

図22　オーバルタイプの円錐角膜眼
球面HCLを3点接触法で処方．ベベル幅，リフトエッジともに十分に確保され，ブレンドも良好である．

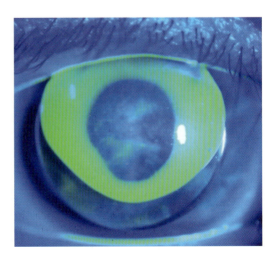

図23　オーバルタイプの重度円錐角膜眼
球面HCLを2点接触法で処方．

f. ベベル修正（ベベルデザインの変更）

レンズメーカーごとにベベルデザインは異なる．球面HCLを市販された状態のベベルデザインのまま処方すると，不快感の訴えが多く，レンズセンタリングも不安定と思うことも少なくない．より快適な装用と安定したセンタリングのためには，ベベルデザインの変更が必要となることがある．一般に円錐角膜，ペルーシド角膜辺縁変性に対しては，装用感を向上させるためにベベル幅を広く，リフトエッジを高く修正することが多い（図25）．

8. トライアルレンズのBCの選択

正常角膜ではケラトメータの中間値を参考にトライアルレンズのBCを選択し，フルオレセインパターンを確認のうえ，処方するHCLのBCを決定するが，円錐角膜，ペルーシド角膜辺縁変性では，たとえ軽度であっても，そのような方法でトライアルレンズのBCを選択してはならない．もし，そのような方法で円錐角膜眼に対してトライアルレンズのBCを選択してしまうと，最初のフルオレセインパターンは非常にスティープパターンとなり，良好なフルオレセインパターンが得られるまで，何度もトライアルレンズを入れ替えなければならないことになる．万が一，そのまま処方してしまうと，非常にタイトなフィッティングとなってしまう．

トライアルレンズのBCを選択する際に，角膜トポグラフィー付属のHCL処方プログラムが利用できると，精度の高いトライアルレンズのBCの選択をすることができる（図26, 27）．HCL処方プログラムが付属されていない場合は，角膜形状解析装置〔orbscan IIz

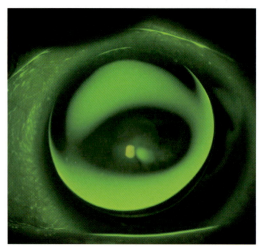

図24　オーバルタイプの重度円錐角膜眼
球面HCLを2点接触法で処方．レンズエッジによる角結膜上方の圧迫がみられる．

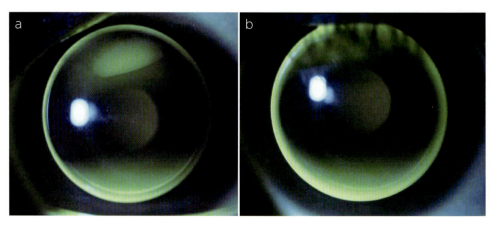

図25　初期円錐角膜
a：球面HCLを3点接触法で処方．装用感不良の訴えがあり，ベベル幅が狭く，リフトエッジも不十分であった．b：球面HCLを3点接触法で処方．ベベル幅を広く，リフトエッジを高く修正した．

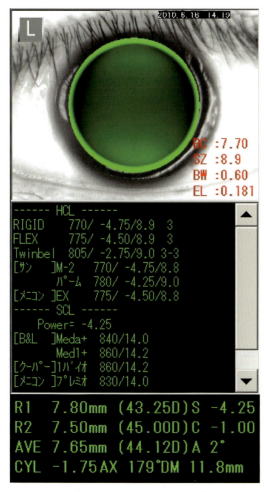

図26 プラチドリング式角膜形状解析装置（PR-8000）のコンタクトレンズ処方プログラム

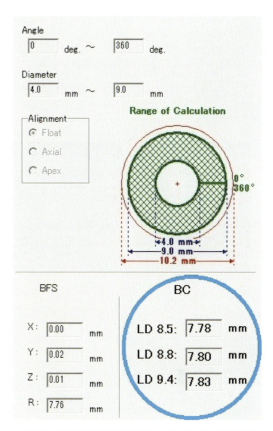

図27 前眼部光干渉断層計（CASIA）附属の球面HCLのトライアルレンズのBC選択プログラム
BCがレンズ径別に表示される．

(Bausch&Lomb，米国），Pentacam（Oculus，ドイツ）］，前眼部OCT［CASIA（トーメーコーポレーション）など］から算出される角膜前面のbest fit sphere（BFS）の値を利用する方法がある．このBFSの値を，そのまま処方するHCLのBCとして利用するとタイトフィッティングの危険性が高くなるが，BFS値に応じて，8.00 mmであれば，そのままBFS値，7.50 mmであればBFS値＋0.20 mm，7.00 mmであればBFS値＋0.40 mm，6.50 mmであればBFS値＋0.60 mm，6.00 mmであればBFS値＋0.80 mm，5.50 mmであ

ればBFS値＋1.0 mm，5.00 mmであればBFS値＋1.2 mmといった具合に，BFS値を最初のトライアルレンズのBCの選択の目安とすると非常に効率的である．最初に選択したトライアルレンズで良好なフルオレセインパターンが得られる確率が高くなり，最適なフルオレセインパターンが得られるトライアルレンズへの変更回数も少なくなる．BFSが算出されない角膜形状解析装置では，撮影されたプラチドリング像（図28）が参考になる．円錐角膜の重症度（プラチドリング像）に応じて最初のトライアルレンズのBCを選択する．最初からベ

フォトケラトスコープによる円錐角膜の重症度分類

グレード1　ビデオケラトスコープのカラーコードマップでは円錐角膜のパターンを示すが，プラチドリングには若干の歪みしか認められないもの
グレード2　局所でプラチドリングの間隔が明らかに狭くなっているが，極端なプラチドリングの崩れがないもの
グレード3　プラチドリングの崩れが顕著だが，外側のプラチドリング像が周辺部の正常な角膜に投影されるもの
グレード4　すべてのプラチドリングが円錐突出部分に投影されるもの

重症度別のベースカーブの選択

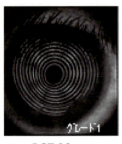
BC7.80mm

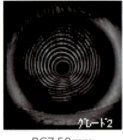
BC7.50mm

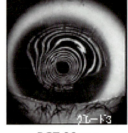
BC7.00mm

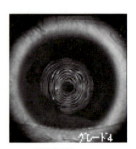
BC6.50mm

図28　プラチドリング像を利用した円錐角膜の重症度分類
グレードに応じて，最初のトライアルレンズのBCを選択する．

ストなフィッティングが得られることは少ないが，その後のトライアルレンズの変更回数は少なくなる．

9. フルオレセインパターンの評価方法

a. 円錐角膜

円錐角膜と正常角膜で基本的なフルオレセインパターンの見方は大きく変わらない．正常角膜と異なるのは，トライアルレンズのBC選択にケラトメータ値が参考にならないこと，レンズ下方の浮きを重要視しないこと，レンズエッジによる角結膜上方の圧迫にとくに注意を払わなければならないことである．

1．フルオレセインパターンの評価は必ず角膜中央部の位置で行う

2．HCLの中央部，中間周辺部，最周辺部（ベベル部分）に分けて評価する（図29）

円錐角膜ではとくに中間周辺部，最周辺部（ベベル部分）のフルオレセインパターンの評価が重要となる．筆者はフルオレセインパターンにおいて領域ごとに重視する割合を中央部：中間周辺部：最周辺部（ベベル部分）＝20：40：40と考えている．

①中央部

原則としてアピカルタッチで処方する．アピカルタッチで処方することにより，良好な矯正視力が得られ，オルソケラトロジー効果による円錐角膜の進行予防効果が期待できる．CL矯正視力が出にくい症例では，強めのアピカルタッチで処方すると視力向上が得られることがある．円錐頂点部の角膜上皮障害が強い場合はPBSや多段カーブHCLをパラレルで処方する．

②中間周辺部

中間周辺部の評価は，円錐角膜では下方を除いた領域で行う．中間周辺部はフラット，あるいはパラレルで処方する．中間周辺部の評価の際には，前述したようにレンズ下方の浮きは重要視しない（図30）．

③最周辺部（ベベル部分）

円錐角膜では最周辺部（ベベル部分）の評価はレンズ上方の4分の1に相当する部分がとくに重要となる（図31）．この部分のレンズ

3 不正乱視眼へのコンタクトレンズ処方 127

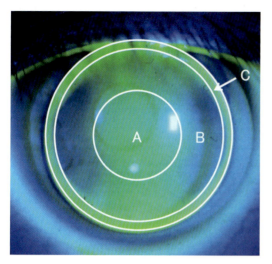

図29 フルオレセインパターンの評価
中央部(A),中間周辺部(B),最周辺部(ベベル部分)(C)に分けて部位別に評価する.

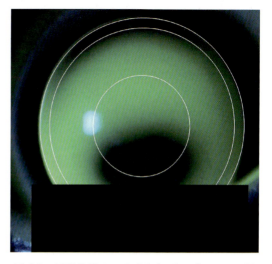

図30 円錐角膜のフルオレセインパターンの評価
レンズの下方の浮きは重要視しない.

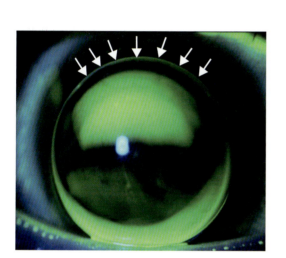

図31 円錐角膜のフルオレセインパターンの評価
最周辺部(ベベル部分)はレンズ上方の4分の1に相当する部分を重視する.

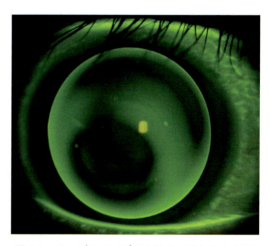

図32 オーバルタイプの中等度円錐角膜眼(ICR挿入眼)
球面HCLを2点接触法で処方.ベベル幅,リフトエッジともに十分に確保され,ブレンドも良好である.

エッジによる角結膜への圧迫が強いと,HCLは円滑に動かず,装用感が悪化し,長時間装用ができなくなる.ベベル幅,リフトエッジが十分確保され,ブレンドが良好であることを確認する(図32).

10. レンズフィッティングを最重視

円錐角膜にHCLを処方するには高度の技術が必要だと思っている人が少なくない.実際に円錐角膜の患者が使用しているHCLのフィッティングを確認すると,非常にタイトなフィッ

ティングであることが多い．タイトフィッティングの原因は正常角膜に対する HCL 処方と同じ処方方法，つまりケラトメータ中間値を参考に処方する HCL の BC を決定しているためである．円錐角膜やペルーシド角膜辺縁変性などの角膜不正乱視眼では，ケラトメータ中間値ではなく，フルオレセインパターンを含めたレンズのフィッティングを最重視し，処方するレンズの規格を決めなければならない．

（糸井 素純）

B 円錐角膜などへのローズ K2 レンズ処方

1. 円錐角膜と不正乱視

円錐角膜は，原発性に角膜実質が菲薄化し角膜拡張症を引き起こし，前方突出する角膜形状の異常疾患である．昔はまれな角膜疾患と考えられていたが，角膜形状解析装置や前眼部 OCT，波面収差測定装置の普及や屈折矯正手術希望者の増加，マルチフォーカル眼内レンズの普及などに伴い診断数が増加し，実際の有病率はこれまで考えられていた以上に高いことがわかっている．

多くが思春期に発病し，30 歳代で進行が停止するといわれている．国内ではほとんどは孤発性で，他科疾患を伴う遺伝子異常はまれである．海外では家族発生率 20％程度の報告がある．初期では乱視を伴う近視と判断されるが，その進行は急激で，次第に不正乱視によるさまざまな症状が出現する．自覚症状はまず視力の低下である．円錐角膜の原因は未だに明らかにされておらず，また根本的な治療方法も確立していない．最近の研究ではここにあげたような原因が複合的に作用しているといわれている（図 33）．

一般的に円錐角膜患者へのコンタクトレンズ（contact lens：CL）処方がむずかしく思われるのは，円錐の突出の程度，突出の面積，突出

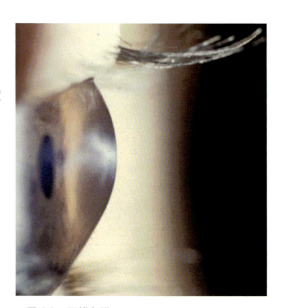

両眼性
発症：思春期～
進行：～30 歳代程度

原因
・遺伝
・機械的刺激
・アレルギー
・遺伝子突然変異
・酵素活性の異常
・酸化ストレス

図 33 円錐角膜

の位置が個々に異なるからであろう．とくに重度の円錐角膜になると円錐の頂点部分とその周辺部との曲率半径値の差は大きく，単一球面ハードコンタクトレンズ（hard contact lens：HCL）ではどうしても対処がむずかしい．

しかし，多くの円錐角膜疾患患者はCLをはずしてしまうと，他の矯正方法がむずかしく，生活の質までが低下してしまうため，無理な装用の結果として角膜障害の悪循環を繰り返してしまうことも少なくない．

2. 円錐角膜に対するローズK2のレンズ処方

a. 3点接触法（図34）
レンズ後面が角膜の円錐頂点部と角膜周辺部（2点）の計3点で接触保持する．

b. 2点接触法（図34）
上眼瞼と円錐部でレンズを保持し下眼瞼でレンズエッジを支える．

難点や欠点は，角膜円錐頂点部とレンズの後面による過度のこすれから，上皮障害を発生（異物感の発生や長時間装用ができない原因の主たるもの）させることであり，長期的な角膜への障害は角膜白斑や瘢痕（散乱の原因となる）を発生させる（図35）．

筆者は，2000年から国内での処方が認可されたローズK&K2レンズ（内面光学部から周辺に向かってフラットになるマルチカーブデザイン）やローズK2 ICレンズ（大きな直径で内面の光学部を有し，周辺のベースカーブ（base curve：BC）に対してスティープなリバースカーブを設けたリバースジオメトリックデザイン）を円錐角膜などの不正角膜乱視症例に対し処方している．

円錐角膜用としてデザインされたこのレンズは，もともとはニュージーランドのオプトメトリスト，Dr Paul Roseが円錐角膜患者に対するレンズ処方を総合解析した結果から考案されたものである．1992年にニュージーランドで発売され，1995年にはアメリアFDAの承認を得て，日本では2000年に初めてローズKレンズとして国内の処方認可を得た．2008年には収差コントロールを加えた改良タイプのローズK2が処方可能となる．現在，世界の約90カ国で処方されているポピュラーな特殊CLといえる．

ローズKとローズK2は円錐角膜用として，小さな内面光学部から周辺に向かってフラットになるマルチカーブデザインになっている．特徴的なのは，BCによって光学部径が異なるというBCと光学部の連動設計に，周辺部カーブを多段階に組み合わせた，軽度から重度まで広範囲の角膜変性用に設計されていることである．円錐角膜の形状に沿ったパラレルなレンズフィッティングが得られることから，角膜頂点のこすれが少ないCL処方が可能である（図36）．

さらに大きな直径で内面の光学部を有し，周辺のBCに対してスティープなリバースカーブを設けたリバースジオメトリックデザインのローズK2 ICは，通常のCLやローズK2では処方がむずかしい角膜の下方に変性部が位置する円錐角膜やペルーシド角膜辺縁変性，球状角膜，LASIK後の角膜拡張症などが適応症例となる．

海外では，未認可の強角膜タイプのローズK2 XLの処方率が増加してきている．

3. ローズK2グループのレンズをどのように使い分けるか

現在，海外では6種類のタイプのレンズが処方可能だが，日本では4タイプのレンズの処方が可能である（図37, 38）．

円錐角膜は突出の程度に大きなばらつきがあるが，その面積も色々である．比較的多いのが角膜中央のやや下方に突出がみられる楕円状のもの，非常に狭い範囲で突出するニップル（乳頭）状のもの，また広い範囲で突出がみられる

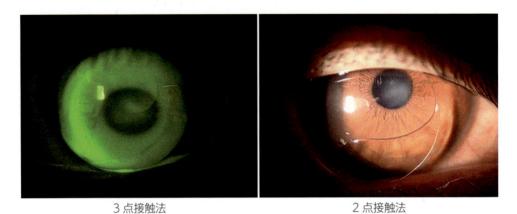

　　　3点接触法　　　　　　　　　　　　2点接触法

図34　3点接触法と2点接触法

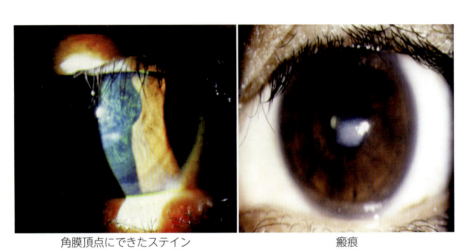

　　角膜頂点にできたステイン　　　　　　　　瘢痕

図35　角膜頂点にできたステインと瘢痕

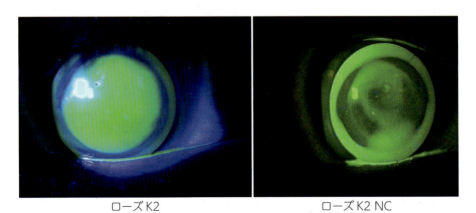

　　　ローズK2　　　　　　　　　　　　ローズK2 NC

図36　ローズK2とローズK2 NCデザインCLの処方例

3 不正乱視眼へのコンタクトレンズ処方

場合には球状角膜とよばれるものもある（図39）．また，突出の位置は近年の報告では角膜中心よりやや下方で耳側が多いようだが，これらにもバラツキがある．

レンズの選択を的確に行うためには，原則角膜形状解析を行い，円錐の位置と大きさを確認することが大切である（図40）．

1．一般的な楕円状の円錐角膜にはローズK2が処方しやすい．まずはファーストチョイスとして選定することが好ましい（図41）．

2．角膜中心部分のニップル形状や高度の角膜変形にはローズK2 NCを選択すべきと考え

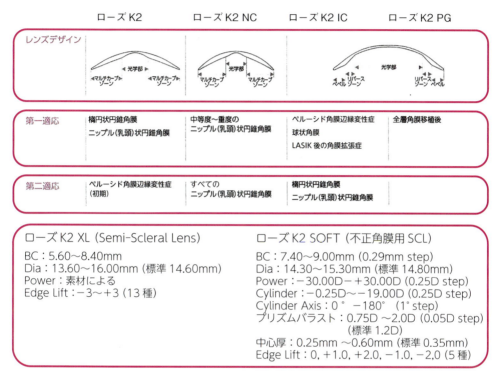

図37 日本で処方が可能な4タイプのローズK2のレンズデザインと適応およびレンズ規格

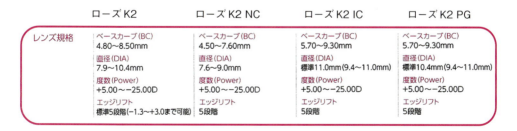

図38 国内未認可な2タイプのローズK2のレンズデザインと規格（上段）

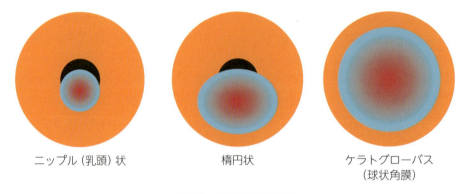

図39　円錐角膜の形状

ニップル（乳頭）状　　楕円状　　ケラトグローバス（球状角膜）

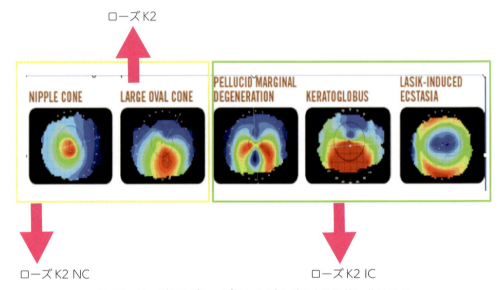

図40　ローズK2グループのレンズをどのように使い分けるか

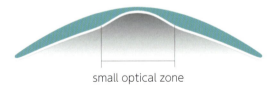

図41　円錐角膜専用に特別なデザインで作られたHCL
BCと連動した光学部径をもつマルチカーブデザイン．

る．ローズK2の新しいデザインであるローズK2 NCはニップル（乳頭）状円錐角膜用にデザインされている．基本的なデザインはローズK2と似ているが，内面の光学部径がさらに小さく，エッジリフトはローズK2の＋2.00の高リフトが標準に相当し設定されている．また，標準規格レンズサイズも8.3〜8.2 mmとわずかばかり小さく設定され，BCも4.50 mmから設定が可能である．円錐の変形が限局して中央部にある症例，かなり重度の突出がある症例（ローズK2タイプだとコーン部のタッチが強く出てしまう症例）などが適応だと考える（図42，43）

3．円錐自体が角膜中心から大きく下方や側方にずれているペルーシド角膜辺縁変性タイプは，角膜中央部は比較的平らであるため，円錐

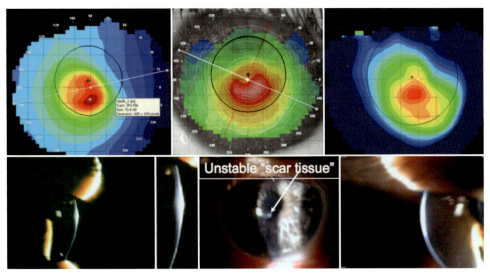

図42 ニップル（乳頭）状円錐角膜

角膜と診断されずにソフトコンタクトレンズ（soft contact lens：SCL）を処方されていることがよく見うけられる．このタイプは，角膜周辺部が薄く曲率半径値も小さいため，HCLの処方が比較的むずかしい．このような症例には大きな直径のローズK2 ICを選択する（図44～46）．

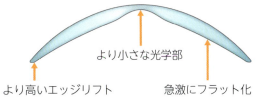

図43 ローズK2 NC
ニップル（乳頭）状円錐角膜用．

4．レンズ処方手順

ローズK2の各タイプにはトライアルレンズが用意されているため，実際に処方しようと考えるレンズデザインを患者にその場で試してみることが可能であることから，大きなトラブルに遭遇する機会はあまりない（図47）．

どの部分が変性しているかのタイプ分けは，レンズ処方にとっては重要なポイントと考える．テストレンズ選択方法はいたってシンプルで，マニュアルに沿ってテストレンズ選択を行い，フローパターンを確認しながら最終的なBCを選定していく．基本的な処方手順を下記に示す．

1．基本的な処方手順は，いずれのレンズタイプも通常のHCL処方と同様である（図48）．

2．トライアルレンズセットからBCを選択して，まず中心部のタッチを確認する．ローズK2では従来のHCLを使用した2点接触法，3点接触法とは大きく違って，この写真のように非常に軽い頂点のタッチが理想的で，このような状態になるようにBCを選択していく（図49）．

3．たとえばファーストチョイスで上段中央の写真のようにレンズと角膜とに頂点タッチが強い場合（涙液貯留がない）は，BCを0.2～0.3 mmスティープに変更していく．また，反対に頂点のレンズ下の涙液貯留が強すぎる場合はBCを0.2～0.3 mmフラットに変更していく（図50）．

4．BCが決定したら，そのBCでの周辺部

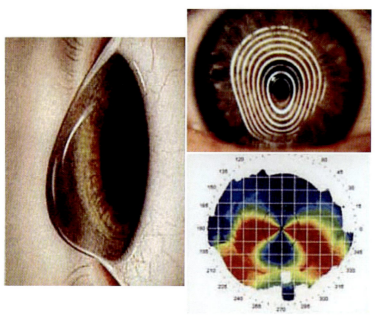

角膜の下方部分が突出

CL 処方がむずかしい

図 44　ペルーシド角膜辺縁変性

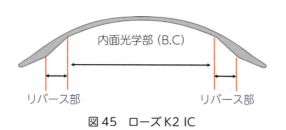

図 45　ローズ K2 IC

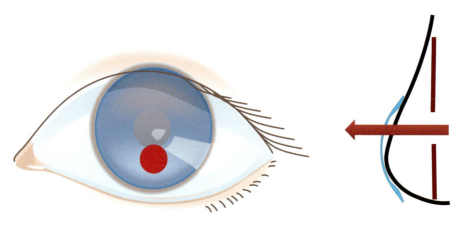

図 46　ローズ K2 IC
大きな直径でほぼ角膜全体を覆うため，円錐の位置が下方変位していても比較的良好な視力が得られる．

3 不正乱視眼へのコンタクトレンズ処方　135

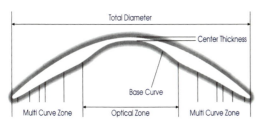

酸素透過性係数：100×10^{-11}
硬度：113（ロックウェル）
材質：フルオロシリコンアクリレート
▽ Rose k2™ レンズデザイン

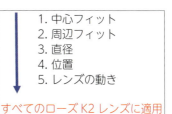

図48　ローズK2フィッティングシステム

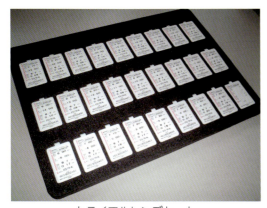

トライアルレンズセット
図47　トライアルレンズ

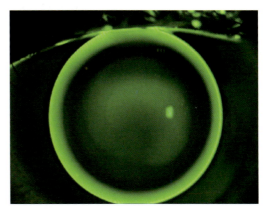

図49　中心フィット
軽いアピカルタッチ．正面視．レンズは中央．瞬目直後に判定．

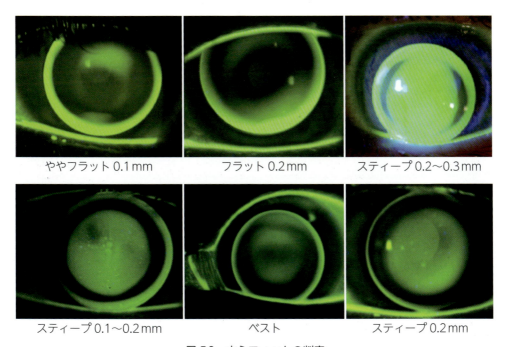

| ややフラット 0.1 mm | フラット 0.2 mm | スティープ 0.2〜0.3 mm |
| スティープ 0.1〜0.2 mm | ベスト | スティープ 0.2 mm |

図50　中心フィットの判定

のエッジクリアランスを観察する．図51の写真のように周辺部のクリアランスの幅が0.5～0.7 mmが理想的である．エッジクリアランス所見から次にリフトを設定する．

5．図52左の写真の場合は周辺部のエッジクリアランスが狭くほとんどないので，この場合は高リフトを選択する．また，右側はエッジクリアランスが大きいので低リフトにオーダーをする．もちろんBCを変更してみることでリフトも変わってくるので，中央のフィットがよければリフトを変えるのがわかりやすい．

6．オートケラトメータなどで曲率測定がエラーになる場合は，角膜形状計測から値を読む（トーメーコーポレーションのトポグラフィでは，各測定経線上約3 mm（6～8番目リング）の平均値中で一番高い値をシミュレーションするSim K°という機能があるので参考にするとよい（図53）．

7．それぞれのデザインでBCのファーストトライアルレンズ選択の目安があるためそれに従う．基本的にはレンズは，曲率半径値の平均値を目安に，特殊なペルーシド角膜辺縁変性や球状角膜の場合のみ強主経線を目安にレンズ選択していく（図54a）．

8．ローズK2 NCのファーストチョイスのみ，程度によって選択するBCが変わる．実際曲率半径値が6.00 mm以下になってくるような症例は，オートケラトメータで測定は不可能であろう．角膜形状解析値を目安にしたり，以前使用のローズKのBCより0.2～0.4 mm程度スティープなBCを第一選択としてみるとよい（図54b）．

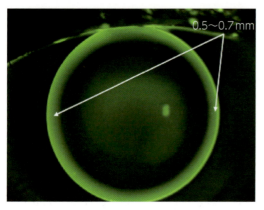

図51 周辺フィット
180°方向で判断．正面視．レンズは中央．瞬目直後に判定．

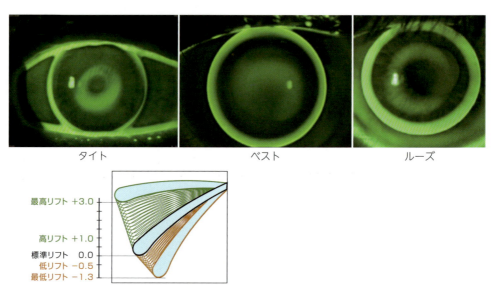

タイト　　　　　ベスト　　　　　ルーズ

図52 K2 NCの5段階周辺フィットの判定とリフトの選定
（K2 IC，PGは−1.0，−0.5，0，＋0.6，＋1.2の5段階）

3 不正乱視眼へのコンタクトレンズ処方　137

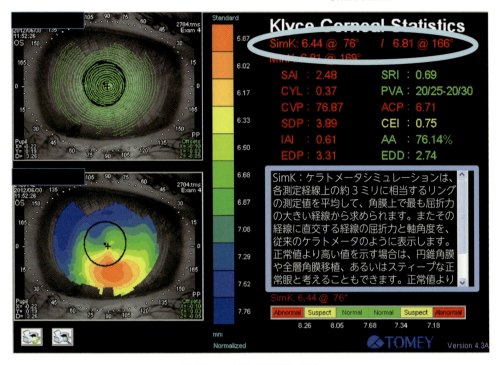

図53　ケラト値不能な場合

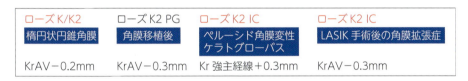

図54a　ファーストチョイス BC

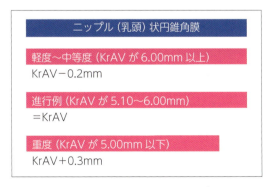

図54b　ファーストチョイス ローズ K2 NC

角膜形状変化

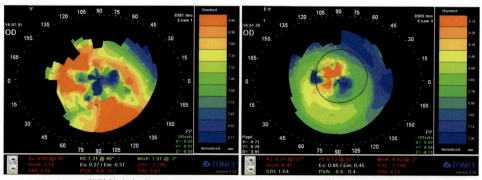

初診時本人 CL　　　　　　　　　　　ローズK2 処方約4週間後

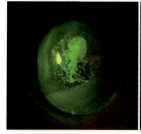
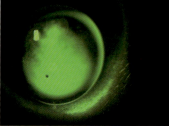
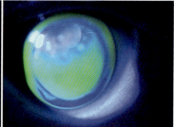

初診時．上皮障害を認める　　　初診時　　　　4週後．K2 処方後．上皮は改善しているがフィッティングは少し変化あり

図 55　初診時の処方レンズ BC 変更する必要がある処方例

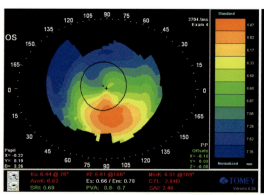
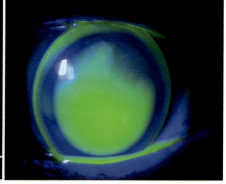

Vs＝0.03（0.2X－6.0D＝cyl－3.0D DA150°）　0.9X（BC610/－13.5D/8.4）

図 56　ローズK2 処方例

5. レンズをローズ K2 デザインに変更するときのポイント

a. これまでに単一球面 HCL を使用していた患者の場合の重要な注意点

円錐角膜に対する一般的な CL の処方方法は，かなり BC をフラットに選定し，角膜頂点部を強く抑え込むような方法が取られていることが多いため，レンズ脱直後の角膜形状はかなりフラットに変形していると考えられる．理想的にはしばらくレンズをはずしてから来院してもらうことがよいのだが，現実的には無理なことが多い．ローズ K に変更する場合は，必ず3～4週間使用後の来院を厳守させ，再度角膜

解析検査を施行する．必要ならばBCやレンズパワーの調整が必要であることを説明しておくとよい（図55）．

b. 上皮障害所見や異物感の軽減を考慮する場合

レンズ下の涙液貯留が過剰になると，装用感は向上するものの良好な視機能が得られないことがある．角膜上皮障害が起きない程度のアピカルタッチが必要である．

6. 症　例

1. 楕円状角膜変形タイプの円錐角膜にローズ K2 レンズを処方した（図56）．

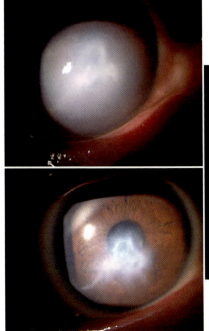

円錐角膜の急性水腫発症時の症例

約20カ月後に浮腫が消失する

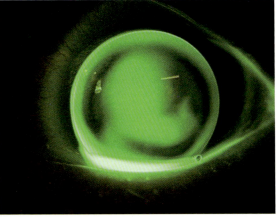

K2 NC 0.7×（BC590/−17.0D/8.3）リフト+1

図57　ローズ K2 NC 処方例

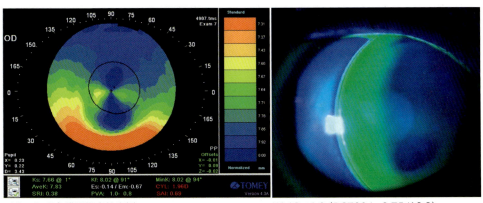

ペルーシド角膜辺縁変性症例

K2 IC×1.0（BC780/−3.75/10.2）

図58　ローズ K2 IC 処方例

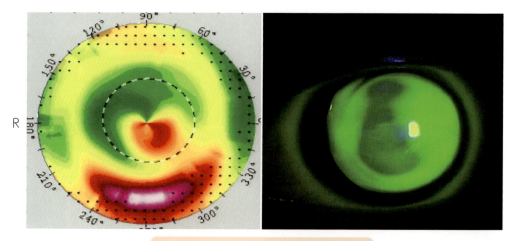

ローズ K2 IC；1.2×（7.80/−4.50D/10.4）

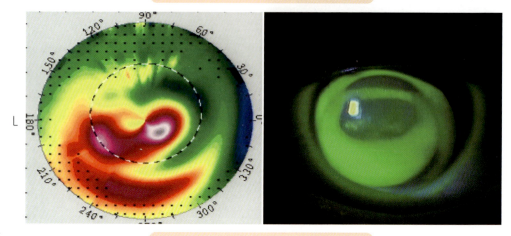

ローズ K2 IC；1.2×（7.10/−8.50D/10.4）

図59　ローズ K2 IC 処方例（LASIK 後の角膜拡張症）

2．急性水腫後のレンズ処方は，角膜円錐部をいかにこすらずにレンズ選びができるかがポイントで，角膜変形度はかなりシビアな突出になる（図57）．

3．ペルーシド角膜辺縁変性様の症例にローズ K2 IC を処方した（図58）．

4．屈折矯正手術を施行後に視力低下，角膜拡張症を起こした医原性円錐角膜に対してローズ K2 IC レンズを処方した（図59）．

（坂田 実紀）

C 円錐角膜などへのミニスクレラルレンズ処方

1. 新しいデザインの CL

　円錐角膜やペルーシド角膜辺縁変性あるいは角膜移植後，屈折矯正手術後など角膜不正乱視眼の症例に対して処方されるガス透過性ハードコンタクトレンズ（rigid gas-permeable contact lens：RGPCL）は，これまでさまざまな改良や処方手段の工夫がなされ，多くの患者に必須なものとなっている．しかし，角膜でレンズを支持するかぎり，RGPCL 内面がたとえ一部であっても角膜に接することは避けられない．したがって，進行例においては異物感や上皮ステイニング，瘢痕の原因になりえることは否めない．また，角膜頂点が偏心していたり変形が高度であったりするとセンタリングがむずかしく，エッジ浮きの解消がなかなかできないことがある．装用感や不安定なフィッティングなどが解決されないと患者にとっては日常生活で大いに不便なうえに，レンズのズレや紛失を繰り返すと心理的，経済的負担が大きい．症状が進行した症例では満足な視力を得がたいことも含め，装用の安心感や日常生活の改善などが課題である．

　近年，角膜不正乱視眼での矯正と装用感を改善する手段として，新たなデザインのコンタクトレンズ（contact lens：CL）が開発されてきている．スクレラルレンズ（scleral lens）は，痛みやはずれやすさに気を遣って暮らしている人々に良好な視力と安心できる装用感を提供することを目標に設計されたものであり，従来の CL では十分な処方が得られない人々への新たな選択肢となっている．スクレラルレンズのフィッティングは，不正乱視の原因になっている変形した角膜に依存せず，角膜での接触を避けつつ，強膜でレンズを安定させることによって解決を図っている．そのため必然的に直径は角膜よりも大きく，RGP 素材でありながら従来の角膜レンズに比べ装用感に優れる．スクレラルレンズは "scleral explosion" といわれるほど急激に広まり衝撃を与え，米国はじめ海外ではすでに広く認知されている．

2. スクレラルレンズの特徴

　スクレラルレンズは大きな直径によって角膜全体をドーム状に覆う RGPCL である．ソフトコンタクトレンズ（soft contact lens：SCL）とほぼ同じかあるいはもっと大きな直径で，形も一般の RGP 角膜レンズとはまったく異なる形態をしている（図60）．レンズが直接眼に接するのは眼球結膜であるが，外観的には強膜上へレンズが及ぶ印象が強いため，この名がある（図61）．

　レンズは角膜表面を飛び越え感覚の鈍い結膜に乗るので，装用感は角膜レンズに比べ優れる．変形した角膜全体を平滑な球面で覆うので視機能の改善も期待できる．角膜との間に厚い涙液・装着液層を介在させるので点状表層角膜症などを生じることがなく，またレンズの動きがほとんどないため瞬目に伴う視力不良が起きにくい．レンズがはずれたり，ずれたりすることがなく，風に当たっても乾燥せず，異物も入りにくい．

　レンズ下に涙液層を保持しているため，ドライアップによる視力低下や乾燥感に悩まされることがなく，その涙液貯留効果を生かしてドライアイや Stevens-Johnson 症候群（Stevens-Johnson syndrome：SJS）などの上皮疾患における上皮保護の目的にも使用できるが，本項では割愛する．

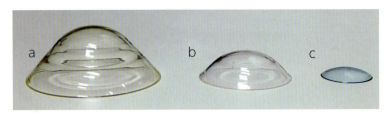

図60　レンズの大きさと形態の比較
a：large-scleral 直径 23 mm．b：mini-scleral 直径 15.8 mm．c：オルソケラトロジーレンズ直径 10.6 mm．スクレラルレンズは大きさだけでなく形態も角膜レンズと比べるとまったく異なる．

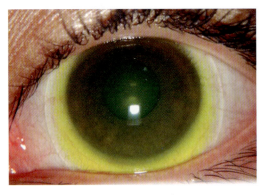

図61　ミニスクレラルレンズを装用した眼
装着液をフルオレセインで着色してある．レンズ辺縁が強膜上にあり，涙液層が輪部を越えて保持されている．

表1　スクレラルレンズの直径による分類

レンズ直径	分類
8.0〜12.8 mm	corneal
12.9〜13.5 mm	corneal-scleral
13.6〜14.9 mm	semi-scleral
15.0〜18.0 mm	mini-scleral
18.1〜24.0 mm	large-scleral

表2　スクレラルレンズの接地部による分類と涙液貯留

分類	接地部	涙液貯留
corneal	すべて角膜上	なし
corneal-scleral semi-scleral	角膜と強膜双方	限定された貯留
mini-scleral	すべて強膜上	十分な貯留
large-scleral		ほぼ制限ない貯留

3. ミニスクレラルレンズ

スクレラルレンズと一口にいっても，角膜の形に添う制約がないので大きさや処方概念など実際はさまざまである．そこでレンズの特徴を連想しやすいように，直径あるいはレンズの接地部位による分類が行われている．

種々のデザインがあるなかで，何といっても大きさはスクレラルレンズの本質の一つである．直径による分類では 12.9〜13.5 mm のレンズを corneal-scleral，14.9 mm までを semi-scleral，15.0〜18.0 mm のものを mini-scleral と分け，18.1 mm 以上の大きなものは large-scleral とされる（表1）．

しかし，角膜径によってレンズ径を変えるデザインや，角膜変形の程度に応じて直径を選択するレンズもあるため，大きさのみでは必ずしも特性を表しきれず，スクレラルレンズのもう一つの本質である landing zone（接地部）による分類も用いられる（表2）．この分類によると接地部が完全に強膜部だけのものと，強膜部とともに一部が角膜にも触れるものとに分けられる．接地部がすべて強膜上にあるものはいわば典型のスクレラルレンズであり，mini-scleral と large-scleral がここに含まれる．接地部の一部が角膜に触れる大きさのレンズは，一般的には mini-scleral より小さいレンズで

あり，輪部付近の角膜とその直外の強膜とにまたがって支持されることになる．これにはcorneal-scleral と semi-scleral の大きさのものが含まれ，処方上も従来の RGPCL とミニスクレラルの中間的な性格がある．しかし，これもデザイン次第であり，semi-scleral の大きさなのに接地部が完全に強膜部だけのレンズもある．

Large-scleral はほぼ眼球前半分を覆うほど大きいので一般的にはなかなか使用が困難であるが，mini-scleral の大きさは有用であり，取り扱いが受け入れられる余地は十分にある．

4. ミニスクレラルレンズの適応

円錐角膜が進行すると通常の RGPCL，すなわち角膜レンズではセンタリング，フィッティングが困難になり，瞬目によるズレや紛失，傷による痛みや不快感を生じる．このような角膜 RGPCL 装用が困難な病態ならば，すべてミニスクレラルレンズの適応がある．円錐角膜に限らず，ペルーシド角膜辺縁変性や角膜移植後，LASIK（laser-assisted *in-situ* keratomileusis）後や外傷後などに処方可能である．ミニスクレラルレンズは視力矯正目的だけに使われるのではなく，レンズと角膜の間に厚い涙液層が形成されるので上皮保護効果も顕著であり，重症ドライアイや SJS などへの処方もよい効果がある．

5. ミニスクレラルレンズの処方

ミニスクレラルレンズなどに分類されるレンズはすでに多種が販売されており（表3），デザイン思想によってレンズ直径だけでなく処方方法に違いがあるが，基本的には，①頂点クリアランス，②中間形状，③エッジ形状を選択し，④度数を決定する．レンズの規格の表現に sagittal height（sag 高）を用いるものとレンズベースカーブ（base curve：BC）値を用いるものとがあるので，頂点クリアランスなどを決定するにはそれぞれに応じて処方を進める必要がある．

a. 頂点クリアランスの設定

① sag 高を用いるデザインでの選択

Sag 高とは，レンズを上凸にして平面に置いたときの底面からレンズ内面中央までの高さである（図62）．Sag 高を用いる方法は，角膜を大きく覆うという概念が得られやすい特徴がある．角膜にまったく触れないようドーム状に保持するため，レンズ内面が角膜のもっとも高い部位に当たらないようレンズの高さを選択し，次いでそれによって得られるクリアランス関係を角膜全面で維持できるように中間部と輪部上のレンズ形状を選んでいく方法である．msd（Viscon）や Zenlens（Alden Optical）がこの方法にあたる（図63, 64）．角膜曲率値（K値）を選択基準にしないため角膜移植後のような oblate 形状の角膜にも適応が容易であり，K値を測定することがむずかしいほど進行した症例ではこのような sag 高基本のレンズが有利である．

② レンズ BC 値を用いるデザインでの選択

レンズ処方に BC 値を用いるタイプではレンズ表記パラメータが sag 高ではなく BC 値で表現されており，患者角膜の K 値を基準にレンズを選択する．トライアル開始時の BC 値の選択はデザインによってまちまちで，OneFit A（Blanchard Contact Lens）では flat K 値で始め，Jupiter（Visionary Optics）は steep K + 1.0 D，Europa（Visionary Optics）は円錐角膜では 50 D から開始などとなっている．

円錐角膜のような prolate の形状角膜に比較的処方しやすく，変形が軽い眼やドライアイ眼に用いるような場合は，きれいなドーム状クリアランスが得られやすい．K値を測定できない症例や oblate 形状への処方には習熟が必要である．

③ 頂点クリアランス

どのデザインもほぼ共通して 100〜250 μm

表3 市販されているスクレラルレンズの例

分類	商品名	直径（mm）
semi-scleral	Rose-K XL	14.6
	OneFit	14.6/14.9/15.2
mini-scleral	Atlantis	15.0/16.0/16.5
	Atlantis Pro	17.0/17.5
	msd	15.8/18.0
	Europa	16.0/18.0
large-scleral	Beyond the Fit	18.0/18.5/19.0
mini-/large-	Essilor Jupiter	15.0〜20.8
semi-/large-	Jupiter	13.5〜24.0
semi-/large-	Gelflex	14.0〜26.0

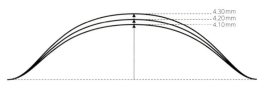

図62 msdレンズにおけるsag高の概念図
http://www.msdcorp.net/documents/CompleteFittingGuide072010LR.pdf より（Accessed 2017/5/29）

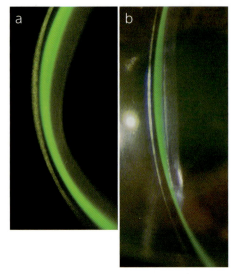

図63 ミニスクレラルレンズ装用のスリット写真
a：円錐角膜．b：RK後．装着液をフルオレセインで着色してある．

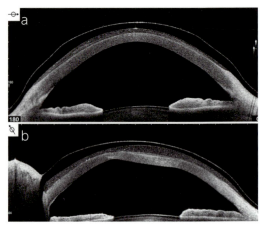

図64 ミニスクレラルレンズ装用の前眼部OCT写真
図63と同一症例．a：円錐角膜．b：RK後．角膜の形態にかかわらずレンズが角膜全体を覆っている．

程度の頂点クリアランスを適切としている．貯留されている涙液は多いが，涙液交換はされにくいので，貯留量を保っておくためにも一定のクリアランス確保が必要である．頂点クリアランスは角膜変形によってもっとも浅いところで判断するので，形状によっては頂点クリアランスを必ずしも角膜中央でみるのではない．

トライアルレンズを装用した直後と比べ，時間が経つとレンズは沈みクリアランスは浅くなる．そのため装用直後の観察に加え，装用30〜60分後にも観察が必須である．装着液にフルオレセイン染色を行い，レンズ厚や角膜厚を参考に，あるいは前眼部OCTを利用して判断する．msdではsag高を100μm刻みで変更選択することによって，最終的に175〜250μmの厚みの涙液層を求め，OneFitではBC値を0.1mm刻みで選択することで150〜175μmの涙液層が得られるように決定する（図65）．

変形部にレンズが接触してはならないが，一方，クリアランスが高過ぎると視力が出にくいことがある．長期使用を続けるうちに涙液層がさらに浅くなることがあるので，定期的チェックを怠ってはならない．

b. レンズ中間部の形状設定

原疾患に基づく角膜形状によっては傍中央部あるいは輪部付近での高さを調整する必要がある（図66）．レンズを装用したら頂点クリアランスの判断をすると同時に，中央だけでなく角膜全体を観察して，円錐頂点や周辺部で角膜との接触がないか，輪部での涙液層が保たれているかどうかを観察して決定する．中間 profile が設定されているデザインでは，LASIK 後や移植後眼など，角膜が oblate 形で傍中央部が高い場合はそれに従って選択する．BC 値を用いるデザインで oblate 形状へ合わせる場合には，一定の BC 選択をしたのちに中央を平坦にするオプションで中間形状に合わせるなどする．

c. エッジ形状設定

レンズが角膜に触れないので，接地支持するのはエッジ部分のみである．したがってレンズの眼球への圧を受け，センタリングにもかかわるのでエッジ形状の選択は重要である．強膜とレンズの間に眼球結膜が介在するので，エッジ部分は瞬目や眼瞼圧などによって結膜へある程度陥凹する．強く当たると血管を圧迫し，血流が途絶するためレンズエッジの下が蒼白になる．これを blanching（ブランチング）という（図67）．ブランチングの改善にはエッジリフトを高くするなどして対処する．涙液層を深く

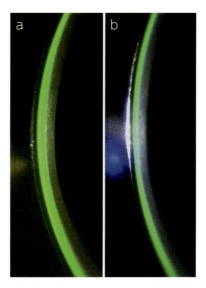

図65　頂点クリアランスの時間変化
a：装用直後，約500μm．b：1時間後，約250μmに減少．

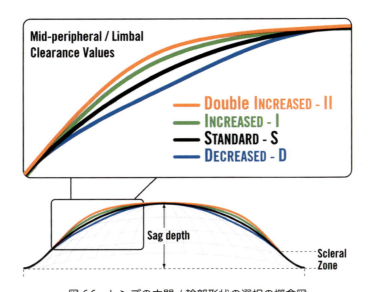

図66　レンズの中間/輪部形状の選択の概念図
http://www.msdcorp.net/documents/CompleteFittingGuide072010LR.pdf より（Accessed 2017/5/29）

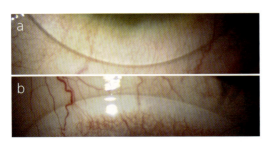

図 67　レンズエッジ部の状態
a：良好．b：血流途絶して blanching を生じている．

確保するために sag 高を大きくとると，結果的に結膜部位で圧迫が強くなりブランチングが出やすい傾向がある．特定の象限でのエッジリフトを変更するためには，後面周辺トーリックデザインも選択できる．

①sag 高の変更，②中間プロファイルの変更，③エッジの変更がフィッティング，頂点クリアランスやブランチングの有無に互いに影響し合うので，初回トライアルや処方変更の際にはよく見きわめて判断する必要がある．

d．度数の決定

上記パラメータが決まったら，最後にレンズの上から屈折と視力測定を行い，角膜頂点距離補正を加えてオーダー度数を決定する．Sag 高の変更，BC 値変更，トライアルレンズの度数などは相互に関連しており，中間形状への対処，あるいはエッジ選択によっても度数に影響することがあるので，処方変更のときは必ずそれぞれのデザインの補正表を利用し，とくに慎重に決定する．

乱視に対しては前面トーリック処方が可能であるものの，球面度数だけでも実用になることが多い．残余乱視を眼鏡で矯正してもよい．

6．レンズの取り扱い

ミニスクレラルレンズの直径は SCL と同等ないしはそれよりも大きいが，慣れれば通常の RGPCL と同様に扱える．装用するときにはレンズ凹面を生理食塩水もしくはそれに類似する液体で満たし，通常よりも大きな専用のスポイ

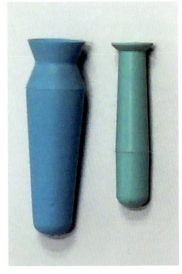

図 68　スクレラルレンズの装脱に用いるスポイト
右の通常のものと比べ大型である．

トに載せる（図 68）．顔を真下に伏せて大きく開瞼する．液体をいっぱいに満たしたレンズを専用のスポイトに載せ，睫毛を避けつつそっと押し上げ装用する．大事なことは装着液には必ず防腐剤の入っていないものを用いることである．装着液はレンズ下で角膜上皮に長時間触れるので，防腐剤が入っていると障害を生じる恐れがある．

注意点としては，終日装用が可能であるものの，やはり通常の RGPCL に比べると涙液交換は少ないため，無理に終日装用せず，途中ではずして洗浄することをいとわないよう指導することである．もともと終日装用は前提とされておらず，日中 1，2 回はずして装着液を交換し，角膜を休ませることが通常の使用法とされている．

レンズをはずすときには，スポイトをレンズのやや外側に当てる．レンズの中央にスポイトを当てると眼球が引っ張られるだけでなかなかはずれない．端に近いところに当てて一部を浮かせ，空気をレンズ下に入れることがコツである．スポイトを使わず指で出し入れすることも

できる．

レンズの保存管理は通常のRGPCLと同様である．レンズの動きが小さく，レンズ下の涙液が長く貯留するため，汚れが付着していると視力低下や感染症リスクが増しやすい．こすり洗いはもちろん，定期的に蛋白除去剤を使用するよう強く指導する．強く擦過すると内面カーブの摩耗をきたすため，綿棒などの使用は適さない．患者には，防腐剤不使用の装着液使用のこととともに，上記の事柄に関して十分に説明する．

装着中に点眼が必要なときは防腐剤フリーのものを用いる．また，高粘度の点眼液の使用は避ける．

7. 患者のQOV，QOLの改善に向けて

角膜に触れないため異物感が角膜レンズに比べ格段に少ないだけでなく，瞬目してもレンズの動きが小さく安定し，レンズがはずれることに対する不安感を払拭できることは，われわれが想像できないほど患者に喜ばれる．屋外ではずれたレンズを探す心配や紛失時の経費などは大きな心理的負担を与えているので，患者は眼や顔の動きを自ずと制限していることがある．不正乱視の患者が余儀なくされていた不便な行動から開放されることは，生活の改善に直結する．

風で乾いたりゴミが入ったりする心配がないので，視力に集中する必要のあるスポーツ時や健常眼における日常使用も含め，今後の広がりが期待できる．また，二重焦点レンズ，カラーレンズや虹彩付きレンズにも発展してきている．いずれかのデザインのレンズだけが優れるということはなく，処方を始めるにあたってはそれぞれのデザインへの理解を深めることが大事である．

患者にとっては無理なく自然に暮らせることがなんといっても大事である．不安げだった顔が受診のたびに笑顔に変わって行く姿は感動的である．QOV (quality of vision)を改善することはQOL (quality of life)の向上につながることを実感する瞬間である．

（松原 正男）

D ペルーシド角膜辺縁変性へのツインベルレンズ処方

1. ペルーシド角膜辺縁変性とは

ペルーシド角膜辺縁変性は，非炎症性に4時から8時方向の角膜下方が帯状（三日月状）に菲薄化する進行性の角膜拡張症で，円錐角膜の類縁疾患とされる．角膜中央部の形状は保たれている場合も多く，軽症例は眼鏡やソフトコンタクトレンズ（soft contact lens：SCL）による視力補正が可能である．このため，初期のペルーシド角膜辺縁変性は眼科を受診することなく，経過している例も存在すると思われる．中等症以降の症例では，不正乱視の増加に伴いハードコンタクトレンズ（hard contact lens：HCL）による視力補正が必要となる．角膜周辺部に病変があるため角膜移植は周辺側へ偏心して行う必要があり，円錐角膜に比べると拒絶反応のリスクが高くなる．ペルーシド角膜辺縁変性では可能な限りHCLによる視力補正を行うことが重要である．本項では，ペルーシド角膜辺縁変性に対するHCL処方の実践に

ついて，ツインベルタイプレンズを中心に概説する．

2. ペルーシド角膜辺縁変性の診断

ペルーシド角膜辺縁変性は，両眼性に下方の周辺部角膜が帯状に菲薄化して角膜形状異常をきたす（図69）．発症年齢は円錐角膜よりも高く，多くの症例が30歳代以降に発症し，原因や有病率は未だ明らかになっていない（表4）．通常，角膜は透明性が維持されており，病理学的には非炎症性にBowman膜の不正や断裂と角膜実質の菲薄化するため，円錐角膜に類似した病態が推測される．角膜形状解析では角膜トポグラフィでkissing doveやカニの爪様の所見を呈し（図70），フォトケラトスコープでは角膜下方のマイヤーリングが不正に弯曲する（図71）．細隙灯顕微鏡で角膜菲薄化の観察がむずかしい例では，前眼部OCT（図71）や前眼部画像解析装置（ペンタカム，OCULUS社など）が有用である．鑑別疾患としては円錐角膜とその類縁疾患があり，角膜形状や発症様式の特徴から鑑別する（表5）．

a. 円錐角膜との鑑別

円錐角膜はペルーシド角膜辺縁変性と同様に角膜の突出と菲薄化がみられる疾患で，通常，角膜中央部が菲薄化して突出する症例が多い．ペルーシド角膜辺縁変性より頻度が高く，発症時期は思春期が多い．急性水腫は円錐角膜，ペルーシド角膜辺縁変性の両疾患に発生するが，Fleischer輪，Iron line，瘢痕，菲薄部の突出などはペルーシド角膜辺縁変性ではみられないことからも鑑別診断される．逆に円錐角膜でも角膜トポグラフィでカニの爪様を呈する場合が

表4　ペルーシド角膜辺縁変性の特徴

- 定義：非炎症性に角膜周辺部の菲薄化をきたす角膜拡張症
- 診断基準
  ① 視力1.0未満，1.0以上は疑い例
  ② スリットでの菲薄化：下方＞上方＞耳側，鼻側（まれ）
  ③ トポグラフィ所見：カニの爪様（65.6％），下方突出（21.2％）など
- 両眼性＞片眼性（日本では30％，欧米，インドではまれ）
  30～50歳代に視力低下，進行性
- 倒乱視＞斜乱視
- 不正乱視および高次収差の増加（眼鏡による視力補正不能）
- 急性水腫，穿孔
- 輪部と菲薄部の間に正常角膜が存在（2 mm）
- 性差（男性の割合）：50％（欧米）～75％（日本，インド）
- 頻度，人種差など実態は不明
- 発症年齢：38歳（中間値），39±10.4歳（平均±標準偏差）

(Shimazaki J et al：JJ Ophthalmol 60：341-348, 2016より引用)

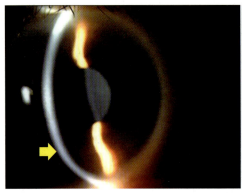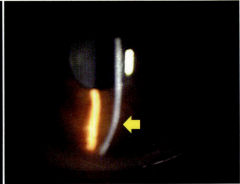

図69　ペルーシド角膜辺縁変性の前眼部所見
細隙灯顕微鏡検査では角膜中央部よりやや下方に角膜菲薄部が存在する（⇨）．

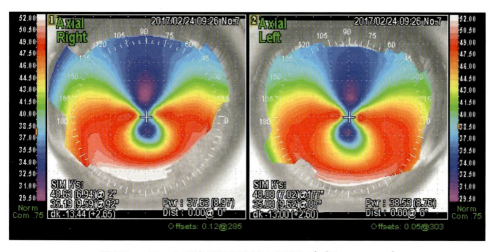

図70　ペルーシド角膜辺縁変性の角膜トポグラフィマップ
角膜の菲薄化は角膜トポグラフィではカニの爪様の特徴的なマップを呈する．

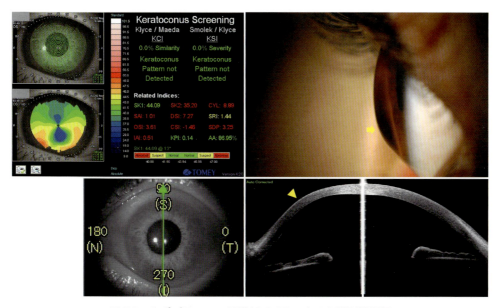

図71　トポグラフィ，前眼部OCTによる角膜形状評価
軽度のペルーシド角膜辺縁変性（左眼）ではトポグラフィマップでkissing doveの所見を呈するが，円錐角膜スコアは0％である．前眼部OCTの上下方向の断面では，下方の周辺部角膜が菲薄化し，菲薄化部位のやや上方の角膜が突出している．一方，上方の角膜厚は保たれ，形状異常もみられない．

あるため，角膜下方に菲薄化があることを観察することが重要である．

b. 角膜屈折矯正手術および角膜移植後との鑑別

LASIK (laser-assisted *in situ* keratomileusis)，RK (radial keratotomy)，PRK (photorefractive keratectomy) などの角膜屈折矯正手術やDALK (deep anterior lamellar keratoplasty) やPKP (penetrating keratoplasty) などの角膜手術後にも続発性に角膜拡張症がみられることがある．PRKは細隙灯顕微鏡検査でも手術痕が明らかでない場合もある

表5 角膜拡張症の鑑別

特徴	PMCD	円錐角膜	角膜手術後
頻度	比較的まれ	1/500〜1,000	まれ
片眼，両眼	両眼	通常，両眼	両眼
発症年齢	30〜40歳台	思春期	術後数年後以降
菲薄部位	下方，帯状 1〜-2 mm	中央部下方	周辺がもっとも菲薄
角膜突出	帯状菲薄部の上方	最菲薄部	角膜中央
鉄沈着	ときどき	Fleischer輪	なし
瘢痕	急性水腫後のみ	多い	軽度
角膜線条	ときどき	多い	ときどき

PMCD：ペルーシド角膜辺縁変性，TMD：テリエン周辺角膜変性.
(柳井亮二：日コレ誌 58：108-111, 2016より許可を得て改変引用)

表6 ペルーシド角膜辺縁変性の程度と治療方針

矯正方法	程度	補足
眼鏡	軽度	初期のPMCDでは角膜中央部は異常になりにくいため，眼鏡による視力補正が可能．倒乱視，斜乱視を呈する症例が多い．
SCL	軽度	乱視の補正が必要な場合にはレンズ厚が厚いレンズデザインを選択する．一般的にはシリコーンハイドロゲルレンズの視力補正効果が高い．
HCL球面レンズ	中等度	乱視補正に優れるため，眼鏡やSCLで視力補正が不十分な症例にも有効．進行例ではレンズのセンタリングがむずかしくなる．鼻側，耳側に偏位するシーソー現象がみられる．大きめのサイズのレンズを選択して，フィッティングを安定させるのがコツ．
HCLダブルベベルタイプ	中等度〜高度	球面レンズでフィッティングがむずかしい症例でも，センタリングを安定させることが可能．サイズを大きくして角膜突出部と周辺の角膜に広くフィッティングさせても，違和感が少ないため装用しやすい．
強膜レンズ	高度	角膜レンズ不耐症など．強膜レンズの取扱施設で処方可能．
角膜移植	超高度	レンズ不耐症などで考慮されるが，周辺の角膜を含めた移植となるため，拒絶反応のリスクが高い．術後乱視，血管新生も問題となる．通常は適応外．

根治的な治療法がないため，視力補正によるQOV (quality of vision) の確保が重要．
(あたらしい眼科 30：1369-1374, 2013より許可を得て改変引用)

ため，問診による既往歴の聴取が重要である．角膜移植手術後の角膜においても角膜トポグラフィで kissing dove やカニの爪様の所見を呈することがある．

3. ペルーシド角膜辺縁変性に対するCL処方

軽度の症例の角膜中央は健常眼と変りなく，軽度の乱視に対して眼鏡やSCLでの視力補正が可能である．このため，なかなか角膜形状異常を診断されない例も多くなり，円錐角膜よりも発症年齢が高くなっているのではないかと考えられる．病期が進行してくると角膜下方の菲薄化が顕著になり，不正乱視が生じるため眼鏡やSCLでは十分な矯正視力が得られなくなる (表6)．

4. 球面HCLのフィッティング

ペルーシド角膜辺縁変性に対するHCL処方では，角膜倒乱視例に準じてレンズをフィッ

ティングさせる．つまり，センタリングが鼻側あるいは耳側へ偏心するため，光学部が瞳孔を確保しやすくするために大きなレンズ径を選択する．角膜倒乱視眼に比べ，ペルーシド角膜辺縁変性では，レンズが下方角膜に強く接触し，レンズの下方のエッジが浮き上がるため，よりセンタリングが安定しにくい．瞬目によってレンズが上下運動するたびにレンズが左右に偏位したり（シーソー現象），鼻側のエッジが結膜に接触することが問題となることがある．また，瞬目により上眼瞼でHCLを下方に押しこむ例もあり，レンズが下方安定となり固着してしまうことがある．このような症例に対しては，さらに大きなレンズ径を選択して，眼瞼にくわえ込ませてセンタリングを安定化し，光学部が瞳孔領からずれないようにフィッティングさせるのがコツとなる．さらに，レンズの直径を大きくすることでレンズサグも深くなるため，角膜の突出部とHCLの接触を軽減させる効果も期待できる．HCLの光学部が瞳孔領をはずれると，瞳孔領が大きくなる夜間に霧視や視力低下が出現することに注意が必要である．

5. ローズ K2 のフィッティング

前述のとおり，ローズK2は円錐角膜用の多段カーブデザインであるため，ペルーシド角膜辺縁変性においてもフィッティングさせることができる例がある．ベースカーブ（base curve：BC）が大きな場合は，光学部が大きくなるデザインのため，ややフラットにフィッティングさせることで良好な装用感，視機能を得られる（図72）．円錐角膜の2点接触法のようなフルオレセインパターンがみられ，センタリングも安定しやすい．

6. ツインベルレンズのフィッティング

ツインベルタイプ（マイルドⅡTB-Ⅱ®，サンコンタクトレンズ）は円錐角膜の3点接触法を模倣して開発された多段カーブレンズで，角膜に広くフィットさせるためのフラットなBCと，その周辺にスティープな第1中間カーブ，さらにその外側にフラットな第2中間カーブが設計されている（図73）．ペルーシド角膜辺縁変性にツインベルレンズを装用すると，球面レンズのフィッティングに比べ角膜とレンズ後面のアライメントが広くなり，ベベル部の涙液貯留も増加する（図74）．高度に倒乱視化した角膜形状においても瞬目によってレンズが持ち上がるため動きがよくなる．安定位置は球面レンズの場合よりも高くなり，光学部が瞳孔に確保しやすくするために見え方も安定しやすい．

7. ツインベルレンズの処方

ツインベルレンズは通常の球面レンズに比べ，0.2〜0.3mm程度フラットな（BCが大きな）レンズを第一選択とし，フィッティングさせてフルオレセインパターンを確認する．レンズのセンタリングが下方の場合はBCが適切な規格よりも小さいため，より大きなBCのトライアルレンズを試みる．BCが大きすぎる（フラットな）場合は，レンズ下方の浮き上がりが大きくなり，センタリングが鼻側や耳側へ偏心したり，眼瞼の異物感が強くなる．一般に進行した例では，レンズ径を大きくするとセンタリングが安定しやすい．筆者の施設では通常の9.0mmのトライアルレンズセットと，10.0mm径のトライアルレンズセットを準備している（図75）．フラットで大きなレンズ径のレンズは眼瞼でレンズを保持する眼瞼フィッティングすることで，角膜でのフィッティングを適切にコントロールできる例が多い．フィッティング検査の際には，自然な瞬目に加え，上眼瞼を挙上してレンズの動きやフルオレセインパターンを評価することが大切である（図74）．さらに進行した例では，角膜乱視が大きな例ではツインベルレンズベベルトー

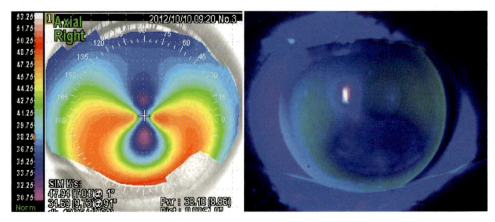

図72　ペルーシド角膜辺縁変性のレンズフィッティング（ローズK2®）
円錐角膜用HCLを装用すると（図70の症例），下方の角膜突出部と上方角膜の2点接触で角膜にフィットし，周辺部のレンズ下に涙液が貯留している像が観察される．センタリングは良好で矯正視力は（1.0）であった．

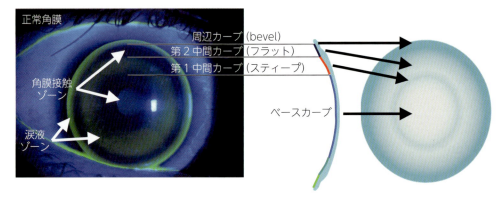

図73　ツインベルタイプHCL（TB-Ⅱ®）のデザインと健常角膜でのフィッティングパターン
中間カーブ（intermediate curve：IC），周辺カーブ（peripheral curve：PC）

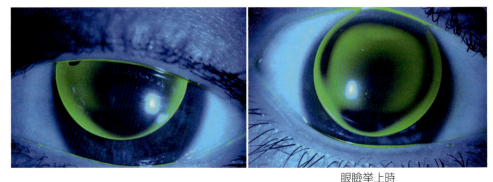

図74　ペルーシド角膜辺縁変性のレンズフィッティング（ツインベルレンズ®）
レンズは角膜中央部および周辺部と3点接触で広いアライメントで接している（眼瞼挙上時）．ベベル部に涙液の貯留がみられ，レンズの安定位置はでレンズのセンタリングが良好である．通常通りの瞬目が維持されている．

3 不正乱視眼へのコンタクトレンズ処方　153

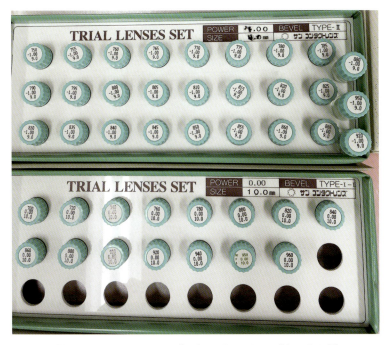

図75　ツインベルレンズのトライアルレンズセットの例
筆者の施設では通常の9.0 mmのレンズ径に加え，10.0 mmのレンズ径を揃えている．

リック，角膜下方の急峻化が問題となる例ではツインベルLVCを試みる（図76）．ツインベルベベルトーリックのBC，周辺カーブ（peripheral curve：PC）は球面，中間カーブ（intermediate curve：IC）1〜IC3はトーリック面で設計されており，角膜乱視の程度に合わせたベベルトーリック差（0.3〜0.7 mm）を選択可能である．ツインベルLVCはBCよりIC1の曲率半径が小さくなるデザインで，移植後角膜など角膜中央がフラットな角膜にレンズをフィッティングさせる際に，周辺部のベベルの浮き上がりを軽減する効果がある（表7）．

8. その他の特殊レンズによるフィッティング

リバースジオメトリーデザインのレンズも，ツインベルタイプやツインベルLVCと同様に，フラットなBCの外側にスティープなPC，さ

ツインベルベベルトーリック

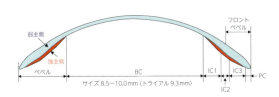

ツインベルLVC

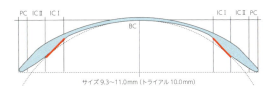

図76　ツインベル ベベルトーリックおよびツインベルLVCのデザイン
ベースカーブ（BC），周辺カーブ（PC）は球面構造，中間カーブ（IC）は光学部よりも急峻な曲率半径となっている．

らにその外側にアライメントカーブが配置されているデザインで，周辺部のレンズデザインが

表7 ツインベルレンズの規格

	ツインベル	ツインベル ベベルトーリック	ツインベル LVC
ベースカーブ（mm）	7.00～9.50	7.00～9.50	7.50～9.50
パワー（D）	−30.00～+10.00	−30.00～+10.00	−30.00～+10.00
レンズ径（mm）	8.8～10.0	8.5～10.0	9.3～11.0

ペルーシド角膜辺縁変性の角膜形状にフィットしやすいためと考えられる．その他，バイトーリックHCLもペルーシド角膜辺縁変性のレンズフィッティングに応用可能である．

9. ツインベルレンズの有用性

厚生労働省難病情報センターよりペルーシド角膜辺縁変性の診断基準が作成され，平成29年4月より障害者総合支援法の対象疾患にも認定されたことから，今後，ペルーシド角膜辺縁変性と診断される症例が増加することが予想される．ツインベルタイプのHCLは軽症例から進行した例に至るまで，フィッティングが安定しやすく，レンズがずれることによる異物感などは生じにくいため，これまでHCLの装用経験がない症例にも適している．ペルーシド周辺角膜変性の症例にHCLが必要な場合にはレンズ初心者から従来のHCLでのフィッティングが困難となった症例まで幅広く対応できるレンズと考えられる．

（柳井 亮二）

E Stevens-Johnson症候群への輪部支持型ハードコンタクトレンズ処方

1. 輪部支持型HCLの登場

重症多形滲出性紅斑とは，突然の高熱および全身の皮膚・粘膜にびらんを生じる急性の重篤な滲出性疾患で，近年はStevens-Johnson症候群（Stevens-Johnson syndrome：SJS），その重症型である中毒性表皮壊死症（toxic epidermal necrolysis：TEN）に分類される．いずれも致死率が高く，急性期は救命のための全身管理が主体となるが，急性期を乗り越えたあとの慢性期には，角膜混濁に加えて眼表面全体に及ぶ不正乱視を生じて視力障害をきたす．また，高度なドライアイに陥るために，乾燥による眼痛で目を開けていることがむずかしく，生活していくうえでの困難が大きい．角膜移植の予後は不良で，重症多形滲出性紅斑による視力障害による有効な治療法は，国際的にも確立していない．

京都府立医科大学眼科では重症多形滲出性紅斑の眼後遺症に対する"新医療機器"として，輪部支持型ハードコンタクトレンズ（hard contact lens：HCL）を開発し，平成25～26年度に厚生労働省難治性疾患等克服研究事業の助成を得てSJS/TEN眼後遺症患者を対象に医師主導治験を実施した．平成28年度に薬事承認を得て，「サンコン Kyoto-CS®」として製品化し，SJS/TEN眼後遺症患者に処方できるようになった．本項ではサンコン Kyoto-

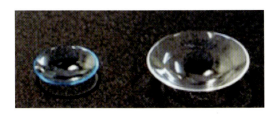

図77 通常のHCLとサンコン Kyoto-CS®

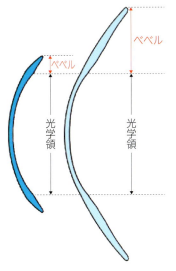

図78 通常のHCLとサンコン Kyoto-CS®のデザイン

CS®のデザイン，処方などについて解説する．

2. サンコン Kyoto-CS の特徴

a. SJS/TEN の眼後遺症の視力を改善

サンコン Kyoto-CS® は SJS および TEN の眼後遺症において，既存の眼鏡・コンタクトレンズ（contact lens：CL）を用いても十分な視力が得られない患者に対する視力補正および自覚症状の緩和を目的として開発された輪部支持型 HCL である．本レンズを装着すると，通常の HCL と同様に，レンズと角膜の間に涙液（あるいは患者の用いる人工涙液などを含む，以下同様）が入り込み，角膜表面の不正乱視を補正して視力が向上する．

b. ドライアイによる疼痛を緩和する

サンコン Kyoto-CS® を装用すると，常に眼表面が潤った状態を得られることが臨床研究と治験から明らかになった．周辺部のベベルは通常の HCL に比べて径が約4倍と広く，多段階カーブで構成されている．SJS の患者は眼表面が乾燥するために眼痛で目が開けられないと訴えることが多いが，広いベベルで涙液を抱え込み，角膜全体を覆ったレンズが人工涙液の蒸発を抑えるため，眼表面の乾燥を防止し，眼痛を緩和する．

通常，HCL を装用するときには HCL による異物感が問題となるが，サンコン Kyoto-CS® に関しては対象が SJS 患者であり，もともと高度の乾燥による痛みが強いために，レンズの装用により痛みが軽減する．SJS でも比較的軽症で角膜が正常に近い場合には，本レンズを装用すると異物感を生じてレンズ処方を希望されないが，重症例ではサンコン Kyoto-CS® が視力補正のみならず，疼痛を緩和するうえでも重要な役割を果たす．

c. 人工涙液の頻回点眼併用で長時間の継続装用が可能

サンコン Kyoto-CS® は周辺ベベルを多段階にしたことで，レンズが角膜状態を覆ったままの状態で上下に動き，強膜上で涙液がスムーズに入れ替わる．このため装用感が良好であり，終日継続的に装用することが可能である．通常の HCL は最大でも直径が11 mm であり，SJS 患者においては人工涙液の頻回点眼を併用して装用させても涙液の保持が十分でないため，異物感が軽減されず，レンズのフィッティングが不安定で脱落することが多いが，サンコン Kyoto-CS® では，サイズを13〜14 mm と大きくし，周辺のベベルを大きく広げたことでこの問題を解決した（図77，78）．

従来よりサイズの大きなレンズとしてスクレラルレンズが存在し，ペルーシド角膜辺縁変性，重症円錐角膜，SJS などに有効と報告されている．しかし，スクレラルレンズでは涙液交

換が行われず，数時間ごとにはずして洗浄することが必要である．サンコン Kyoto-CS® はベベルの工夫によって涙液が入れ替わるので，朝8時から夜9時までなど，長時間はずさないままでの装用が可能となっている．

3. サンコン Kyoto-CS の形状・構造

レンズの組成：フッ素含有メタクリレート系化合物，ケイ素含有メタクリレート化合物，アルキルメタクリレート化合物，メタクリル酸

酸素透過係数：$100×10^{-11}$ (cm²/sec)・(mlO2/ml×mmHg)

レンズカラー：ブルー

価格：1枚24万円

処方可能施設：京都府立医科大学眼科のみ（2017年4月現在）

製作範囲：
- ベースカーブ：7.00〜9.00 mm（0.1 mm ステップ），
- パワー：−30.0〜+5.0 D（0.25 D ステップ），
- サイズ：12.0〜16.0 mm（0.5 mm ステップ）

4. 処方の手順

a. 患者のコンプライアンスや境遇の確認

SJS は涙液が少なく，睫毛乱生も伴っており感染を起こしやすいので，患者が医師の指導を守れるか，定期的な通院を行えるかを確認する．

b. 眼表面の所見の確認

患者の眼表面の状態が十分に落ち着いていることは処方の前提条件であり，下記について確認する．

- 角膜びらんがない．
- 活動性感染を疑わせる所見がない．
- 眼脂培養で細菌・真菌を検出しない．
- ステロイドや免疫抑制薬の内服がない．
- ベタメタゾンを点眼していない．
- フルメトロン（0.1％）2回/日程度の局所点眼で眼表面の炎症がコントロールできている．

サンコン Kyoto-CS® のよい適応としてはSJS 発症後，角膜に高度に結膜侵入している症例で，かつ細隙灯顕微鏡による前眼部観察で瞳孔がわずかでも透見できる症例である．軽症でとくに痛みがなく不正乱視のみであれば，通常の球面 HCL で対応する．癒着が高度でレンズが入らない場合には，羊膜移植などの眼表面再建術を先に検討する．

c. トライアルレンズの種類および BC と サイズの選択

前眼部検査で眼の角膜径，性状，表面の凹凸を評価して適切なベースカーブ（base curve：BC），サイズを選択する．SJS では不正乱視のために角膜曲率半径の値が得られない場合が多い．そのときはトライアルレンズ（図79）の中でまずは BC 7.90 mm，サイズ 14.0 mm をファーストチョイスし，そのフィッティングパターンからトライアル＆エラーでレンズを選択する（図80）．オプチカルゾーン（optical zone：OZ）は 8.5 mm と 9.0 mm があるが，OZ 8.5 mm のほうが中央の BC 部分が小さくなるので，より sagittal depth が浅くなり，フラットな形状に近づく．SJS の後遺症である瞼球癒着が強いと眼表面はフラットになり，瞼球癒着に制限されて大きいレンズは挿入できなくなるので，眼表面の状態に合わせて適切なレンズを合わせる．

d. フィッティング検査

選択したトライアルレンズを15分程度テスト装用させ，涙液量が安定してからフィッティング検査を行い，患者に自覚症状（痛みや圧迫感がないか）を確認する．

SJS 患者は非常に涙が少ないので，人工涙液滴下直後と乾燥時でフィッティングが大きく違う．このため，必ず両方の状態でのフィッティ

	BC	パワー	サイズ	OZ	ベベルタイプ
①	7.60 mm	±0.0D	13.0 mm	8.5 mm	normal
②	7.70 mm	±0.0D	13.0 mm	8.5 mm	normal
③	7.80 mm	±0.0D	13.0 mm	8.5 mm	normal
④	7.90 mm	±0.0D	13.0 mm	8.5 mm	normal
⑤	8.00 mm	±0.0D	13.0 mm	8.5 mm	normal
⑥	8.10 mm	±0.0D	13.0 mm	8.5 mm	normal
⑦	7.60 mm	±0.0D	14.0 mm	8.5 mm	normal
⑧	7.70 mm	±0.0D	14.0 mm	8.5 mm	normal
⑨	7.80 mm	±0.0D	14.0 mm	8.5 mm	normal
⑩	7.90 mm	±0.0D	14.0 mm	8.5 mm	normal
⑪	8.00 mm	±0.0D	14.0 mm	8.5 mm	normal
⑫	8.10 mm	±0.0D	14.0 mm	8.5 mm	normal
⑬	7.60 mm	±0.0D	14.0 mm	9.0 mm	normal
⑭	7.70 mm	±0.0D	14.0 mm	9.0 mm	normal
⑮	7.80 mm	±0.0D	14.0 mm	9.0 mm	normal
⑯	7.90 mm	±0.0D	14.0 mm	9.0 mm	normal
⑰	8.00 mm	±0.0D	14.0 mm	9.0 mm	normal
⑱	8.10 mm	±0.0D	14.0 mm	9.0 mm	normal
⑲	7.60 mm	±0.0D	14.0 mm	9.0 mm	tight
⑳	7.70 mm	±0.0D	14.0 mm	9.0 mm	tight
㉑	7.80 mm	±0.0D	14.0 mm	9.0 mm	tight
㉒	7.90 mm	±0.0D	14.0 mm	9.0 mm	tight
㉓	8.00 mm	±0.0D	14.0 mm	9.0 mm	tight
㉔	8.10 mm	±0.0D	14.0 mm	9.0 mm	tight

図79 サンコン Kyoto-CS® のトライアルレンズ

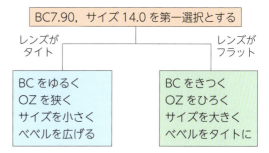

図80 サンコン Kyoto-CS® のレンズ処方時のフローチャート

ング検査が必要になる.

e. 判定基準
- フルオレセインパターンがパラレルかどうか（空気が入らない，OZ における涙液がなるべく均一に近いほうがよい）
- 涙液の交換ができているかどうか（瞬目の際にレンズ下で涙液が入れ替わる）
- ポジションが良好かどうか
- 固着していないかどうか
- 周辺部に無理な圧迫がないかどうか（上下で変形の度合が異なる場合に，どちらかで圧迫が強い場合がある）
- 眼球運動でレンズがはずれないかどうか.

サンコン Kyoto-CS® は強膜上で動きやすいベベル構造になっているが，涙液が少ないと動きが小さい．このときはプッシュアップテストを行い，固着がないかどうか確認する．

f. 追加矯正

サンコン Kyoto-CS® は通常の HCL と同様に度数を加入してオーダーできるので，トライアルレンズの上から追加矯正を行い，必要な度数を決定する．

g. 定期検査

レンズを装用すると涙液が貯留して乾燥による痛みが軽減でき，角膜透見性の向上により視力が向上するが，その反面，SJS は眼表面の管理が非常にむずかしく，HCL 装用によるデメリットが生じることも常に念頭においておかなければならない．受診時には必ずレンズの汚れやキズがないかを確認し，眼脂増強時には結膜嚢培養を行って感染を予防することが必要である．角膜びらんを生じたとき，痛みの訴えがあるときにはレンズの装用を中止する．

5. 症例提示

31歳，男性．17歳のときにかぜ薬を服用したところ，全身に発疹が出現し，SJSと診断され，2007 年 10 月に当院を初診した．

初診時の視力は RV＝0.01（n.c.），LV＝0.08（0.5×sph−1.5 D ○ cyl−2.5 D Ax120°）

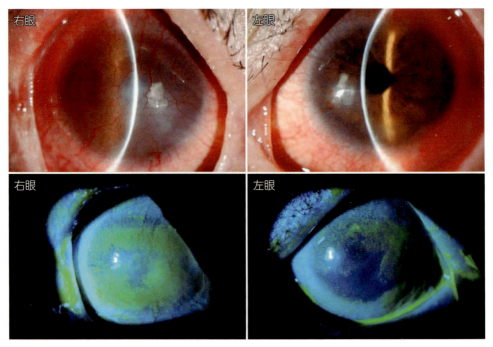

図 81 Stevens-Johnson 症候群（31 歳，男性）の初診時前眼部写真
比較的軽度で両眼ともに瞳孔が透見でき，瞼球癒着も軽度であった．

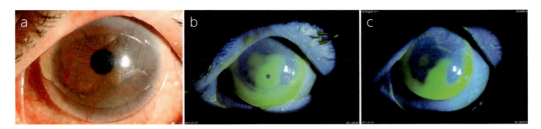

図 82 図 81 の症例の左眼レンズ装用テスト時前眼部写真
a, b：7.60 mm/0 D/14.0 mm/OZ9.0 mm/N 装用．**c**：7.60 mm/0 D/13.0 mm/OZ8.5 mm/N 装用．
a の 14.0 mm のレンズでは下方のエッジが浮き過ぎて下方角膜に air が接触するときがあったので，**b** の 13.0 mm レンズを選択した．

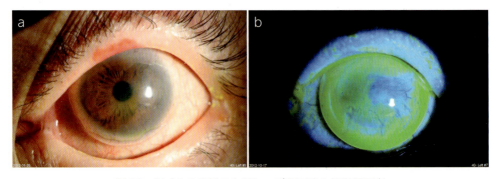

図 83 図 81 の症例の左眼レンズ変更時の前眼部写真
a, b とも 7.70 mm/0 D/14.0 mm/OZ9.0 mm/T 装用．14.0 mm のレンズであるが，接触面積が広く下方角膜も air に接触していない．

3 不正乱視眼へのコンタクトレンズ処方　159

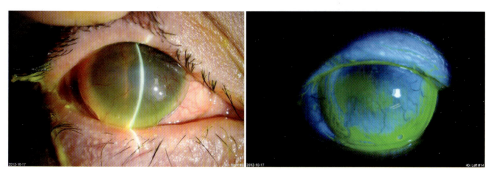

図84　図81の症例の右眼レンズ装用時前眼部写真
パラレルなフィッティングでairも入らず，よいフィッティングである．

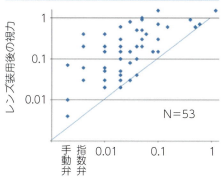

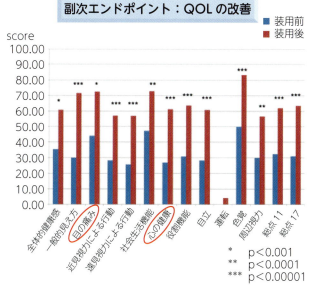

図85　サンコンKyoto-CS®を治験で装用した42例53
　　　眼の視力とQOLの変化
(Sotozono C et al：*Am J Ophthalmol* 158：983-993, 2014.
図3改変引用)

であった．

両眼に瞼球癒着と睫毛乱生を認め，結膜侵入も認めたが，左は角膜の透明性が高かった（図81）．ソフトサンティア点眼と抗菌薬点眼で経過を観察したところ，菌量が減ると眼表面が安定して透明性が増し，RV＝0.08 (n.c.) まで向上した．2011年6月，臨床研究の同意を得て右眼に輪部支持型HCL（のちのサンコンKyoto-CS®）を装用テストしたところ，RV＝（0.2×HCL）まで視力向上したが，左眼の眼鏡視力が良好で自覚的に視力の変化がなかったので，レンズの処方は行わなかった．2011年7月，左眼に輪部支持型HCLの装用テストを行ったところ，良好な視力が出たため左眼の装用を開始した．

【左眼装用テスト】(図82)
LV＝0.15（0.6 p×sph−3.25 D ◯ cyl −1.75 D Ax70°）
LV＝（1.0×7.60 mm/0 D/13.0 mm/OZ8.5 mm/N＝S−1.0）

半年ほど左眼のレンズを装用したところ，たまにレンズがはりつくとのことで，2012年1月に左眼レンズのBCをゆるめ，7.70 mm/0 D/14.0 mm/OZ9.0 mm/Tに変更した（図83）．左眼の経過が安定すると，見え方がよいだけでなく痛みが軽減したとのことで，右眼にも輪部支持型HCLの装用を希望したので，2012年10月に右眼の装用テストを行った．

【右眼装用テスト】(図84)
RV＝0.02 (n.c)
RV＝0.2（7.70 mm/0 D/14.0 mm/OZ 9.0 mm/T）

右眼は装用テストではRV＝（0.2×HCL）であったが，数カ月装用を続けるとRV＝（0.7×HCL）まで視力が向上し，そのまま経過良好で現在まで経過している．このようにサンコンKyoto-CS®では装用を続けるうちに次第にHCL視力が改善することがしばしば経験される．

6. サンコンKyoto-CSの臨床成績

京都府立医科大学が発表した前臨床研究結果を示す（Sotozono C et al：*Am J Ophthalmol* 158：983-993. 2014）．

・対象：SJS患者42例53眼，うち42眼（79％）が視力0.1未満．11眼は0.01未満．
・検査項目：レンズ装用前の最良矯正視力，レンズ装用後の視力，VFQ25によるアンケート調査
・結果：
  ① レンズ装着によりほぼ全例の視力が向上した．
  ② VFQ25においてほぼすべての項目で装用後のほうが高く評価された．
  ③ なかでも「眼の痛み」と「心の健康」が改善した（図85）．

(山岸 景子)

F 角膜移植術後・角膜外傷後・屈折矯正術後へのハードコンタクトレンズ処方

1. マニュアルによるHCL処方

通常のハードコンタクトレンズ（hard contact lens：HCL）の処方は，角膜曲率半径の値を参考にしてトライアルレンズを装用してトライアル＆エラーで処方決定を行うが，オート

ケラトメータによる角膜曲率半径の測定値は角膜中心部分の値であって周辺の形状は加味していない．そこで近年は，角膜形状解析装置や前眼部 OCT を用いての自動処方が試みられている．とくに角膜移植術後，屈折矯正術後の角膜は，中心部がフラットで周辺部がスティープないわゆるオブレート型の形状を示すので角膜全体の形状を把握する必要がある．一方，角膜外傷後は，実にケースバイケースで，外傷の程度や部位によって角膜の形状はさまざまである．さらに穿孔外傷の場合，虹彩欠損を伴ったり角膜移植を要したり，無水晶体眼となるケースもある．このように角膜移植術後，角膜外傷後，屈折矯正術後におけるマニュアル手法（非自動）での HCL 処方は，通常の HCL の処方と比較して非常にむずかしい．

2. 角膜移植術後の例

角膜移植術後の角膜形状（図 86）は，縫合糸部で堤防のような段差を形成しやすく，HCL のセンタリングが不良になりやすい．抜糸してから HCL を処方すべきか，抜糸はできるだけ遅くするか意見の分かれるところではある．いずれにしても，抜糸前，抜糸後，経年変化をふまえてその時々の角膜形状に合わせてレンズを処方していくことになる．一例をあげると，円錐角膜で角膜移植術を施行し，術後 4 年の時点で図 86 の角膜が，術後 8 年（抜糸済）で図 87 のような形状となり，さらには術後 16 年で図 88 のようにスティープに変化した．図 86 のころは，今のように多種類の HCL が普及していなかったため，ベースカーブ（base curve：BC）10.00 mm でサイズを大きくしてカスタムメイドの球面レンズで様子をみていた．当時，コンタクトレンズ（contact lens：CL）上視力は（1.0）まででレンズはやや上方安定であった．図 87 のころには，

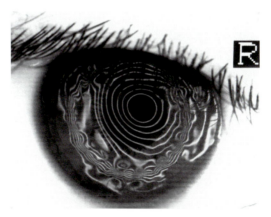

図 86 円錐角膜のため角膜移植術施行後 4 年の photo keratoscope（PKS）像
抜糸前のため，縫合部分が盛り上がり，堤防状を呈している．

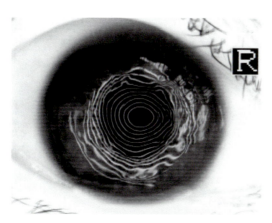

図 87 図 86 と同一症例で術後 8 年（抜糸後 1 年）の PKS 像
縫合部分の盛り上がりは軽減した．

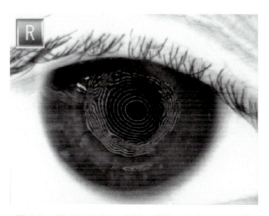

図 88 図 87 と同一症例で術後 16 年の PKS 像
スティープ化してきた．

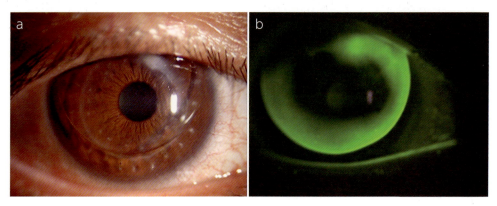

図89　図87のころの前眼部
a：HCLはやや上方に安定している．b：フルオレセインパターン．角膜がスティープ化してきたため，非常にフラットなフィッティングになっている．

BC 8.00 mmでサイズはやや大きめの後述するリバースジオメトリーレンズ1によって視力（1.2）が得られ，レンズの安定位置は少し改善していた．しかし，角膜はさらにスティープ化し，図89のようにレンズのフィッティングは非常にフラットになってしまった．現在は図88のような形状で，BC 7.10 mmでサイズは以前よりは小さい球面レンズで対応でき，視力も（1.5）を得ている．

このように，その時々に合ったレンズに変更していく必要がある．近年は，角膜不正乱視眼に対して後述するように，多段カーブレンズやリバースジオメトリーレンズなどの特殊HCLを選択することが可能である．

3. 角膜外傷後の例

角膜外傷後の角膜形状は多種多様で，まずは球面レンズで対処することが多いが，特殊HCLのほうがうまくいく場合もある．図90はパイプによる外傷で，角膜縫合術後1カ月の角膜形状である．術後3カ月（抜糸後1カ月）で図91のように変化し，その1カ月後にBC 7.15 mmの球面レンズを処方した．角膜形状の変化に伴いレンズを変更し，術後15年（図92a）にはBC 7.50 mmの球面レンズ（図92b）を使用していた．図93は術後20年の角膜形状で，マイヤーリングの乱れをわずかに残すがCL上視力（1.2）を得ている．

4. 屈折矯正術後の例

角膜屈折矯正術後も，角膜移植術後と同様にオブレート型の形状（図94）を示し，HCLの処方がむずかしくなる．図95も，radial keratectomy（RK）後の例である．また，図96は，laser in situ keratomileusis（LASIK）後keratectasiaの例である．どちらも後述するリバースジオメトリーレンズ2を使用し，良好な視力が得られている．

5. 角膜移植術後，角膜外傷後，屈折矯正術後に対応可能な特殊HCLの例と基本的処方

a. 多段カーブHCL（ツインベルおよびツインベルベベルトーリック）

ツインベルタイプは，レンズのBC部分をフラットに，周辺のベベルはBCよりスティープな二つのカーブ（中間カーブ：intermediate curve：IC）と周辺カーブの合計4段カーブを有する形状に設計されている（図97）．IC Iのほうが，その周辺のIC IIよりスティープとなっている．図98のように，この二つのICの間にさらに移行部を設けてICの部分を球面

3 不正乱視眼へのコンタクトレンズ処方　163

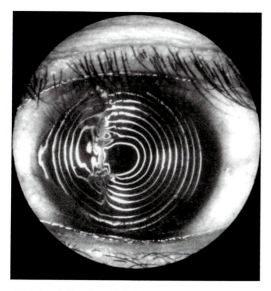

図90　角膜外傷で縫合術施行後1カ月のPKS像
　縫合部分で強い不正乱視を生じている.
（宮本裕子：眼科プラクティス27. p172-175, 文光堂, 2009より引用転載）

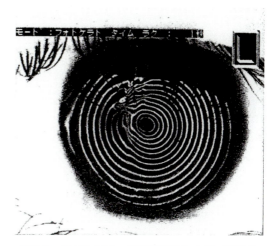

図91　図90と同一症例で術後3カ月（抜糸後1カ月）とのPKS像
　角膜不正乱視が軽減してきている.

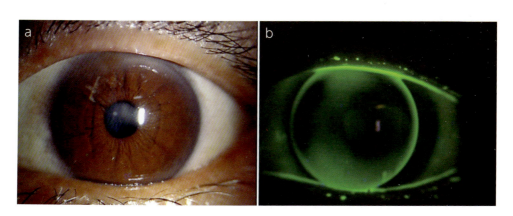

図92　図90と同一症例で外傷後約15年の角膜
　a：縫合部分に軽度の瘢痕を認める. b：角膜に球面HCLを装用中のフルオレセインパターン. 乱視パターンを示している.

ではなくトーリック面にしたツインベベルトーリックレンズがある. おもに強度乱視眼に適応となるが, 角膜移植術後眼にも適応となりうるレンズである.
　処方法：第一選択のトライアルレンズは, 球面HCLのBCより0.30 mmか0.35 mmフラットなBCを選択する. 装着して, 動き, 安定性, サイズが適切かどうかをみるとともに,

角膜中央接触部分の形状が弱主経線方向に平行かどうかを観察する. ベベルトーリックレンズの場合, 角膜乱視の程度によってベベルトーリック差の違うレンズを選択する必要がある. そして, 強主経線方向のICⅡの部分の涙液層が涙液交換の低下を起こさないような隙間になっているか, つまり強主経線方向のフルオレセインパターンを観察して, ベベル部分の涙液層

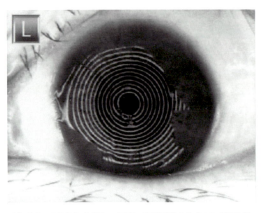

図93　図90と同一症例で外傷後20年のPKS像
マイヤーリングの乱れをわずかに残す．

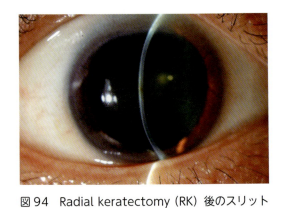

図94　Radial keratectomy（RK）後のスリット写真
オブレート型の角膜形状を示す．
(宮本裕子：眼科プラクティス27．p172-175，文光堂，2009より引用転載)

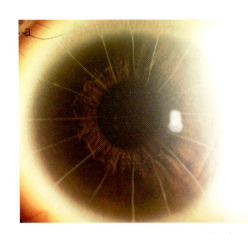
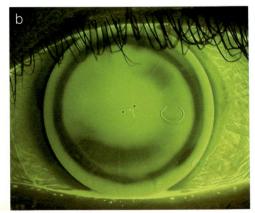

図95　RK後（図94とは別症例）の角膜
a：16本の切開線を認めている．b：aの角膜にリバースジオメトリーレンズを装用．角膜中央部分にフルオレセインがやや貯留気味である．
(立花都子ほか：日コレ誌58：68-72，2016より引用転載)

と中間部の涙液層とのつながりが適切かどうかで判断する．ベベル自体は，標準のものと浮きの大きいタイプが2種類，小さいタイプが1種類の4段階から選択する．最後に，球面補正を行って度数を決定する．

b．リバースジオメトリーレンズ1（ローズK2PG）

図99にローズK2PGのデザインを示す．他のローズK2シリーズに比べ，中央部分がフラットで広いオプティカルゾーンを有する．そ の周囲にスティープなリバースカーブゾーンがある．おもに角膜移植術後に有用である．

処方法：BCは，角膜曲率半径の中間値より0.30 mmスティープな値を第一選択とする．装着してから十分に時間をあけてから，角膜中央部の位置で中央にフルオレセインがわずかに貯留する状態かどうか判断する．術後経年変化例や抜糸後の例では，アライメントあるいは少しフラットとなるくらいのBCに変更する．また，周辺部においては，エッジクリアランスが

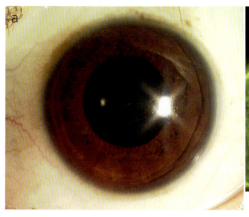
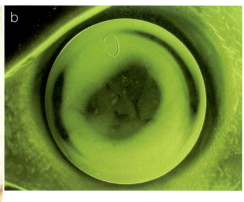

図96 Laser *in situ* keratomileusis (LASIK) 後 keratectasia の角膜
a：実は角膜下方がやや突出している．**b**：a の角膜にリバースジオメトリーレンズを装用．中間部分とベベル部分の涙液層のつながりが良好である．

（立花都子ほか：日コレ誌 58：68-72, 2016 より引用転載）

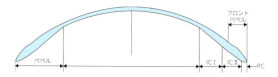

図97 多段カーブレンズのデザイン（ツインベル）
中央部がフラットで周辺にスティープな合計4段のカーブを有する．IC Ⅰ：第1中間カーブ，IC Ⅱ：第2中間カーブ．　　　　　　（サンコンタクトレンズ提供）

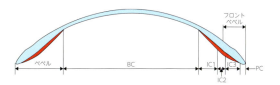

図98 多段カーブレンズのデザイン（ツインベルベベルトーリック）
周辺部を，図97のIC ⅠとIC Ⅱの間にさらに移行部を設けて，トーリック面にした．
（サンコンタクトレンズ提供）

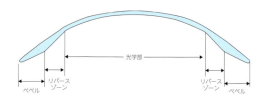

図99 リバースジオメトリーレンズのデザイン（ローズ K2PG レンズのデザイン）
他のローズK2シリーズより中央部分をフラットにし，その周囲にスティープなリバースカーブゾーンが設けてある．　　　　　　（メニコン提供）

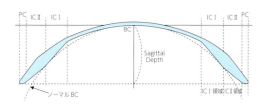

図100 リバースジオメトリーレンズのデザイン（ツインベル LVC タイプ）
図97のレンズを改良し，IC Ⅰがかなりスティープになっている．　（サンコンタクトレンズ提供）

0.6～0.9 mm 幅できるようにする．本レンズはエッジリフトを選択できるので，トライアルレンズより，どの程度高リフトにするか低リフトにするかで5段階から選ぶことが可能である．トライアルレンズのサイズは10.4 mmと

なっているが，必要があれば変更する．度数は他のレンズと同様に決定する．

　c．リバースジオメトリーレンズ2
　　（ツインベル LVC）
　図97のレンズを改良し，IC Ⅰをかなりス

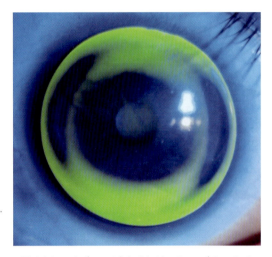

図101　リバースジオメトリーレンズのフルオレセインパターン
中央部分はアピカルタッチで，中間部とベベル部分のつながりが良好である．
（サンコンタクトレンズ提供）

ティープにして，ベベルの浮き上がりを適切な量にして BC をよりフラットに選択することが可能な laser vision correction レンズ（LVC レンズ，図100）がある．球面レンズの場合だと，角膜周辺部の浮きを減らすために BC をスティープにしていくと角膜中央部付近でアピカルクリアランスが深くなり，そのために見え方がぼやけたり，ギラギラしたり，涙液交換が悪くなってしまう．しかし，本レンズでは角膜周辺部で良好なフィッティングを得ながら角膜中央部付近をアピカルタッチにすることが可能となる．

処方法：ファーストチョイスの目安としては，LASIK や photorefractive keratectomy（PRK）後に低矯正あるいは過矯正となった場合は角膜曲率半径の弱主経線の値を，感染症後や不正乱視を生じた場合は中間値を，RK 後は強主経線の値を，角膜移植術後（抜糸前）は中間値を基に小数第2位を切り捨てた値の BC を選択する．アピカルタッチで角膜中央部付近にパラレルな BC となるように，中央部分の涙液層をできるだけ少なくなるよう，必要があれば BC を変更する．中間部分の涙液層とベベル部分の涙液層のつながりが大きいときは，BC をスティープに，つながりが小さいときは BC をフラットに変更する．もしも変更することによって角膜中央部付近の涙液層が増加するときは，注文する BC は変更しないで，ノーマル BC の変更を行う．もともとトライアルレンズのノーマル BC は，BC－0.6 mm となっているのでそれを使用し，0.1 mm ずつ BC を変更したトライアルレンズを装用して，中間部とベベル部分のつながりが小さい場合はフラットなレンズを，大きい場合はスティープなテストレンズを装用する．適切になったときの BC－0.6 mm がノーマル BC となる．注文は，BC とノーマル BC を指定する．ベベルについては，ツインベルタイプと同様である．

理想的なフルオレセインパターンは図101のようになる．

d．スクレラルレンズ

角膜屈折矯正術後に球面レンズを装用すると，角膜中央部分に涙液が貯留しやすく，高次収差が大きくなる．そのため視力が良好であっても見え方の質としては劣る．そこでレンズの安定性や質的視力の向上をめざして特殊 HCL が使用されるが，その中で，セミスクレラルレンズの一つである MacroLens™（直径13.9～15.0 mm，BC 6.60～8.88 mm）（C & H contact lenses）を用いて角膜屈折矯正術後の高次収差に有効であったとの報告もある．現在，わが国では，スクレラルレンズのほとんどが医師の裁量の下でしか使用できない．スクレラルレンズが，重度のオキュラーサーフェス疾患や不正乱視眼の矯正手段の一つとして，今後もっと普及して容易に使用可能となることを期待している．

処方法：オランダのオプトメトリスト Eef van der Worp の著書（http://commons.pacificu.edu/cgi/viewcontent.cgi ? filename=6&article=1003&context=

mono&type=additional）によると，通常のHCLの合わせ方とは逆で，まずは，レンズの直径を決定する．十分な涙液貯留層を作り出し，レンズ全体の重量を前眼部表面で支えるのに必要な全直径をもつようにする．次に角膜クリアランスについて検討するが，気泡の発生を参考にsagittal depthの浅いレンズから（逆の場合もある）トライして，次第に深いレンズで適切なものを決定する．さらに周辺角膜のクリアランスは，弱主経線値よりもわずかにフラットな後面光学ゾーン曲率を選択するとよい．次に，接地ゾーンを前眼部表面に沿わせて，十分なエッジリフトを作れるようフィッティングを評価する．もし眼表面に不整な形状が認められる場合には，トーリックやクォドラントスペシフィックレンズのような非回転対称レンズが推奨される．と記載されている．

（宮本 裕子）

文 献

A. 円錐角膜などへの処方

1) 糸井素純，久江 勝，津田倫子ほか：ソフトコンタクトレンズ長期装用者にみられた円錐角膜の角膜形状と患者背景．日コレ誌 52：250-257, 2010
2) 茨城信博，池部 均，小玉裕司：円錐角膜の角膜形状の経時的変化について．あたらしい眼科 1：380-382, 1984
3) 茨城信博，髙嶋和恵，池部 均：ハードコンタクトレンズ装用に伴う円錐角膜の経時的変化．日コレ誌 27：28-31, 1985
4) 岩崎直樹，松田 司，須田秩史ほか：Large-sized ハードコンタクトレンズ装用による円錐角膜の角膜形状の改善効果について．日コレ誌 33：81-86, 1991
5) 糸井素純：円錐角膜のコンタクトレンズ装用による予防効果．標準コンタクトレンズ診療（坪田一男編集），眼科プラクティス27，p168-169，文光堂，2009
6) 糸井素純：円錐角膜の進行．IOL&RS 29：67-72, 2015
7) Liu Z, Pflugfelder SC：The effects of long-term contact lens wear on corneal thickness, curvature and surface regularity. *Ophthalmology* 107：105-111, 2000
8) 前田直之，岩崎直樹，細谷比左志ほか：角膜形状解析の臨床応用．初期円錐角膜の診断とコンタクトレンズ処方．日コレ誌 32：59-62, 1990
9) 桂 真理，山本 優，松川正視ほか：自動角膜形状解析装置（システムフォルム200）によるHCL処方．日本コレ誌 28：139-143, 1986
10) 糸井素純，上田栄子，深沢広愛ほか：前眼部OCTを利用した球面HCL処方におけるトライアルレンズのBC選択プログラム．日コレ誌 55：2-6, 2013

B. 円錐角膜などへのローズK2レンズ処方

1) Eiden B, Matz M：Keratoconus is more prevalent than we thought. *Contact Lens Spectrum* l32：14-15, 2017
2) Rose P：Rose K, improving a keratoconus lens design. *Contact Lens Spectrum* 17-20, 2005
3) Rose P：Improving a keratoconus lens design. *Contact Lens Spectrum* 17-22, 2005
4) Warnock S：The rose K lens system offers a flexible way to fit keratoconics throughout the course of the disease. Primary Care Optometory News June 1997
5) Caroline P et al：The rose K lense design for keratoconus. *Contact Lens Spectrum* August 1997
6) Betts AM, Mitchell GL, Zadnik K：Visual Performance and Comfort with the Rose K Lens for Keratoconus. *Optom Vis Sci* 79：493-501, 2002
7) 坂田実紀：特殊なケースに対する処方．あたらしい眼科 20：90-92, 2003
8) 水谷 聡：円錐角膜に対する逆形状多段階カーブコンタクトレンズ処方．日コレ誌 53：88-93, 2011
9) Elbendary AM, Waleed Abou Samra：Evaluation of rigid gas permeable lens fitting in keratoconic patients with optical coherence tomography. *Graefes Arch Clin Exp Ophthalmol* 251：1565-1570, 2013

C. 円錐角膜などへのミニスクレラルレンズ処方

1) Rosenthal P, Croteau A：Fluid-ventilated, gas-permeable scleral contact lens is an effective option for managing severe ocular surface disease and many corneal disorders that would otherwise require penetrating keratoplasty. *Eye Contact Lens* 31：130-134, 2005
2) Jedlicka J, Johns LK, Byrnes S：Scleral contact lens fitting guide. Contact Lens Spectrum. October-2010
http://www.clspectrum.com/issues/2010/october-2010/scleral-contact-lens-fitting-

guide (Accessed 2017/5/29)
3) 松原正男, 武田桜子：円錐角膜などの患者におけるミニスクレラルレンズ処方の検討. 日コレ誌 53：267-273, 2011
4) Gupta N, Kaur M：Scleral contact lenses. *Delhi J Ophthalmol* 24：51-57, 2013
5) 松原正男：角膜不正乱視眼に対するSpecialty lensの現状. 日コレ誌 57：2-7, 2015

D. ペルーシド角膜辺縁変性へのツインベルレンズ処方
1) Shimazaki J, Maeda N, Hieda O et al：National survey of pellucid marginal corneal degeneration in Japan. *J J Ophthalmol* 60：341-348, 2016
2) 植田喜一, 山本達也, 小玉裕司ほか：新しい多段カーブハードコンタクトレンズの試作. 日コレ誌 46：31-34, 2004
3) 柳井亮二, 植田喜一, 園田康平：ペルーシド角膜辺縁変性に対するツインベルタイプハードコンタクトレンズの有用性. 日コレ誌 55：168-172, 2013
4) 柳井亮二：特殊なデザインのハードコンタクトレンズ 1. ダブルベベルハードコンタクトレンズ—ペルーシド角膜辺縁変性攻略法. あたらしい眼科 30：1369-1374, 2013
5) 柳井亮二：HCLの処方（8）：ペルーシド角膜辺縁変性／はじめてのCL処方 第12回. 日コレ誌 58：108-111, 2016

E. Stevens-Johnson症候群への輪部支持型ハードコンタクトレンズ処方
1) 外園千恵：Stevens-Johnson症候群. 眼科プラクティス56 眼アレルギーの診療：p30-31, 文光堂, 2000
2) 外園千恵：重症多形滲出性紅斑の眼後遺症に対する輪部支持型ハードコンタクトレンズCS-100の臨床試験. 日本臨床評価 43：203-205, 2015
3) Sotozono C, Yamauchi N, Maeda S et al：Tear exchangeable limbal rigid contact lens for ocular sequelae resulting from Stevens-Johnson syndrome or toxic epidermal necrolysis. *Am J Ophthalmology* 158：983-93, 2014
4) Nau CB, Schornack MM：Region-specific changes in postlens fluid reservoir depth beneath small-diameter scleral lenses over 2 hours. *Eye Contact Lens* 2017

F. 角膜移植術後・角膜外傷後・屈折矯正術後へのハードコンタクトレンズ処方
1) 糸井素純：II角膜形状解析を知る/対象別結果の読み方/コンタクトレンズ ハードコンタクトレンズの自動処方（前田直之, 大鹿哲郎, 不仁門 尚編）, 前眼部画像診断A to Z, p234-239, メディカルビュー社, 2016
2) 宮本裕子：角膜移植術後・角膜外傷術後・角膜屈折矯正手術術後のコンタクトレンズ. 眼科プラクティス27, 標準コンタクトレンズ診療.（坪田一男編）, p172-175, 文光堂, 2009
3) 水谷 聡：角膜不正乱視へのコンタクトレンズ処方. 日コレ誌 56：40-46, 2014
4) 立花都子, 前田直之, 宇髙健一ほか：角膜形状異常眼に対するリバースジオメトリーコンタクトレンズ処方. 日コレ誌 58：68-72, 2016
5) Gemoules G, Morris KM：Rigid gas-permeable contact lenses and severe higher-order aberrations in postsurgical corneas. *Eye Contact Lens* 33：304-307, 2007

4. 老視眼へのコンタクトレンズ処方

A 老視眼へのハードコンタクトレンズ処方

コンタクトレンズ（contact lens：CL）装用者も年齢が進むにつれて老視が出現してくる．とくにハードコンタクトレンズ（hard contact lens：HCL）ユーザーの平均年齢は高く，老視に対応しなければならない状況が増えつつある．

1. 遠近両用HCLの適応

元々HCLを使用していたユーザーが老視になった場合は，遠近両用HCLの第一適応となる．ソフトコンタクトレンズ（soft contact lens：SCL）ユーザーが老視になった場合，乱視がないか，あっても軽度の場合は遠近両用SCLの適応になるが，乱視が強い場合は遠近ともに視力が出にくく，遠近両用SCLの適応とはならない．しかし，どうしても遠近両用CLを希望された場合は遠近両用HCLの適応となる（表1）．遠近両用SCLは遠用部と近用部から入った情報を脳が選択して見たいものを見るといった同時視型のデザインがなされており，視力の質は少し落ちる．遠近両用HCLは遠用部と近用部の間の加入度数移行部をふまえて同時視型とうたっているものもあるが，基本的には交代視型であり，遠近ともに視覚の質は高い（図1）．

2. 遠近両用HCLの種類

a. 後面非球面遠近両用HCLと後面球面遠近両用HCL

遠近両用HCLは遠近両方の度数を獲得する

表1 CL使用経験からのレンズ選択

	遠近両用HCL	遠近両用SCL
CL未経験者	△〜×	◎
HCL経験者	◎	○
SCL経験者	△〜×	◎

CL未経験者は装用感の点から遠近両用SCLが適応になるが，乱視が強くて視力が出にくく，それでも遠近両用CLを希望する場合のみ遠近両用HCLの適応となる．基本的にHCL経験者はHCLの，SCL経験者はSCLの遠近両用レンズを勧める．

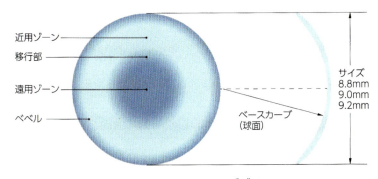

図1 遠近両用HCLのデザイン
中央部が遠用，周辺部が近用で，その間は累進的に移行部となる．

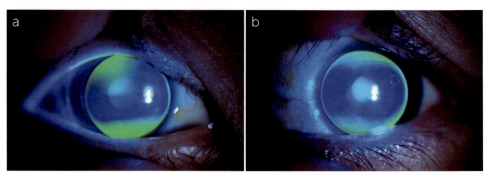

図2 レインボークレール®のフルオレセインパターン
a：右眼．b：左眼．いずれも，かなりフラットに処方されているが，ベベル幅がやや狭く，このように処方したほうが固着を防ぐことができる．

ためにデザイン上の工夫がなされており，後面が非球面のものと球面のものに大別される．

①後面非球面遠近両用 HCL の処方例

ここでは両面非球面遠近両用 HCL であるレインボークレール®を例にとりあげる．

症例は50歳の女性．単焦点 HCL を使用しているが，最近，近方が見えにくくなったとのこと．現在使用中のレンズ規格は下記のとおりである．

RV＝（1.2×750/−2.75/8.8）
NRV＝（0.3×HCL）
LV＝（1.2×755/−3.00/8.2）
NLV＝（0.3×HCL）

この患者にレインボークレールを処方した．

RV＝（1.2×730/−5.50/+3.0/9.0）
NRV＝（0.6×HCL）
LV＝（1.0×730/−6.00/+3.0/9.0）
NLV＝（0.5×HCL）

サイズは一回り大きいので，ややベースカーブ（base curve：BC）はフラットになると予想されるが，実際はこれまでの HCL よりもかなりスティープな BC となった．フルオレセインパターン（図2）をみるとフラットとなっている．このレンズのようにベベル幅がやや狭いレンズでは，少しフラットめに処方するのが固着を防ぐコツである．とくに Dk 値が高くて柔らかいサイズの大きいレンズではフラットめに処方しなければならない．

後面非球面遠近両用 HCL を処方する場合は，それまでに使用していたレンズの BC やパワーが参考にならないので注意を要する．

②後面球面遠近両用 HCL の処方例

ここでは前面非球面後面球面遠近両用 HCL であるシード・マルチフォーカル O_2 ノア®を例にとりあげる．

症例は47歳の女性．単焦点 HCL を使用しているが，最近，近方が見えにくくなってきたとのこと．現在使用中のレンズ規格は下記のとおりである．

RV＝（1.2×780/−3.25/8.8）
NRV＝（0.4×HCL）
LV＝（1.2×795/−3.75/8.8）
NLV＝（0.5 p×HCL）

この患者にシード・マルチフォーカル O_2 ノア®を処方した．

RV＝（1.2×785/−3.00/+1.0/9.3）
NRV＝（0.8×HCL）
LV＝（1.2×800/−3.50/+1.0/9.3）
NLV＝（0.8×HCL）

サイズは一回り大きいのでやや BC はフラットになり，その分パワーは低くなっている．このように後面球面遠近両用 HCL においては，これまでに使用していたレンズの BC やパワーが参考になる．フルオレセインパターンも良好

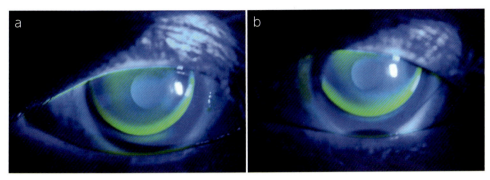

図3 シード・マルチフォーカル O_2 ノア® のフルオレセインパターン
a：右眼. b：左眼. いずれもベベル幅が広く，ほぼパラレルに処方されている.

である（図3）．

b. 低加入度数遠近両用 HCL と高加入度数遠近両用 HCL

遠近両用 HCL の遠用部と近用部の移行部は累進デザインになっているが，やはり低加入度数の遠近両用 HCL のほうがより自然な見え方であり，遠近両用 SCL と同様，比較的軽い老視の間に遠近両用 HCL に移行するのが望ましい．また，近見不良を訴えてきたユーザーには，まず低加入度数のレンズを試してみる．中程度の老視のユーザーにも低加入度数のレンズで対処できることが多い．遠近両用 SCL のように，効き目を遠用優位，非効き目を近用優位に合わせるモディファイド・モノビジョンを採用しなければならないことは少ない．低加入度数のレンズで近見不良の場合は，両眼を高加入度数のレンズにする．

低加入度数と高加入度数のレンズを併用した症例を紹介する．症例は43歳の女性で，左眼は白内障術後の眼内レンズ挿入眼である．サンコン・マイルド Epi（バイフォーカルタイプ）を処方している．

RV＝（1.2×785／－4.75／＋1.5/8.8）
NVR＝（0.8×HCL）
LV＝（1.2×785／－2.25／＋2.5/8.8）
NLV＝（0.8×HCL）

このように非手術眼には低加入度数，手術眼には高加入度数のレンズを処方して，遠方および近方ともに良好な視力が得られている．もっと若い患者で，老視がない場合は，非手術眼に単焦点の HCL を処方することもできる．

3. 単焦点 HCL ユーザーへの処方

単焦点 HCL ユーザーが老視になった場合，遠近両用 HCL に移行するのは比較的簡単である．とくに遠近両用眼鏡を使用しているユーザーは，近方を下方視するやり方を習得しており，遠近両用 HCL にもすぐ適応できる．遠近両用眼鏡を使ったことがないユーザーはレンズの真ん中で近方を見がちなので，下方視することによって下眼瞼でレンズが押し上げられ，近用度数が入った部位で近くを見るといった理論を説明したうえで，近方の見方を指導することが大切である．

遠方・近方の見える範囲を広く取りたいということで，サイズの大きいレンズやレンズの動きを少なくして見え方の安定化を図るベベル幅の狭いレンズもあり，どうしても固着を起こしやすくなってしまう．また，Dk 値が高いとレンズは柔らかくなり，固着の可能性はさらに大きくなる．このようなレンズを処方する際は，少しフラット気味にして，しばらくは定期検査の間隔を短くしたほうが無難である．固着が認められた場合は BC をフラットにするか，ベベル幅が広いレンズ，サイズが小さいレンズに変更する．

（小玉 裕司）

B 老視眼へのソフトコンタクトレンズ処方

1. 単焦点 SCL 処方の考え方

コンタクトレンズ（contact Lens：CL）は近視，遠視，乱視などの屈折異常の矯正だけでなく老視の矯正にも使用される．老視眼に対するソフトコンタクトレンズ（soft contact lens：SCL）の処方には，単焦点レンズを用いる場合と遠近両用レンズを用いる場合がある．

近見障害をきたした患者に対して単焦点レンズの SCL を用いる場合には，次の方法を考える．①両眼の遠方の見え方を落として近方の見え方を上げる（両眼の度数にプラスを加えて中間距離に合わせる）．②利き目を遠方が，非利き目を近方が見えるようにする（利き目を完全矯正，非利き目を近視低矯正・遠視過矯正にするモノビジョン法）．③両眼の遠方がよく見えるようにして（両眼を完全矯正にして），近方については単焦点 SCL の上から近用眼鏡を併用する．④両眼の近方がよく見えるようにして（両眼を近視低矯正，遠視過矯正にして），遠方については単焦点 SCL の上から遠用眼鏡を併用する．

2. 遠近両用 SCL の種類と特徴

a. 遠近両用 SCL の種類

遠近両用 SCL には種々のタイプがある（図4）が，これらの特徴を理解しておく必要がある．

遠近両用 SCL は光学的機能から交代視型と同時視型に分けられる．交代視型は視線を上下に動かしてレンズの遠用光学部，近用光学部のいずれか一方を通して物を見る．同時視型は遠方と近方の像を同時に網膜に結像させ，脳がどちらか必要な像を選択するもので，遠方像を集中して見ているときは近方像に抑制がかかり，近方像を見ようとすると逆になる．

遠近両用 SCL は光学部の焦点あるいは屈折力から二重焦点と累進屈折力に分けられる．二重焦点レンズは1枚のレンズに二つの異なる屈折力（度数）をもたせて遠方と近方に焦点が合う．累進屈折力レンズは1枚のレンズに連続して累進的に度数をもたせている．累進多焦点レンズ（マルチフォーカルレンズ）といわれることがあるが，焦点がたくさん存在するのではなく，近用加入度数が徐々に変化しているので累進屈折力レンズと表現するのが正しい．累進屈折力 SCL は前面または後面が非球面形状である．累進屈折力 SCL ではレンズの屈折力は中心から周辺に向けて連続的に変化するので，遠方から中間距離，近方まで境目のない見え方が得られやすい．

現在，国内で販売されている遠近両用 SCL はすべて同心円型の同時視型で，二重焦点レンズおよび累進屈折力レンズがある．同心円型の遠近両用ハードコンタクトレンズ（hard contact lens：HCL）は中心が遠用・周辺が近用であるが，遠近両用 SCL は中心が遠用・周辺が近用のタイプのものと，逆に中心が近用・周辺が遠用のタイプのものがある（図5）．

b. 遠近両用 SCL の見え方

二重焦点レンズあるいは累進屈折力レンズとして働く遠近両用 SCL は，瞳孔領に遠用と近用の光学部が存在するため，単焦点レンズの SCL に比べて見え方の質が低下する．

日常の生活ではコントラストの良いものばかり見ているわけではなく，コントラストの悪いものも見なければならない．同時視型の遠近両用 SCL は遠方と近方の像が同時に網膜に結像するため，単焦点 SCL に比べてコントラスト感度が低下して像が暗く見える．このことはとりわけ夜間の車の運転の際に問題となる．Hartmann-Shack 波面センサーを用いて SCL

4. 老視眼へのコンタクトレンズ処方

形状	同心円型	同心円型
デザイン		
屈折力(焦点)	二重焦点	累進屈折力
光学的機能	交代視型	同時視型(交代視型)
光学部	中心遠用・周辺近用 or 中心近用・周辺遠用	中心遠用・周辺近用 or 中心近用・周辺遠用
前・後面	前面：球面 or 非球面 後面：球面 or 非球面	前面：球面 or 非球面 後面：球面 or 非球面

図4　遠近両用SCLの種類
(植田喜一：眼科診療プラクティス77：p46-51, 2001より引用)

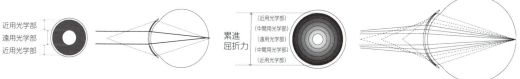

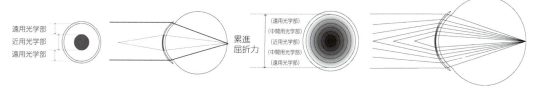

図5　遠近両用SCLのデザイン
(植田喜一：あたらしい眼科 18：435-446, 2001より引用)

装用時の高次波面収差解析を行うと，単焦点SCL装用時に比べて遠近両用SCL装用時のほうがコマ収差，球面収差および全高次収差は増加する．網膜シミュレーション像においても，単焦点SCL装用時に比べて，遠近両用SCL装用時のほうがLandolt環は不鮮明になる（図

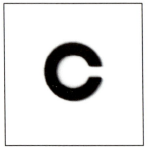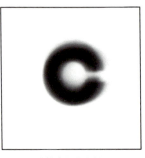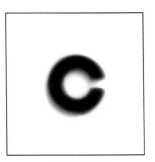

　単焦点 SCL　　　　遠近両用 SCL　　　　遠近両用 SCL
　　　　　　　　　（遠方重視タイプ）　　（近方重視タイプ）

（ロート i.Q.®14 バイフォーカル）
ロート i.Q.®14 バイフォーカルは 2016 年 3 月 23 日に販売終了

図 6　単焦点 SCL および遠近両用 SCL 装用時における網膜シミュレーション像
（植田喜一：あたらしい眼科 23：851-860, 2006 より引用）

6）．さらに，立体視が低下することもある．若い頃のように遠方も近方も自然に見えるわけではないことを患者にしっかり説明する必要がある．

3. 遠近両用 SCL の処方

a. 遠近両用 SCL の適応

　単焦点 SCL の使用者が近見障害を訴えた場合には遠近両用 SCL の処方を考える．これまで CL（HCL あるいは SCL）を使用したことがない人でも，乱視のため SCL では十分な矯正視力が得られない場合を除けば，一度は遠近両用 SCL を試してみるとよい．しかし，遠近両用 SCL は眼鏡や遠近両用 HCL に比べると見え方が悪いため，見え方に対する要求度の高い人や長時間の近業をする人は遠近両用 SCL に満足しないことがある．具体的な例をあげると，裸眼で遠方がよく見えている弱度遠視眼や正視眼，裸眼で近方がよく見えている軽度近視眼，使用している単焦点 CL あるいは眼鏡が過矯正の近視眼などである．このような場合は単焦点 SCL の上から必要に応じて近方または遠方の眼鏡をかける，遠近両用 HCL に変更する，CL の装用をあきらめて遠近両用眼鏡を処方するといったほかの矯正手段を選ばざる得ないこ

とがある．一方，遠方の見え方に不自由をきたした遠視眼はもっともよい適応で，遠近両用 SCL を処方すると近方だけでなく遠方の見え方にも満足することが多い（表 2）．

b. 遠近両用 SCL の処方に必要な検査

　遠近両用 SCL の処方にあたっては遠用度数と近用加入度数の 2 種類のレンズ度数を決定しなければならない．近用加入度数が大きいと上述した収差もが大きくなるので，近用加入度数は可能な限り小さくするとよい．近視過矯正や遠視低矯正では近用加入度数が強くなるので，遠用度数を適正に合わせることが重要で，そのためにも調節が介入しない自覚的屈折値を測定する必要がある．

　屈折異常の種類と程度を測定するには他覚的屈折検査としてオートレフラクトメータや検影法が用いられるが，オートレフラクトメータは検査時に調節の介入を招きやすい（器械近視）ので，注意する必要がある．

　遠方の裸眼視力と矯正視力だけでなく，近方の視力も測定するが，そのためにはまず近方作業距離を計測して，その距離における視力を測定する．近方作業距離の計測にはプッシュアップが有効である．この近方作業距離の逆数が近用加入度数になる．

表2 遠近両用SCLの適応

適応しやすい症例	適応しにくい症例
1. CL装用のモチベーションが高い人 2. CLによる矯正が必要な人 　（強度の遠視・近視，不正乱視，不等像視） 3. 眼鏡で都合が悪い人 　（スポーツをする人，美容上など） 4. 見え方に対して要求度が高くない人 5. CL未経験者でそして遠方の見え方に不自由をきたした遠視の人	1. CL装用に興味のない人 2. 過度に遠方，近方の見え方を追求する人 3. 使用しているCLあるいは眼鏡が近視過矯正の人 4. 遠方がよく見えている弱度遠視眼～正視眼に近い人 5. 近方がよく見えている軽度近視の人

【プッシュアップ】
①新聞の文字や電話帳，時刻表などを視標として遠方から近方に徐々に近づけて，快適に見えるところで止める．
②再び遠方に戻すが，戻すときにはすばやく動かす．
③これをくり返し，もっとも明瞭に見える近方作業距離を判定する．

　患者の現在の屈折異常の矯正が適正であるかを確認することも必要である．使用している眼鏡ならびにCLが不適正であると，それが原因で調節異常をきたすことがある．そうした場合には，まず屈折異常を適正に矯正したうえで，調節機能を再評価する必要がある．近視の過矯正，遠視の低矯正，乱視の過矯正や未矯正が問題視されるが，過度な近視の低矯正，遠視の過矯正や乱視の低矯正もよくない．
　使用している眼鏡やCLの規格（球面度数，円柱度数，円柱軸，近用加入度数，CLの場合にはベースカーブ（base curve：BC）およびサイズ）を計測し，実際にそのレンズを装用した状態での遠方視力と近方視力や近方作業距離を測定する．そのレンズが屈折異常や調節異常に対して未矯正，低矯正あるいは過矯正であった場合にはどの程度であるかを確認する．これらが不適正であった場合には，十分な説明をしたうえで遠近両用SCLを処方しないと，見え方に満足してもらえない．

　老視の矯正を行う場合に患者の明視域（調節域）を考える必要がある．たとえば-3.00Dの近視眼では遠点33cmである．この患者の近点を測定して25cmであったとすると調節力は1.00Dとなる．遠用度数が-3.00Dの単焦点SCLを使用すると遠点は無限遠で近点は100cmになる．遠用度数が-3.00Dで加入度数が$+2.00$Dの二重焦点SCLと累進屈折力SCLでは，明視できる範囲が異なる（図7）．この患者の場合は二重焦点SCLでは中間距離が明視できないが，累進屈折力SCLでは遠方から近方まで境目なく見えるようになる．このように，明視域は患者の調節力と使用するSCLの種類，近用加入度数によって変わる．
　ただし，単焦点の眼鏡と単焦点SCLとでは屈折異常を矯正して近くにある物体を明視するのに必要な調節量は異なる．単焦点SCLのほうが眼鏡よりも角膜頂点間距離が12mm短いため，近視眼の場合は近見に際して単焦点SCLは単焦点の眼鏡より調節力が必要になり，逆に遠視眼の場合はSCLは小さい調節力ですむ（図8）．したがって，近視眼の場合，遠方に合わせた眼鏡で近方も見えていても，同じ度数の単焦点SCLでは離さないと見えないということが起こる．遠視眼の場合は，逆に単焦点の眼鏡よりも単焦点SCLのほうが見やすいということが起こる．
　一方，遠近両用眼鏡を処方する場合には他覚的屈折値および自覚的屈折値，年齢から考えら

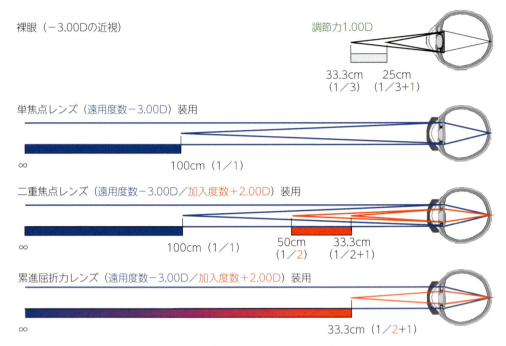

図7 明視域（−3.00Dの近視眼を例とする）
（植田喜一：あたらしい眼科 28 臨増：83-88, 2011 より引用）

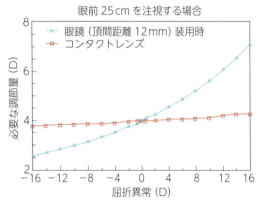

図8 眼前25 cmを注視する場合に必要とする調節力
（植田喜一：あたらしい眼科 28 臨増 83-88, 2011 より引用）

れる調節力をもとに検眼を行うと，期待される遠方視力および近方視力が得られるが，遠近両用SCLの場合にはこれらのデータをもとに検眼しても期待した視力が得られないことがある．すなわち，表示された近用加入度数が有効に働いていないということである（**表3**）．製品によってこのような差がみられるのは，主としてレンズデザインによるものと考えられる．

c. 遠近両用SCLの選択

素材としては従来素材のハイドロゲルレンズと新素材のシリコーンハイドロゲルレンズがあるが，酸素透過性が高いことや乾きにくく蛋白質が付着しにくいことから，シリコーンハイドロゲルレンズが増えている．ただし，新素材の製品の中にはやや硬いものや脂質が付着しやすいものがあるので，それぞれの特徴を知る必要がある．また，遠用度数，近用加入度数などの規格が異なるので，これらで対応できるかをチェックする．**表4，5**に1日使い捨てタイプと2週間交換タイプの遠近両用SCLを示す．

患者の屈折異常と調節異常の種類，程度からSCL〔単焦点レンズ，遠近両用レンズ（二重焦点レンズ，累進屈折力レンズ）〕のいずれが眼光学的に好ましいかを考える．

図9に1日使い捨てタイプと2週間交換タイプの遠近両用SCLの屈折力分布のイメージ

表3 遠近両用SCLの有効近用加入度数（D）

	表示値+2.00	表示値+2.50
2ウィークアキュビューバイフォーカル	0.83±0.63	1.18±0.77
メニフォーカル ソフトS	1.34±0.77	1.90±0.90
フォーカス プログレッシブ		1.06±0.83
ロートIQ 14 バイフォーカル Dレンズ	0.80±0.65	1.30±0.77
ロートIQ 14 バイフォーカル Nレンズ	1.78±0.83	2.40±0.99

・2ウィークアキュビューバイフォーカルは2015年6月30日に販売終了
・フォーカスプログレッシブは2008年12月末日に販売終了
・ロートIQ14バイフォーカルは2016年3月23日に販売終了
（植田喜一：あたらしい眼科 28：623-631, 2011 より引用）

表4 おもな1日使い捨てタイプの遠近両用SCL

メーカー	レンズ名	二重焦点 or 累進屈折力	光学部	加入度数	装用スケジュール	素材
シード	シード 1dayPure マルチステージ	二重焦点	中心遠用 周辺近用	+0.75 D +1.50 D	1日使い捨て	ハイドロゲル
クーパービジョンジャパン	プロクリアワンデー（マルチフォーカル）	累進屈折力	中心近用 周辺遠用	+1.50 D	1日使い捨て	ハイドロゲル
日本アルコン	デイリーズアクアコンフォートプラスマルチフォーカル	累進屈折力	中心近用 周辺遠用	+1.25 D +2.00 D +2.50 D	1日使い捨て	ハイドロゲル
ジョンソン・エンド・ジョンソン	ワンデーアキュビューモイストマルチフォーカル	累進屈折力	中心近用 周辺遠用	+0.75〜+1.25 D +1.50〜+1.75 D +2.00〜+2.50 D	1日使い捨て	ハイドロゲル
ボシュロム	バイオトゥルーワンデーマルチフォーカル	累進屈折力	中心近用 周辺遠用	+1.50 +2.25	1日使い捨て	ハイドロゲル

（2017年5月29日現在）

図を示すが，レンズデザインによって屈折力分布が大きく異なるので，上述した明視域を考えて製品を選択する．

1日使い捨てタイプと2週間交換タイプの遠近両用SCLであれば，種々の度数のトライアルレンズが提供されているので，自覚的屈折値の角膜頂点間距離補正（検眼レンズによる矯正が±4.00 Dを超えた場合に換算表を用いて補正）を行って，トライアルレンズの遠用度数を選択するが，近視過矯正や遠視低矯正にならないために+1.00 D程度を加えたものを第一選択にするとよい．

見え方の質を考えると収差の少ない近用加入度数を第一選択とする．遠方重視であれば中心遠用・周辺近用の製品が，近方重視であれば中心近用・周辺遠用の製品を第一選択とするが，必ずしも理論通りの見え方が得られるわけではない．それは上述したように各製品の屈折力分布によるもので，トライアル・アンド・エラーをしなければならない．光学部は中心近用・周

表5　おもな2週間交換タイプの遠近両用SCL

メーカー	レンズ名	二重焦点 or 累進屈折力	光学部	加入度数	装用スケジュール	素材
クーパービジョンジャパン	バイオフィニティ マルチフォーカル	累進屈折力	中心遠用 周辺近用	+1.00 D +1.50 D	2週間頻回交換	シリコーンハイドロゲル
日本アルコン	エアオプティクス アクア 遠近両用	累進屈折力	中心近用 周辺遠用	+1.00 D +2.00 D +2.50 D	2週間頻回交換	シリコーンハイドロゲル
ボシュロム	メダリストフレッシュフィット コンフォートモイスト 遠近両用	累進屈折力	中心近用 周辺遠用	+1.50 D +2.50 D	2週間頻回交換	シリコーンハイドロゲル
ボシュロム	ボシュロムメダリスト プレミア マルチフォーカル	累進屈折力	中心近用 周辺遠用	+1.50 D +2.50 D	2週間頻回交換	シリコーンハイドロゲル
メニコン	2WEEK プレミオ 遠近両用	Lowデザイン 累進屈折力	中心近用 周辺遠用	+1.00 D	2週間頻回交換	シリコーンハイドロゲル
メニコン	2WEEK プレミオ 遠近両用	Highデザイン 二重焦点	中心近用 周辺遠用	+2.00 D	2週間頻回交換	シリコーンハイドロゲル
シード	シード 2week pure マルチステージ	二重焦点	中心近用 周辺遠用	+0.75 D +1.50 D	2週間頻回交換	ハイドロゲル
メニコン	2WEEK メニコンデュオ	二重焦点	中心近用 周辺遠用	+0.50 D	2週間頻回交換	ハイドロゲル
ボシュロム	ボシュロムメダリスト マルチフォーカル	累進屈折力	中心近用 周辺遠用	+1.50 D +2.50 D	2週間頻回交換	ハイドロゲル

(2017年5月29日現在)

辺遠用の製品の種類が多いため選択しやすい．

　患者の眼所見から眼科医がもっとも好ましいと考えた選択であっても，患者が満足しないことは多い．患者の年齢だけでなく，仕事，プライベートでの遠方，近方の見え方の要求度や現時点でかかえている問題点などを総合的に考慮して選択することが大切である．一方，一つの選択肢だけでなく，生活の状況によって使い分けする複数の選択肢を提案するとよい．

d. 遠近両用SCLのフィッティング

　同心円型の遠近両用SCLは中心部の光学部の面積が狭く，通常の瞳孔反応で遠用光学部と近用光学部の両方が瞳孔領を覆うようにデザインされているため，瞳孔の中心とレンズの中心が一致しないと十分な矯正効果が得られない．そこで，センタリングが良好で動きが過度にならないようにフィットさせる必要がある．良好なセンタリングを得るためには適切なサイズ，BCの選択が求められるが，この際にタイトフィットになりすぎると角結膜障害を生じることがあるので注意する．瞳孔の位置や大きさ，照度や近見に伴う瞳孔径の変化には個人差があることも考慮して，各症例にもっとも適するレンズデザインを選択しなければならない（図10）．

e. 検眼レンズによる追加矯正

　CLの遠用度数や近用加入度数については片眼視ではなく両眼視で，遠方視，中間視，近方視ともに患者がもっとも満足する値を選択することが重要である．通常の視力検査では5mの視力表や30cmの近方視力表を用いるが，これらの値で評価するのではなく，生活のなか

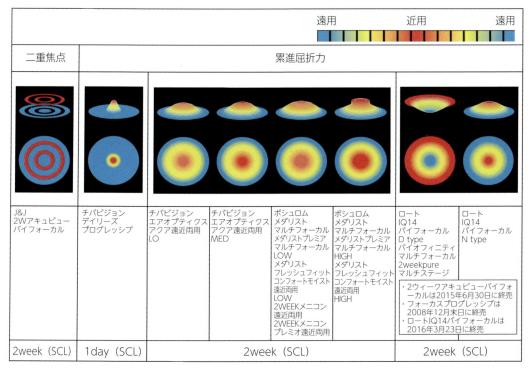

図9 1日使い捨て・2週間交換遠近両用SCLの屈折力分布
(植田喜一:あたらしい眼科 28:623-631, 2011 より引用)

でよく目にする物の見え方に患者が満足するかどうかを確認する必要がある．対象物の形や大きさだけでなく，その対象物との距離，作業場の明るさや視線の移動による見え方の変化，動作時の見え方なども考慮する（表6）．

見え方についてはまず近方を行って，その後に遠方を行う．近方の見え方が不十分であれば，さらに強いプラスの遠用度数のトライアルレンズを選択してしばらく雲霧状態にしておく．その後，近方の見え方に満足するかを確認する．遠方の見え方が悪ければ遠用度数をマイナスのものに変更するが，その際もまず近方の見え方を確認した後に遠方の見え方をチェックする．

単焦点SCLの遠用度数を決定する場合には，自覚的屈折値の角膜頂点間距離補正をしてプラス度数を加えたトライアルレンズに検眼レンズ（マイナスレンズ）で追加矯正をする（プラ

- 瞳孔と遠近両用CLの位置
- 照度と瞳孔径の大きさ

・照度
　明　所　→　瞳孔径　小
　暗　所　→　瞳孔径　大
・遠近
　近方視　→　瞳孔径　小
　（高齢者は瞳孔が小さいことが多い）
　⇩
遠用光学部と近用光学部の面積と配置

図10　瞳孔と遠近両用SCL

レンズを使用しない）．追加矯正の際にプラスの検眼レンズを追加しなければならなかったということは，トライアルレンズが近視過矯正，遠視低矯正であったことを意味するので，強いプラス度数のトライアルレンズに変えて雲霧状態にする必要がある．しばらく経過した後にあらためて検眼レンズ（マイナスレンズ）で追

表6　両眼視による自覚的な見え方の確認

1. 作業距離
   ・3m以上　　　　：駅の掲示板など
   ・1m～2m　　　　：テレビ，カレンダーなど
   ・1m～50cm　　　：パソコン，陳列棚の品など
   ・50cm～40cm　　：新聞，雑誌など
2. 文字，図形の大きさ
3. 作業場の明るさ
4. 視線の移動
   ・正面視，下方視（遠方視，近方視）
5. 動作時
   ・運転時，階段の昇り降り

（植田喜一：あたらしい眼科28臨増：83-88, 2011より引用）

矯正する．同様に遠近両用SCLの遠用度数の決定においても，検眼レンズによる追加矯正の際，マイナス度数を加えることがあってもプラス度数を加えることは不適当である．各メーカーの処方マニュアルには近方が見づらかった場合にプラスの検眼レンズで追加矯正をして調整するという手順が述べられていることがあるが，不適正だと考える．重ねて述べるが，追加矯正にはプラスの検眼レンズは使用しないほうがよい．

これらの追加矯正で近方，遠方ともに満足のいく見え方が得られないようであれば，近用加入度数を強くして同様の追加矯正を行う．

遠用度数を決定するために検眼レンズで追過矯正検査を行う．具体的にはトライアルレンズを装用した上からオートレフラクトメータや検影法を行って，必要とされる予測度数を測定した後に，実際に検眼レンズ（球面のマイナスレンズ）によって自覚的な見え方を確認しながら追加度数を決定する．近視過矯正，遠視低矯正にならないように注意する．

遠近両用SCLを装着した状態でのオートレフラクトメータの値は，屈折異常に対して適正な矯正ができているかをチェックする手段として有用である．例としてS−3.00Dの近視眼を考えてみる．S−2.00Dの単焦点SCLを装着した状態では，理論的にはS−1.00Dとなり（−1.00Dの近視未矯正を意味する），S＋3.00Dの遠視眼にS＋4.00Dの単焦点SCLを装着した状態では，同様にS−1.00Dとなる．S＋1.00Dの遠視眼に遠用度数がS＋1.00D，近用加入度数が1.50Dの中心近用・周辺遠用タイプの遠近両用SCLを装着した状態では，このレンズの中央部は＋2.50Dであることから理論的にはS−1.50Dとなるはずであるが，実際には表7に示すように予測した値にならないことが多い．これは上述したように近用加入度数が100％有効に働いていないことを意味する．また，遠近両用SCLが偏位する（図11）と収差が大きくなって残余屈折値が変動するので，センタリングが良好となる製品に変更したほうがよい．

4. 遠近両用SCLを用いたモノビジョン法

片眼を遠方に，他眼を近方に見えるようにして，両眼視で遠方から近方までを見えるようにするモノビジョン法については，単焦点SCLによるモノビジョン法と遠近両用SCLによるモノビジョン法（モディファイドモノビジョン法ともいう）がある．老視が進行した患者では遠近両用SCLの近用加入度数には限度があるため十分に対応できないので，遠近両用SCLを用いたモディファイドモノビジョン法を試みる．両眼とも遠近両用SCLを使用する場合には一般に利き目を遠方～中間，非利き目を中間～近方がよく見えるように合わせる方法が用いられる．使用する遠近両用SCLは両眼に同じデザインのレンズを用いる場合と，左右眼に異なるデザインのレンズを用いる場合がある．左右のレンズ度数の決定は前述したように患者が求める作業距離を考慮し，片眼視ではなく両眼視による近方視，遠方視の検査を行い，患者がもっとも満足する遠用度数と近用加入度数を決定することが重要である．遠近両用SCLによ

表7 単焦点SCLと遠近両用SCLを装着した状態でのオートレフラクトメータ値

症例	S−3.00 Dの近視眼
	S−2.00 Dの単焦点SCLを装用した状態

S	C	Ax
−1.00 D	0	0

症例	S＋3.00 Dの遠視眼
	S＋4.00 Dの単焦点SCLを装用した状態

S	C	Ax
−1.00 D	0	0

症例　S＋1.00 Dの遠視眼
　　　S＋1.00 D　近用加入度数＋1.50 Dの中心近用・周辺遠用タイプの遠近両用SCL（レンズ中央部はS＋2.50 D）を装用した状態

理論値

S	C	Ax
−1.50 D	0	0

実測値

S	C	Ax
−0.75 D	0	0
（瞳孔領の中心とレンズの中心が一致）

S	C	Ax
−0.25 D	−0.75 D	150°
（レンズが下方にわずかに偏位）

S	C	Ax
＋0.75 D	−1.50 D	165°
（レンズが耳側にわずかに偏位）

るモディファイドモノビジョン法を行う場合，まず遠用度数で調整するが，うまくいかない場合には近用加入度数を調整する．それでも満足しない場合には左右眼で異なるレンズデザインを選択する．具体的には以下の順で行う．

①遠用度数によるモノビジョン法（利き目は完全矯正にして遠方重視，非利き目は近視低矯正・遠視過矯正にして近方重視にする）

②近用加入度数によるモノビジョン法（利き目には低近用加入度数，非利き目には高近用加入度数にする）

③異なるデザインによるモノビジョン法（利き目には遠方重視タイプ，非利き目には近方重視タイプにする）

一方，乱視を矯正する遠近両用SCLはないので，乱視眼には単焦点SCL（トーリックレンズ）を，乱視を矯正しない眼には遠近両用SCLを選択するが，種々の方法を検討しなければならない（表8）．

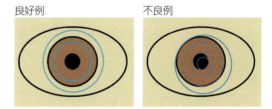

図11　遠近両用SCLのセンタリング良好例と不良例

　近視や遠視の矯正については1日使い捨てタイプや2週間交換タイプのSCLが主流になってきたので，老視にもこうしたタイプの遠近両用SCLを処方する機会が多くなったが，満足できる結果が得られない場合がある．以前に比べて製品改良は進んでいるが，その光学特性から遠近両用眼鏡や遠近両用HCLと同等の見え方の鮮明度を期待するのはむずかしい．本項では遠近両用SCLを処方するにあたっての理

表8 乱視眼に対する対応

1. 両眼とも乱視
   ・トーリックSCLによるモノビジョン法
2. 片眼のみ乱視
   1) 優位眼が乱視
   ・優位眼にトーリックSCL，非優位眼に遠近両用SCL or 球面（単焦点）SCL
   2) 非優位眼が乱視
   ・優位眼に球面（単焦点）SCL or 遠近両用SCL，非優位眼にトーリックSCL

論を概説したが，これを理解しておかないと，うまくいかなかったときにどう対処してよいかがわからない．患者の要望に応えられるような遠近両用SCLを処方するためには，知識と技術を習得することが肝要である．

（植田 喜一）

C 白内障術後への対応

1. 白内障術後の屈折矯正方法

　白内障術後は調節力がほとんどないと考えられ，単焦点の眼内レンズ（intraocular lens：IOL）挿入眼が，眼鏡のあるいはコンタクトレンズ（contact lens：CL）の単焦点レンズで残存する屈折を完全矯正された場合には，日常生活で不自由なく近方を見ることはむずかしくなる．そのため，白内障術後の単焦点IOL眼での遠方視力補正時には近方視の補助（調節補助）が必要である．一般的に視力補正方法には，遠用眼鏡あるいは近用眼鏡の使用，遠近両用眼鏡の使用，CLと眼鏡の併用の三つがあるが，いずれの方法においても近方視への対応を考慮すると何らかの形で眼鏡を使用する必要があることが当然とされてきた．

　若年時からCL，最近はとくにソフトコンタクトレンズ（soft contact lens：SCL）を使用する生活をしてきた中高年への白内障手術の施行が増加するに伴い，白内障術後に単焦点IOL眼になっても，術前の眼鏡を使用しない生活スタイルを維持することを希望する患者が多く認められるようになってきている．しかし，既存の多焦点ハードコンタクトレンズ（hard contact lens：HCL）や多焦点SCLの製品規格の加入度数は，単焦点IOL眼が理論的に必要とする調節補助への実効加入度数が不十分であるため，患者の満足を得るように近方を見やすくすることはできないと考えられている．したがって，患者が白内障術後に眼鏡を使用しない生活を希望している場合には，単焦点IOLによる計画的なモノビジョン法の設定や多焦点IOLの挿入などが考えられるが，どこの施設でも対応できる容易な方法ではなく，適応はかぎられる．そのため，患者の生活スタイルを維持するためには白内障術後もCLを継続して使用することだけで対応できるとすれば，それが現状では最良の方法であると考えられる．

　最近は各社から多焦点CLの新製品が発売されており，そのなかで眼鏡では高い加入度数を必要とする調節力が著しく低下した高齢者の老視眼に対して，低い加入度数でも対応可能であった製品の処方を筆者は経験している．そこで単焦点IOL眼においてもこれらの多焦点CLの処方を応用できる可能性があると考え，処方の経験を積み重ねてきた．次項から実際の処方例を提示し，単焦点IOL眼に対する多焦点HCLと多焦点SCLの処方方法について解説する．

2. 白内障術後の多焦点 CL の処方例

a. 症例 1：多焦点 HCL の処方

症例：58 歳，女性，事務職

CL 装用経験：HCL を 37 年

CL 装用歴：19 歳から HCL の装用を開始し，53 歳時に使用していた HCL が見づらくなってきたため，HCL の処方を希望して受診した．

初診時検査所見：矯正視力および自覚的屈折は右眼 0.3×−7.25 D ◯ C−0.75 D Ax150°，左眼 0.5×−7.75 D ◯ C−0.75 D Ax30°，優位眼は左眼で，最良の近方視力の得られる最小の近方矯正加入度数は両眼とも＋2.00 D であった．両眼の水晶体の白内障による中等度の混濁により矯正視力は不良であった．

単焦点 HCL の処方：矯正視力が不良であり白内障手術の適応と考えられたが，しばらく新しい HCL により様子をみたいという患者の希望により，屈折の変化を考慮し，高酸素透過性素材の単焦点 HCL を，右眼 7.75/−6.00/8.8［ベースカーブ（base curve：BC) mm 度数 D/サイズ mm］，左眼 7.70/−6.75/8.8 の規格で処方した．HCL 装用時の遠方視力は右眼 0.5×HCL (better×HCL＝−0.50 D)，左眼 0.7×HCL (better×HCL＝−0.50 D)，両眼 0.7×HCL，近方視力は両眼 0.4×HCL で，遠方視，近方視ともに患者が何とか支障なく生活できる見え方となった．しかし，初診時の HCL の処方から 4 年後に，白内障の進行により両眼の矯正視力が低下し，自覚的な見え方が不良となったため白内障の手術目的で他眼科に紹介した．

白内障手術後検査所見：白内障手術 6 カ月後，矯正視力および自覚的屈折値は右眼 1.2×−3.50 D ◯ C−1.25 Ax160°，左眼 1.2×−3.50 D ◯ C−1.50 Ax180°，優位眼は左眼で，最良の近方視力が得られる最小の近方矯正加入度数は両眼とも＋2.75 D であった．角膜乱視は右眼（7.76 mm/7.44 mm C−1.75 D Ax167°），左眼（7.77 mm/7.47 mm C−1.75 D Ax6°）であった．両眼の IOL は透明で，瞳孔は正円形で虹彩に運動制限はなく，眼内に炎症所見は認められなかった．角膜，結膜に異常が認められなかったため多焦点 HCL を処方することにした．

IOL 眼への多焦点 HCL の処方：両眼に高酸素透過性素材の累進屈折力型多焦点 HCL（レンズ A）(表9) を右眼 7.55/−2.00 add＋1.00/9.3（BC mm/球面度数 D add 加入度数 D/サイズ mm），左眼 7.80/−2.75 add＋1.00/9.3 の規格で処方した．フィッティングは，右眼レンズは flat fit で角膜中央に停止し，左眼レンズは parallel fit でやや角膜上方に停止しており，両眼レンズとも動きは normal で，固着は認められなかった．

一般的な処方対象である有水晶体眼の老視に対してであれば，筆者は多焦点 SCL の処方時と同様に，多焦点 HCL の加入度数は処方しようとするレンズ製品のもっとも低い加入度数を選択し，必要に応じて高い加入度数に変更する方法で処方する．本症例を経験するまで単焦点 IOL 眼は，高い加入度数の多焦点 HCL であっても多焦点 HCL だけで対応することは困難であると考えていたが，実際には低加入度数でモディファイドモノビジョン法を応用する球面度数の設定方法で対応可能であることがわかった．すなわち，加入度数は低加入度数の＋1.00 D（処方当時，本レンズの加入度数は＋1.00 D の 1 規格）を選択し，球面度数は両眼とも遠方完全屈折矯正球面度数（角膜頂点間距離補正度数）よりプラス側の度数に設定し，非優位眼の右眼は 2.00 D プラス側，左眼は 1.25 D プラス側に設定し処方した．CL 装用時の遠方視力は右眼 0.5×HCL (1.0×HCL＝−0.50 D)，左眼 1.0×HCL (1.0×HCL＝−1.00 D)，両眼 1.2×HCL，近方視力は両眼

表9 処方した多焦点ハードコンタクトレンズの製品概要

	レンズA
製品名	マルチフォーカルO₂ノア®（プレリーナⅡ®）
メーカー	シード（東レ）
Dk値	156
Dk/L値	104
中心厚（mm）	0.15（−3.00 D）
ベースカーブ（mm）	7.00〜8.60
直径（mm）	9.0, 9.3, 9.6
球面度数（D）	＋5.00〜−15.00
加入度数（D）	＋1.00
機能による分類	交代視＋同時視型
光学部形状	累進屈折非球面型
中心光学部	遠用

Dk値：酸素透過係数 単位×10-11（cm²/sec）・(mlO₂/ml×mmHg)
Dk/L値：酸素透過率 単位×10-9（cm²/sec）・(mlO₂/ml×mmHg)

0.6×HCLで，遠方視，近方視ともに患者の満足が得られた．HCL装用状態で普通自動車運転免許を更新することができており，処方時から4年経過後も処方レンズの規格を変更することなく，近用眼鏡を併用せずに装用を継続している．

b. 症例2：多焦点SCLの処方

症例：57歳，女性，主婦

CL装用経験：SCLを37年

CL装用歴：20歳からSCLの装用を開始し，54歳時の白内障術後からは1日交換単焦点SCLを装用しながら近方視時には近用眼鏡を使用していた．SCLと眼鏡を併用する3年間の生活に不満があったため，多焦点SCLの処方を目的に他眼科から紹介された．

初診時検査所見：矯正視力および自覚的屈折は右眼1.2×−2.75 D，左眼1.2×−4.00 D，優位眼は左眼で，最良の近方視力が得られる最小の近方矯正加入度数は両眼とも＋2.50 Dであった．角膜乱視は右眼（7.49 mm/7.42 mm C−0.50 D Ax150°），左眼（7.35 mm/7.25 mm C−0.50 D Ax20°）であった．使用していたSCLは両眼とも1日交換単焦点SCLで，右眼は9.0/−2.50/14.2（BC mm/度数 D/サイズ mm），左眼は9.0/−3.25/14.2の規格であり，SCL装用時の近方視時には両眼＋2.00 Dの眼鏡を使用していた．両眼のIOLは透明で，瞳孔は正円形で虹彩に運動制限はなく，眼内に炎症所見は認められなかった．角膜，結膜に異常が認められなかったため多焦点SCLを処方することにした．

IOL眼への多焦点SCLの処方：両眼にハイドロゲル素材の中心近用累進屈折力型頻回交換多焦点SCL（レンズB）（表10）を右眼9.0/−2.00 add＋1.50/14.5（BC mm/球面度数 D 加入度数 D/サイズ mm），左眼9.0/−3.00 add＋1.50/14.5の規格で装用させた．通常の有水晶体眼での処方方法と同様に，加入度数は低い加入度数の＋1.50 D（レンズBの加入度数は＋1.50 D，＋2.50 Dの2種類）を選択し，球面度数は両眼とも遠方完全屈折矯正度数（角膜頂点間距離補正後の度数）よりプラス側の度数に設定した．装用直後に近方が見づらいとの訴えが強かったため，両眼の加入度数を＋2.50 D，優位眼の左眼の球面度数を−3.50 Dに変更し，右眼9.0/−2.00 add＋2.50/14.5，左眼9.0/−3.50 add＋2.50/14.5の規格でテスト装用を開始した．CL装用時の遠方視力は右眼0.4×SCL（1.2×SCL＝−1.50 D），左眼0.6×SCL（0.9×SCL＝−0.75 D），両眼0.8×SCL，近方視力は両眼0.6×SCLで，テスト装用1週間後，近方視に満足が得られたものの遠方視には不満の訴えがあった．そこで右眼の球面度数を−2.50 Dに変更し，9.0/−2.50 add＋2.50/14.5の規格で処方した．CL装用時の遠方視力は右眼0.7×SCL（1.2×SCL＝−1.00 D），左眼0.6×SCL（0.9×SCL＝−0.75 D），両眼0.8×SCL，近方視力は両眼0.6×SCLで，遠方視，近方視ともに患者の満足が得られ，処方時から3年経過後も処

表10 処方した多焦点ソフトコンタクトレンズの製品概要

	レンズB	レンズC	レンズD
製品名	メダリスト マルチフォーカル®	エア オプティクス アクア遠近両用®	1day Pure マルチステージ®
メーカー	ボシュロム	アルコン	シード
使用期間分類	2週間頻回交換	2週間頻回交換	1日交換
素材	poly-HEMA	lotrafilcon A	SIB
含水率（%）	38.6	33	58
FDAグループ	I	I	IV
Dk値	9	110	30
Dk/L値	9	138	42.9
中心厚（mm）	0.10（−3.00D）	0.08（−3.00D）	0.07（−3.00D）
ベースカーブ（mm）	8.7, 9.0	8.6	8.8
直径（mm）	14.5	14.2	14.2
球面度数（D）	+5.00〜−10.00	+5.00〜−10.00	+5.00〜−10.00
加入度数（D）	Low（〜+1.50）, High（〜+2.50）	LO（〜+1.00）, MED（〜+2.00）, HI（〜+2.50）	+0.75, +1.50
機能による分類	同時視型	同時視型	同時視型
光学部形状	累進屈折力非球面型	累進屈折力非球面型	二重焦点非球面型
中心光学部	近用	近用	遠用

FDA：米国食品医薬品局（Food and Drug Administration）
Dk値：酸素透過係数　単位×10-11（cm²/sec）・（mlO$_2$/ml×mmHg）
Dk/L値：酸素透過率　単位×10-9（cm²/sec）・（mlO$_2$/ml×mmHg）

方レンズの規格を変更することなく近用眼鏡を併用せずに装用を継続している．

c．症例3：多焦点SCLの処方

症例：54歳，女性，主婦

CL装用経験：SCLを32年

CL装用歴：22歳からSCLの装用を開始し，49歳時に他眼科にて1日交換多焦点SCLを処方され，52歳時に同じレンズ製品の処方を希望して受診した．

初診時検査所見：矯正視力および自覚的屈折は右眼1.2×−5.75D，左眼0.9×−5.75D ◯ C−0.75D Ax180°，優位眼は右眼で，最良の近方視力の得られる最小の近方矯正加入度数は両眼とも+2.75Dであった．両眼の水晶体には白内障による軽度の混濁が認められた．

多焦点SCLの処方：使用中の1日交換多焦点SCLで遠近ともに見づらいとの訴えがあったため，レンズのタイプを両眼ともハイドロゲル素材の中心遠用累進屈折力型頻回交換多焦点SCLに変更し，右眼（8.7/−5.00 add+1.50/14.4），左眼（8.7/−5.00 add+1.50/14.4）の規格で処方した．SCL装用時の遠方視力は右眼1.2×SCL（1.5×SCL=−0.50D），左眼0.8×SCL（0.9×SCL=−0.50D），両眼1.5×SCL，近方視力は両眼0.6×SCLで，遠方視，近方視ともに患者の満足が得られ問題なく使用していた．初診時から2年後に白内障の進行により，両眼の矯正視力が低下し，自覚的な見え方が不良となったため白内障の手術目的で他眼科に紹介した．

白内障手術後検査所見：白内障手術4カ月後，矯正視力および自覚的屈折値は右眼1.2×−3.25D ◯ C−0.75 Ax180°，左眼1.2×−3.25D ◯ C−0.75 Ax180°，優位眼は右眼で，最良の近方視力が得られる最小の近方矯正加入度数は両眼とも+2.75Dであった．角膜乱視は右眼（7.84mm/7.65mm C−1.25D Ax180°），左眼（7.78mm/7.56mm C−1.00D Ax180°）であった．両眼のIOLは透明で，瞳孔は正円形で虹彩に運動制限はな

く，眼内に炎症所見は認められなかった．角膜，結膜に異常が認められなかったため多焦点SCLを処方することにした．

IOL眼への多焦点SCLの処方：両眼にシリコーンハイドロゲル素材の中心近用累進屈折力型頻回交換多焦点SCL（レンズC）(表10) を右眼8.6/−3.25 add+2.00/14.2，左眼8.6/−2.75 add+2.00/14.2の規格で処方した．一般的な老視に対してであれば，多焦点SCLの加入度数は処方しようとするレンズ製品のもっとも低い加入度数を選択し，必要に応じて高い加入度数に変更する方法で処方するが，本症例においては症例2への処方経験から，加入度数は最初から高い加入度数の+2.00 D（レンズCの加入度数は+1.00 D，+2.00 D，+2.50 Dの3種類）を選択し，球面度数は両眼とも遠方完全屈折矯正球面度数（角膜頂点間距離補正度数）よりプラス側の度数に設定し，非優位眼の左眼は右眼より0.50 Dプラス側に設定した．CL装用時の遠方視力は右眼0.8×SCL（1.0×SCL=−0.75 D），左眼0.7×SCL（0.9×SCL=−0.50 D），両眼1.0×SCL，近方視力は両眼0.8×SCLで，装用直後は遠近感が不良の訴えがあったが，装用1週間で慣れ，遠方視，近方視ともに患者の満足が得られ，処方時から3年経過後も処方レンズの規格を変更することなく，近用眼鏡を併用せずに装用を継続している．

   d. 症例4：多焦点SCLの処方
   症例：64歳，女性，主婦
   CL装用経験：SCLを48年
   CL装用歴：16歳からSCLの装用を開始し，48歳時に使い捨てSCLの処方を希望して受診した．
   初診時検査所見：48歳時の矯正視力および自覚的屈折は右眼1.5×−6.00 D，左眼1.2×−6.00 D，優位眼は左眼で，最良の近方視力が得られる最小の近方矯正加入度数は両眼とも+1.00 Dであった．以後，当科にて定期検査を受けながら1週間交換SCLを使用し，51歳時からは近方視に不自由が出現したため両眼にハイドロゲル素材の中心遠用二重焦点型頻回交換多焦点SCLを右眼8.5/−5.50 add+2.00/14.2，左眼8.5/−5.50 add+2.00/14.2の規格で使用していた．57歳時には使用中の多焦点SCLで近方視に不満の訴えがあったため，両眼にハイドロゲル素材の中心近用累進屈折力型頻回交換多焦点SCL（レンズB）(表10) を右眼9.0/−5.00 add+2.50/14.5，左眼9.0/−5.25 add+2.50/14.5の規格で処方した．遠方視力は右眼0.7×SCL（1.2×SCL=−0.50 D），左眼0.8×SCL（1.0×SCL=−0.50 D），遠方視力は両眼0.8×SCL，近方視力は両眼0.5×SCLであった．遠方視，近方視ともに患者の満足が得られ問題なく使用していた．63歳時に白内障の進行により，両眼の矯正視力が低下し，自覚的な見え方が不良となったため白内障の手術目的で他眼科に紹介した．

   白内障手術後検査所見：白内障術後に当科を受診した64歳時の矯正視力および自覚的屈折値は右眼1.2×−5.25 D，左眼1.0×−5.25 D，優位眼は左眼で，最良の近方視力が得られる最小の近方矯正加入度数は両眼とも+2.75 Dであった．角膜乱視は右眼（7.83 mm/7.57 mm C−1.50 D Ax180°），左眼（7.74 mm/7.51 mm C−1.50 D Ax180°）であった．両眼のIOLは透明で，瞳孔は正円形で虹彩に運動制限はなく，眼内に炎症所見は認められず，角膜，結膜に異常が認められなかったため多焦点SCLを処方することにした．

   IOL眼への多焦点SCLの処方：頻回交換多焦点SCLの装用経験者であったが，患者はSCLのケアを面倒と感じ，1日交換SCLでの処方の希望があったため，両眼にハイドロゲル素材の中心遠用二重焦点型1日交換多焦点SCL（レンズD）(表10) を右眼8.8/−4.00 add+1.50/14.2，左眼8.8/−4.50 add+1.50/14.2の規格で処方した．本症例におい

ても症例3と同様に，加入度数は両眼とも最初から高い加入度数の＋1.50 D（レンズ D の加入度数は＋0.75 D，＋1.50 D の 2 種類）を選択した．球面度数は両眼とも遠方完全屈折矯正球面度数（角膜頂点間距離補正度数）よりプラス側の度数に設定し，非優位眼の右眼はよりプラス側の度数に設定した．CL 装用時の遠方視力は右眼 0.5×SCL（1.2×SCL＝－1.25 D），左眼 0.6×SCL（1.2×SCL＝－1.00 D），両眼 1.0×SCL，近方視力は両眼 0.6×SCL で，遠方視，近方視ともに患者の満足が得られ，処方時から 3 年経過後も処方レンズの規格を変更することなく，近用眼鏡を併用せずに装用を継続している．

3. 白内障術後の多焦点 CL の処方

前項の多焦点 CL の処方例で示したように白内障術後の単焦点 IOL 眼であっても，多焦点 CL の処方により遠方視，近方視ともに眼鏡を使用しないで日常生活を送ることができるようになる患者がいるのは確かな事実である．単焦点 IOL 眼への多焦点 CL の処方は，専用のレンズがあるわけでもなく，処方方法もまだ確立したものがあるわけでもない．そのため，ここに示した代表的な症例を参考にするなどして処方者が工夫する必要がある．以下には筆者の処方経験から，白内障術後の単焦点 IOL 眼へ多焦点 CL の処方を応用する場合の処方方法についてまとめる．

a. 多焦点 CL の適応

適応は有水晶体眼の老視に対してと同様に，眼鏡を使用しない生活を強く希望している球面 CL あるいは多焦点 CL の経験者である．トーリック HCL の使用者は多焦点 HCL でも角膜乱視の矯正は可能であり適応となることは多いが，角膜乱視の程度によってはレンズ後面が球面の多焦点 HCL ではフィッティングと装用感を適正にすることが困難であるため多焦点 HCL の適応とはならず，多焦点 SCL の適応となることがあるので注意する必要がある．多焦点 SCL の処方を考えた場合には，単焦点 IOL 眼での角膜乱視の遠方視に影響すると考えられる許容範囲は老視よりやや広く，乱視度数（角膜頂点間距離補正後の度数）1.25〜1.50 D 以下であれば適応になる．光学的な特性から多焦点 HCL，多焦点 SCL ともセンタリングが良好であることが必要条件となる．

b. 多焦点 CL の処方手順

多焦点 CL の処方手順は表 11 に示すように，まず一般的な CL の処方時と同様に他覚的屈折検査，角膜曲率半径および角膜乱視の測定，自覚的屈折検査を行う．次に近方視力検査を行い，最良視力の得られる最小加入度数を検出する．覗き穴法などで遠方視での優位眼を確認し，多焦点 CL を装用前の眼の状態を把握する．

CL の使用経験から多焦点 CL の種類を選択するが，CL の未経験者には角膜乱視が弱度の場合は中高年でも扱いが容易で，違和感が少なく慣れの早い多焦点 SCL を選択し，CL の経験者には，それまでの経験ある種類の多焦点 CL を選択する．

選択した多焦点 CL のフィッティングを観察し，多焦点 HCL でセンタリングが不良の場合には多焦点 SCL に変更し，多焦点 SCL でセンタリングが不良の場合は他の種類の多焦点 SCL に変更し，最終的に種類を決定する．続いて多焦点 CL の加入度数と球面度数を決定し，多焦点 CL の処方規格を決定する．

c. 多焦点 CL の加入度数の決定

有水晶体眼の老視における多焦点 SCL の処方においては，多焦点 SCL は同時視型の光学的な特性から加入度数が高くなると遠方視の見え方の質が低下するため，多焦点 SCL 製品の加入度数の中からもっとも低い加入度数を選択し，患者の近方の見え方に応じて高い加入度数に変更していく処方方法が推奨される．多焦

表11 白内障術後の単焦点IOL眼への多焦点コンタクトレンズの処方の手順

1. 他覚的屈折検査
2. 角膜曲率半径および角膜乱視の測定
3. 自覚的屈折検査
4. 最良近方視力の得られる最小加入度数の検出
5. 優位眼の確認
6. CLの使用経験から多焦点CLの種類の選択
7. CLのフィッティングから多焦点CLの種類の決定
8. 加入度数の決定
   ・多焦点HCLでは低加入度数から検討
   ・多焦点SCLでは高加入度数を第一選択
9. 球面度数の決定
   ・多焦点HCLでは完全屈折矯正度数より1.00～2.00Dプラス側
   ・多焦点SCLでは完全屈折矯正度数より0.50～1.00Dプラス側
10. 多焦点CLの処方規格の決定

点HCLにおいても処方時の考え方は同様である.

これまでの処方経験から,白内障術後の単焦点IOL眼においても同様の考え方で多焦点CLの処方を試みて検討したところ,多焦点HCLにおいては低加入度数での対応で成功している(HCLの処方では規格の変更が種々の理由でむずかしく,実際のところ筆者は高い加入度数での処方の経験はない).しかし,多焦点SCLにおいては,すべての処方において最終的に高い加入度数に変更する必要があった.これは多焦点HCLと多焦点SCLでは,見え方の質的な違いが大きいためと推察される.多焦点SCLの処方で,遠方の見え方の質が低下する高い加入度数で対応ができた理由は,単焦点IOL眼では白内障術前と比べると見え方は確実に改善しており,矯正方法がかぎられている状況では患者の遠方視の見え方への妥協が得やすいことにあると思われる.そこで多焦点SCLの処方では,加入度数は最初から高い加入度数を選択するほうが処方は成功しやすいと考えられる(表11).

d. 多焦点CLの球面度数の決定

有水晶体眼の老視においては,多焦点SCLの球面度数は遠方完全屈折矯正度数(角膜頂点間距離補正後の度数)より0.50～1.00D程度プラス側の度数に設定し,患者の遠方の見え方に応じてマイナス側の球面度数を追加矯正していく処方方法が推奨される.多焦点HCLにおいても処方時の考え方は同様である.白内障術後の単焦点IOL眼においては,老視と比べると必要とする調節補助の程度が大きいため,遠方視に適正と考えられる球面度数を老視への処方よりも,さらにプラス側に設定する必要があると予想された.実際,多焦点HCLにおいては遠方完全屈折矯正度数より2.00Dプラス側に度数を設定して処方が成功した症例を提示している.しかし,多焦点SCLにおいては,老視への処方と同程度に球面度数を設定することで,患者の不満がほとんどないことがわかった.

そこで多焦点HCLの処方では,球面度数は遠方完全屈折矯正度数(角膜頂点間距離補正後の度数)より1.00～2.00程度プラス側の度数に設定し,多焦点SCLの処方では,球面度数は0.50～1.00D程度プラス側の度数に設定するほうが処方は成功しやすいと考えられる(表11).

以上の加入度数,球面度数の設定で患者の見え方の満足が得られない場合には,モディファ

イドモノビジョン法を応用することで患者の満足度を上げることが可能である．すなわち，近方の調整は，まず非優位眼の球面度数を最初の設定よりプラス側に変更し，それで対応できない場合には両眼の球面度数をプラス側に変更し対応する．遠方の調整は，まず優位眼の球面度数をマイナス側に変更し，それで対応できない場合には両眼の球面度数をマイナス側に変更し対応する．

4. 多焦点 CL の可能性

白内障術後への多焦点 CL の処方は，患者の生活の質を向上させる可能性があり，しかもやり直しの効く安全な方法である．残存する屈折がどういう状態であっても，調節力がほとんどないことにおいては共通である単焦点 IOL 眼では，多焦点 CL の処方は一般化しやすいと考えられ，本項での処方方法は広く応用の効くものと思われる．以上から，白内障術後に眼鏡の使用を望まない白内障術後の単焦点 IOL 眼に対して，多焦点 CL は試みるべき有用な矯正方法であると考える．

（塩谷　浩）

D 低加入度数遠近両用コンタクトレンズの応用

1. IT 機器の普及による眼への影響

Information technology (IT) 機器の普及によりインターネット利用率が伸びている．平成 27 年度の世帯および企業における情報通信サービス利用状況の調査によると，13〜19 歳のインターネット利用は 98.2％と成人と変わらない高い利用率である（図 12）．仕事での visual display terminals (VDT) 作業で，身体的な疲労や症状を伴うことが従来から指摘されており，なかでも「目の疲れ・痛み」が 90.8％ともっとも多いのが問題視される．また，近年，スマートフォンやタブレット型端末の保有が急激に上昇し（図 13），とりわけ若年者のスマートフォンによるメールやゲーム，ウェブサイトを見る時間が伸びている．スマートフォンなどの小型デジタル機器は，新聞や書籍など印字を読む場合と比較して視距離が近くなることが特徴であり，長時間の使用によって若年者では近視進行，成人では調節への負荷が懸念される．

2. 低加入度数遠近両用 CL の登場

低加入度数遠近両用コンタクトレンズ (contact lens：CL) は VDT 作業による眼性疲労の改善を目的に開発された．近年のインターネット普及の状況を鑑みると，現代人にとって低加入度数遠近両用 CL の必須アイテムになると予想される．

低加入度数遠近両用 CL の加入度は＋0.50 D と一般的な遠近両用 CL（加入度は＋1.0 D〜＋2.5 D）と比較して低い設定である．比較的新しい概念のレンズゆえに本 CL に関する報告はまだ多くない．梶田らは長時間の近見作業で目の疲れを自覚する 19 名（平均年齢 36 歳）を対象に低加入度数遠近両用ソフトコンタクトレンズ（soft contact lens：SCL, 2WEEK メニコン DUO）と 2 週間交換単焦点 SCL（2 ウィークアキュビュー）を 2 週間ごとに両眼にクロスオーバーで装用させ，目の疲れに関する自覚症状と AA-1 で調節微動の高周波成分出現頻度（high frequency component：HFC）を計測した．両 SCL で装用前後の HFC に有

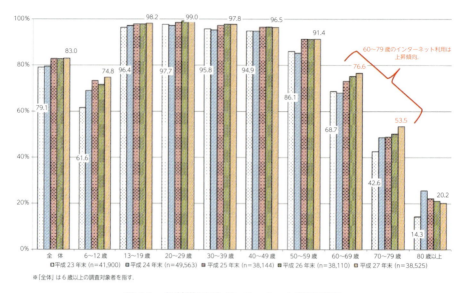

図12　年齢階層別インターネット利用状況

13歳以上でインターネット利用は9割超えであり、60歳以上でもインターネット利用率は上昇傾向にある。

(総務省：平成27年通信利用動向調査の結果（URL：http://www.soumu.go.jp/johotsusintokei/statistics/statistics05.html）より引用)

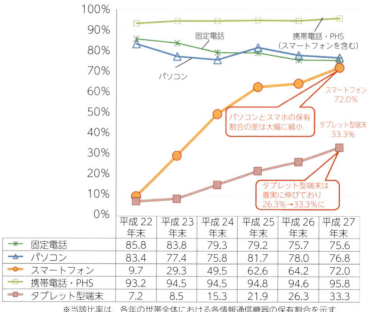

	平成22年末	平成23年末	平成24年末	平成25年末	平成26年末	平成27年末
固定電話	85.8	83.8	79.3	79.2	75.7	75.6
パソコン	83.4	77.4	75.8	81.7	78.0	76.8
スマートフォン	9.7	29.3	49.5	62.6	64.2	72.0
携帯電話・PHS	93.2	94.5	94.5	94.8	94.6	95.8
タブレット型端末	7.2	8.5	15.3	21.9	26.3	33.3

※当該比率は、各年の世帯全体における各情報通信機器の保有割合を示す.

図13　一世帯あたりの情報通信機器の保有状況（平成22～27年）

スマートフォンを保有している世帯の割合は上昇を続け、パソコンを保有している世帯との差が縮小している。タブレット型端末も上昇している。

(総務省：平成27年通信利用動向調査の結果（URL：http://www.soumu.go.jp/johotsusintokei/statistics/statistics05.html）より引用)

意差はなかったものの，夕刻に測定された7名はメニコン2WEEKデュオ装用でHFCが有意に低下したことより，近見作業で生じる調節緊張の緩和に有効であることを報告した．現在はハードコンタクトレンズ（hard contact lens：HCL），SCLのいずれも低加入度タイプが登場し選択肢が増えつつある．

3. 低加入度数遠近両用HCL

一般的な遠近両用HCLで主流となっているのは同時視型である．これは形状から同心円型とも分類されるが，SCLの同時視型とは異なりHCLの場合は瞬目でレンズが動くため，機能面から交代視型の要素を持ち合わせている．従来の遠近両用HCLは遠用部および近用部を通過した光線が同時に網膜に到達するため（図14），暗所ではコントラストが低下しやすく像の鮮明度が落ちやすいことや，近見の加入度数が大きくなると遠方あるいは近方の映像のどちらを選択するかを脳が処理しづらくなるのが短所である．その点，低加入度数遠近両用HCLであれば加入度が低いため，遠方の見え方は影響を受けにくく，若年者であれば中間から手元が楽に見えるのが大きな長所といえよう．

a. サンコンマイルドiアシストタイプ

現在，市販される低加入度数遠近両用HCLとして，サンコンタクトレンズ社製のサンコンマイルドiアシストタイプがある．VDT作業時のドライアイ対策として，レンズ表面への涙液の分布をよくするためレンズ周辺部のフロントベベルが薄く，エッジRが小さく設計されている．また，同社の従来型遠近両用HCLであるサンコンマイルドⅡバイフォーカルタイプタイプと比較すると，遠用光学部と移行部が広く設計されているのが特徴である（図15）．さらに素材や酸素透過性が改良され（表12），汚れにくいのも優れた点といえる．

本製品のトライアルレンズはベースカーブ（base curve：BC）が7.1〜8.4 mm，度数は−3.0 D，レンズサイズは9.0 mmである（図16）．製作範囲は度数が−20.0〜＋5.0 D，レンズサイズは9.0 mm，9.2 mm，9.4 mmの3種類から選択できる．

b. サンコンマイルドiアシストタイプの処方時の注意点

低加入度数遠近両用HCLサンコンマイルド

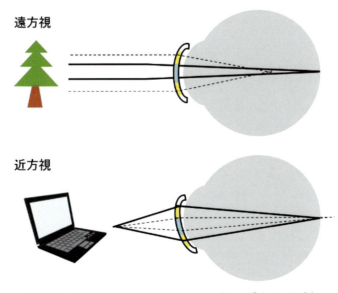

図14 遠近両用HCLの遠近の見方（中心が遠用の場合）

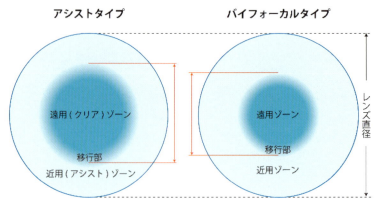

図15 サンコンマイルドｉアシストタイプとサンコンマイルドⅡバイフォーカルの光学的特徴（イメージ図）
レンズ中心部から遠用ゾーン，移行部，周辺に近用ゾーンが配列する．両者は加入度数だけでなく，遠用ゾーンと以降部の大きさが異なる．
(サンコンタクトレンズより提供)

表12 サンコンマイルドｉアシストタイプの特徴

		サンコンマイルドⅡバイフォーカルタイプ	サンコンマイルドｉアシストタイプ
レンズの特徴	分類	遠近両用ハードコンタクトレンズ	低加入度数ハードコンタクトレンズ
	素材	デキストランエステル メチルメタクリレート	フッ素系モノマー シリコン系モノマー メタクリル酸
	酸素透過性	12.1×10^{-11} (cm²/sec)	95.1×10^{-11} (cm²/sec)
	特色	後面は球面設計 前面にバイフォーカルデザイン 加入度数は＋1.5Dまたは＋2.5D	後面は球面設計 中央の遠用を広く設計 前面周辺にアシストゾーン（＋0.5D） 周辺フロントベベルを薄く設計
製作範囲	BC 度数 サイズ	7.0〜8.5 mm −20.0〜＋5.0D 8.8/9.0/9.2 mm	7.0〜8.5 mm −20.0〜＋5.0D 8.8/9.0/9.2/9.4 mm

従来のバイフォーカルタイプとの比較．

ｉアシストタイプの後面は球面設計となっており，通常のHCL処方と同じ手順で処方できる．球面単焦点HCLと同様にエッジリフトの高さを周辺角膜の形状に合わせてⅠ〜Ⅲ型まで選ぶことができる（図17）．

HCLを装用する患者は，もともと強度の近視や乱視を有することが多い．トライアルレンズ（−3.0 D）では良好なフィッティングであっても，強度近視ではHCLの周辺の厚みが強いため上方にひきあがりやすく（図18），眼瞼下垂を伴うと上方固着を生じることがある（図19）．従来型遠近両用HCLと同様に低加入度タイプでもセンタリングと瞬目による動きが重要であり，固着すると安定した視力は得られない．対策として，強度近視ではあらかじめ上方偏位の予防にフロントを薄くして作製するか（図20a），逆に遠視や眼瞼によるHCLの引き上げが弱く下方安定の場合には，レンズサ

4. 老視眼へのコンタクトレンズ処方　193

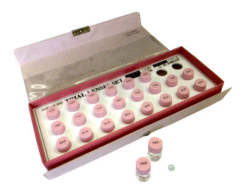

図16　サンコンマイルドiアシストタイプのトライアルレンズセット外観
角膜曲率半径が小さい症例から大きな症例まで対応できる．トライアルレンズは1枚ずつしかないため，両眼が同じBCの場合は片眼ずつの視力計測を行い，できあがったHCLで両眼視による遠方，近方の見え方を確認する．

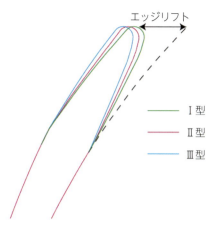

図17　エッジリフトの高さ
Ⅱ型が標準で，周辺角結膜の曲率半径が大きな症例ではⅢ型を，小さい症例ではⅠ型を選択する．上方偏位する症例でもⅠ型にすると改善が期待できる．
（サンコンタクトレンズより提供）

イズを大きく作製し，必要に応じてフロント周辺部に溝加工を施し瞬目で上方に持ち上がるように工夫する（図20b）．

4. 低加入度数遠近両用HCLの応用

　低加入度数遠近両用CLは加入度が低いからといって，VDTに従事する青年期のHCL装用者だけを対象とするわけではない．筆者らは低加入度数遠近両用HCLを42〜54歳（平均47.7歳）の老視患者に処方し，従来型遠近両用HCLと見え方および自覚症状について比較検討した．結果は，遠見，近見ともに両群において少数視力に有意差を認めず，低加入度群で脱落率が有意に少なく（図21），見え方についての満足度が高い結果を得た（図22）．遠方の見え方が良好なのは，低加入度であることと，遠用光学部の広さから想像できるが，明らかに小さい加入度数でも近見の満足度が高かったことは大変に興味深い．マイルドiアシストタイプは従来型と比較してレンズ直径が大きいため，視軸をレンズの広い光学部が安定してカバーできる．さらに，下方視時にはレンズの中間周辺部を通してものを見ることとなり，レン

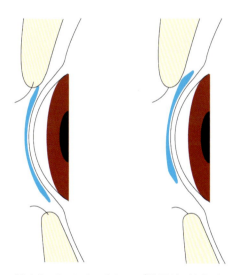

図18　トライアルレンズ装用時（左）と強度近視HCL装用時（右）の違い（イメージ図）
トライアルレンズ装用時にはセンタリングや動きが良好であっても（左），度数が強くなるとHCL周辺の厚みにより上方に引き上げられる．

ズ下に貯留した若干の涙液がプラスの涙液レンズの効果を発揮する結果，従来のバイフォーカルタイプと遜色なく，満足できる近見の見え方が得られたのではないかと推測する（図23）．

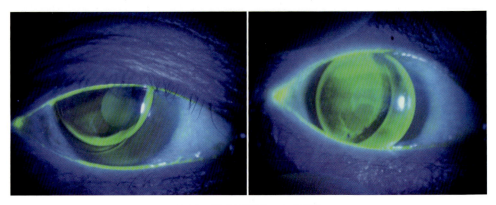

図19 強度近視眼の上方固着
a：見え方の悪さ，HCL がはずしにくいと受診した症例の前眼部写真．眼瞼下垂を認める．b：固着を解除して角膜中央部でのフルオレセイン染色を確認すると，角膜には圧痕を認めるがフルオレセインパターンは決して悪くはない．本症例ではフロントカットに加え，エッジリフトを I 型に変更して改善を得た．

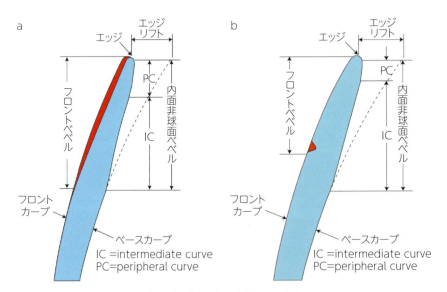

図20 レンズのカスタマイズ
a：フロントカットのイメージ図．HCL のベベルは，フロントベベルと内面ベベルが同じ幅でできていることが多い．強度近視でレンズの度数が強い場合は，レンズ周辺の厚みによって上方へ引き上がってしまうため，フロントベベルを薄くカットする．通常，フロントカット調整を行うとフロントベベルの幅が広がることになり，少しオプチカルゾーンが狭くなる．あまり強く調整すると，オプチカルゾーンは狭くなって見え方に影響するため，最大 1 mm までの調整にとどめなければならない．
b：溝加工のイメージ図．レンズ周辺から 0.5 mm のフロントベベルをカッターナイフの刃先で削る．フロント側から見ると，レンズ周辺には細いラインが入っているように見える．この調整により，瞬きした際にレンズが瞼で持ち上げられて動きが改善する．

（サンコンタクトレンズより提供）

5. 低加入度数遠近両用 SCL

　低加入度数遠近両用 SCL の光学的機能はすべて同時視型である．今後，発売予定のものも含め，低加入度数遠近両用 SCL の光学部デザインはすべて累進屈折力で，レンズの中心は遠用で周辺が近用タイプとなっている．一般に従来型の遠近両用 SCL は遠方と近方の像が網膜に同時に結像する同時視ゆえに，単焦点 SCL よりコントラスト感度は低下しやすいとされる．加入度数が高くなるほど遠方の見え方は落ちやすいが，低加入度であれば遠方の視力は良好に保たれることが期待できる．近年，1日使い捨て，2週間交換の低加入度数遠近両用 SCL が各種メーカーから発売された（**表13**）．以下に各製品について紹介する．

a. 2WEEK メニコン DUO

　SCL は角膜上でやや耳下側に安定する傾向があり，生理的に瞳孔がわずかに鼻側へ偏位していることから，メニコンでは光学中心と固視点と瞳孔中心を結ぶ線（照準線）を一致させた光学デザインで遠近両用 SCL が発売されている．2WEEK メニコン DUO もその流れを汲んだ光学設計であり，ハイドロゲル素材からなる（**図24**）．パソコンやスマートフォンなど

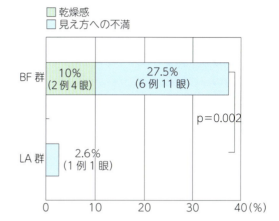

図21　従来型と低加入度数遠近両用 HCL のドロップアウト率とその理由

従来型遠近両用 HCL のドロップアウト症例は3カ月以内に装用中止したものが5例9眼，1年以上の経過の後に装用中止したものが3例6眼で，低加入度数遠近両用 HCL で有意にドロップアウト率が低かった（p=0.002）．
BF：従来型遠近両用 HCL．LA：低加入度数遠近両用 HCL．　　　（山岸景子ほか：日本コレ誌，印刷中より引用）

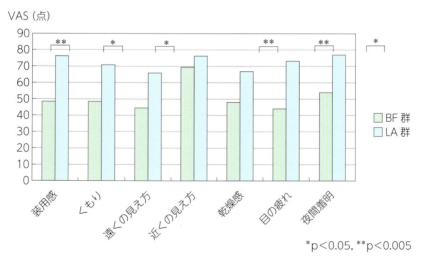

図22　従来型と低加入度数遠近両用 HCL の自覚症状の比較

低加入であるが近くの見え方は両群で有意差がなかった．装用感，くもり，遠くの見え方，乾燥感，夜間羞明の項目で有意に従来型より低加入度数遠近両用 HCL の評価が高かった．　　　　　　　　　　　　　　（山岸景子ほか：日本コレ誌，印刷中より引用）

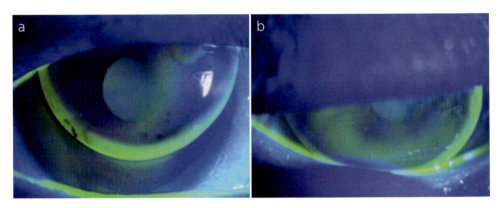

図23　低加入度数遠近両用HCL装用時の正面視と下方視時の前眼部写真（フルオレセイン）
a：正面視．b：下方視．正面視ではレンズの中心部を通して遠方が見える．下方視時にはレンズの周辺部（アシストゾーン）で見ることになるが，HCL下の若干の涙液貯留が＋の涙液レンズ効果を発揮し手元の見え方をサポートしている可能性がある．

長時間手元を見続ける現代人の目の疲労を軽減するというコンセプトで開発された＋0.50 D加入のSCLで，比較的年齢が若く，近業に従事する患者が適応となる．

　b．バイオフィニティアクティブ

バイオフィニティアクティブは，中心遠用（球面設計），周辺近用（球面設計）で中間移行部が非球面設計になったシリコーンハイドロゲル素材の累進屈折力レンズである（図25）．クーパービジョンの2週間交換遠近両用SCLであるバイオフィニティマルチフォーカルとは，加入度数が異なる以外は素材や光学特性も似ている．球結膜への摩擦を軽減し，レンズ表裏面へ涙液の分布を容易にする丸く滑らかなレンズエッジデザインが特徴である．加入度数は＋0.25 Dと他の製品よりも低いのが特徴である．

　c．シード1dayPureうるおいプラスFlex

シード1dayPureうるおいプラスFlexはハイドロゲル素材のイオン性高含水レンズ（グループⅣ）である．生体適合性の高い両イオン素材で，高含水レンズでありながら薬剤の影響を受けにくく，汚れの付着も少ないのが特徴である．また，白内障や日焼けの予防効果が期待できる紫外線カット機能をもつ．光学特性は中心遠用，中間部，周辺近用の累進構造である（図26）．加入度は＋0.50 Dで，紫外線カット機能を有し，1箱32枚入っている．

6．低加入度数遠近両用SCL処方上の注意点

一般にメーカーが変わるとSCL度数は変わるため，屈折検査を行って近視の過矯正に注意しながら単焦点SCLを処方するのと同じ手順で検査を行うとよい．度数を決定したのち，両眼視でパソコンなど近見の見え方を確認する．低加入度ではあるが，片眼ではコントラスト感度が低下するおそれがあるため，暗所や夜間などの条件では見にくい場合があること，常に両眼視で見え方を評価することを事前に説明しておく．

7．低加入度数遠近両用SCLの応用

Fujikadoらは，日本人の近視児童（10〜16歳，−0.75 D〜−3.50 Dの近視）24名を対象に低加入度数遠近両用SCL（2WEEKメニコンDUO）と2週間交換単焦点SCLを12カ月間クロスオーバーで装用させ，屈折度数と眼軸長の変化を検討した．その結果，低加入度数遠近両用SCLで47％の眼軸長進展が抑制

4. 老視眼へのコンタクトレンズ処方　197

表13　低加入度数遠近両用SCLの製品特徴

		2週間交換		1日使い捨て
商品名		2WEEKメニコンDUO	バイオフィニティアクティブ	シード1dayPure うるおいプラスFlex
FDA分類		グループⅡ	グループⅠ	グループⅣ
物性	Dk値	34	128	30
	含水率	72%	48%	58%
製作範囲	BC	8.6 mm	8.6 mm	8.8 mm
	度数	－0.25 D～－6.00 D (0.25 Dステップ) －6.50 D～－10.0 D (0.50 Dステップ)	5.00 D～－6.00 D (0.25 Dステップ) －6.50 D～－10.0 D (0.50 Dステップ)	5.00 D～－10.0 D (0.25 Dステップ) －10.50 D～－12.0 D (0.50 ステップ)
	直径	14.5 mm	14.0 mm	14.2 mm
	加入度数	0.50 D	0.25 D	0.50 D
	その他	ガイドマーク入り	シリコーンハイドロゲル素材	UVカット機能，32枚入り

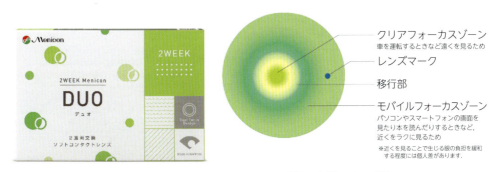

図24　2WEEKメニコンDUOの外観と光学イメージ図

（メニコンより提供）

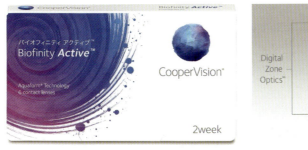
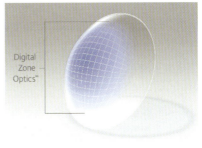

図25　バイオフィニティアクティブの外観と光学イメージ図

（クーパービジョン・ジャパンより提供）

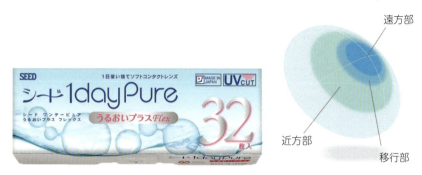

図26　シード1dayPureうるおいプラスFlexの外観と光学イメージ図
（シードより提供）

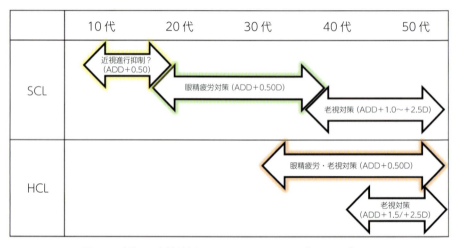

図27　低加入度数遠近両用コンタクトレンズのターゲット

されたことを報告した．近視児童と正視児童の調節ラグを調査したNakatsukaらは，完全矯正眼鏡を装用した条件で，近視児童は正視児童に比べ調節ラグが大きい傾向があることを報告している．低加入度数遠近両用SCLがどのように近視児童の近視進行抑制に効果を発揮するのか機序は不明であるが，調節軽減の関与も示唆され，今後さらなる検証が待たれる．

低加入度数遠近両用コンタクトレンズが学童の近視進行抑制や，VDT作業時の眼疲労の対策として有用性が示されつつあり，今後，幅広い世代で普及していくことが予想される（図27）．若い世代からこういったレンズを積極的に装用することで，老視年齢に達したときに遠近両用SCLへスムーズに移行できるのではないだろうか．

（東原　尚代）

E 眼精疲労への対応

1. 眼精疲労とは

眼精疲労とは「眼を持続して使ったとき，健常者では疲れない程度の作業でも疲れを生じ，眼の重圧感，頭重感，視力低下，ときには複視などを訴え，はなはだしいときには悪心・嘔吐まできたす状態」をいう．眼精疲労は眼の使用状態，眼の能力および眼あるいは精神的な耐える力の三者がバランスを崩したときに発症すると考えられる（図28）．

パソコンや携帯情報端末の普及によって，われわれが日常で接する視覚情報量はすでに飽和状態にある．眼精疲労の原因として，屈折異常の不適正矯正が占める割合は非常に大きい．コンタクトレンズ（contact lens：CL）を使用していて眼の疲れを訴える場合，多くはドライアイの治療薬を投薬されていることが多い．また，近業が多いからという理由で近視低矯正のCLを処方され，さらに症状がひどくなっている例も少なくない．

眼精疲労の治療には視機能生理学の知識が必要である．眼精疲労にもっとも関与しているのが調節機能である．

2. 調節機能検査

眼精疲労を訴えて受診する患者の多くは，不適切な矯正状態にある．それにもかかわらず，眼科で見逃されていることが多い．その理由は，通常の外来検査では遠方視力も近方視力も良好であり，簡単な調節検査でも年齢相応の調節力があるため，正常な視機能を有していると判断されるためである．

CL使用者で眼精疲労の訴えがあるときには，必ず不適正な矯正の存在を疑う必要がある．CLを装用した状態でのオートレフラクトメータで測定した球面屈折値が-0.75Dよりも遠視寄りであれば，眼精疲労の原因として近視眼の過矯正，遠視眼の低矯正を疑う．

不適正矯正を疑ったら，オートレフラクトメータで他覚的屈折値（オーバーレフ）を測定してみる．オーバーレフの円柱度数が1.00D以上の場合には，乱視矯正が眼精疲労の原因である可能性もある．次は両眼同時雲霧法を用いて球面矯正度数の適性をチェックする．

a. 両眼同時雲霧法の手順
1. 使用中のCLを装用したまま，両眼同時雲霧を実施する．
2. オーバーレフの円柱度数が1.00Dならば0.50Dを，1.25D以上の場合には0.75Dを減じた値の円柱レンズをオーバレフの円柱軸に一致（$10°$ステップで近似）させて検眼枠に挿入する．
3. オーバーレフの球面屈折値に$+3.00$Dを加えた検眼レンズを両眼に装用する．
4. 雲霧時間は設けないで，すぐに測定を開始する．
5. 字づまり視力表を用いて，両眼視で視力値を確認しながら，両眼を同時に0.50Dづつレンズ交換法によって検眼レンズ度数をマイナス側に交換する．
6. 両眼視で矯正視力値が0.5〜0.7程度に達したら，左右眼を交互に遮蔽し，左右眼のバランスを調整する．この際，視力値は問わないで，視力表全体の見え方で，見やすいと答えたほうの検眼レンズ度数を0.25Dプラス側に換えて，再び左右眼の見え方を問う．それでもまだ同じ眼が見やすいと答える場合には，見づらいほうのレンズを-0.25D加えてバランスを取る．0.25Dの差で，左右眼の見え方のバランスが反転する場合には，日常視で利き目と考えられるほうの眼が見やすい状態を採用する（「片

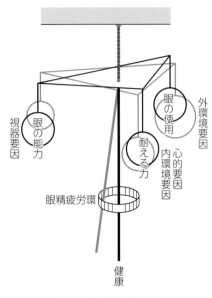

図 28　眼精疲労の環
正三角形の板が吊されており，板の中央に垂直に固定された柱がある．下方には眼精疲労環があり，柱は眼精疲労環を貫いている．正三角形の板の先端にはそれぞれ「眼の能力」「眼の使用」「耐える力」のおもりが吊されている．3個のおもりのバランスが取られていれば，柱は眼精疲労環の中央に位置しており，健康な状態である．3個のおもりがバランスを壊したときに，柱が眼精疲労環に接触し，眼精疲労を発症する．

　目で何かを覗くときにどちらの眼で見ますか」と問うとよい）．
7. 左右眼のバランスが決まったら，さらに両眼同時に今度は 0.25 D ずつレンズ交換法を継続し，両眼視の状態で最良矯正視力（正常眼であれば両眼で 1.0〜1.5 を目標とする）が得られる最弱屈折値を求める．この操作はあまり時間をかけないで，リズミカルにレンズを交換するのがコツである．
　両眼同時雲霧法によって求めた適正矯正度数が，これまでの矯正度数よりも 0.75 D 以上遠視寄りに測定されれば，眼精疲労の原因として過矯正が考えられる．

b. オーバーレフと雲霧法で検出できない場合

　CL をはずして，裸眼で調節機能検査を行う．
　調節機能異常の検出には調節機能解析装置（図 29）が有用である．調節機能解析装置で記録される Fk-map（図 30）は，調節の状態を可視化するもので，患者への説明も容易である．
　テクノストレス眼症や老視の調節緊張症はFk-map で容易に検出できる．

c. テクノストレス眼症

　パソコンやスマートフォンなどの情報端末利用者に多い眼精疲労がテクノストレス眼症である．重症例でも日常生活では異常を感じることは少ない．仕事をしようと近方視を始めた途端に眼の奥に痛みを感じ，悪心・嘔吐が襲ってくるという訴えがある．軽症例では情報端末使用時の肩こりや頭痛の訴えが多い．Fk-mapでは特徴的な所見を呈しており，患者の訴えをよく反映している（図 31）．

3. 老視の調節異常

　老視の調節異常はピントが合わないだけではない．通常の老視眼では視標の近接に対してピント合わせを行うことができないが，ピント合わせをしようとする調節努力も生じないためHFC の増加は認めない（図 32）．老視になっていても近くにピントを合わせようとすれば毛様体筋に収縮が生じる．硬くなった水晶体嚢は水晶体の屈折力を変化させることができないために，毛様体筋に異常な緊張が高じる．老視眼であっても調節緊張症（図 33）や，調節けいれん（図 34）が発症している．

4. 人工眼内レンズ眼の調節異常

　眼内レンズ（intra ocular lens：IOL）挿入眼であっても，近くを見ようと思う気持ちで，毛様体筋に収縮が生じる．もちろん，毛様体筋が収縮しても IOL は度数を変えないため，ピントを合わせるという目的が達成できない．こ

4. 老視眼へのコンタクトレンズ処方　201

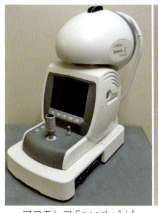
アコモレフ Speedy-"i"
（ライト製作所）

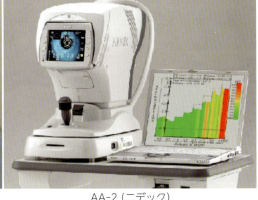
AA-2（ニデック）

図 29　調節機能解析装置
どちらの装置も測定点を 4 カ所に減らした簡易モードを備えているが，眼精疲労の診断治療には，測定点を 8 カ所もつ通常モードで測定する．

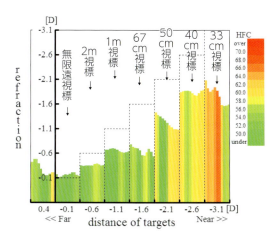

図 30　Fk-map
調節機能解析装置で記録される調節機能図で，横軸は視標位置，縦軸は屈折値，カラーバーの上端は被検眼の屈折値，カラーバーの色は調節微動高周波数成分の出現頻度（HFC）である．カラーバーの高さで正しく調節ができるかがわかり，カラーバーの色で，その調節力を発揮するときにかかる毛様体筋への負担が推測できる．

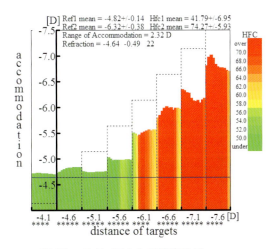

図 31　テクノストレス眼症の Fk-map
遠方視標に対しては，正常者と類似の所見を呈しているが，近接視標に対しては調節緊張症や調節けいれんの所見を呈する．

れが高じて，毛様体筋に調節緊張症や調節けいれんが生じる（図 35）．

　IOL 眼で調節微動が検出できる理由は，毛様体筋が収縮すると IOL が後方にシフトすると考えられる．このため，IOL 眼で調節緊張症を呈している例では遠方視標よりも近接視標で屈折値が低くなっている．近くを見ようとするとピントは遠方にシフトするため，疲労症状は著しい．

5. 調節異常を遠近両用 CL で治療

　調節異常はピントを合わせたいのにうまくピ

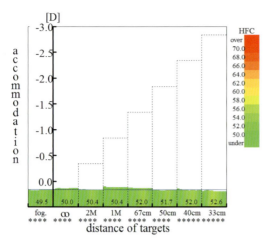

図32 老視のFk-map
どの視標呈示距離に対しても，遠点屈折値を呈しており，調節しようとする努力も生じていないため，一様に緑色で記録される．

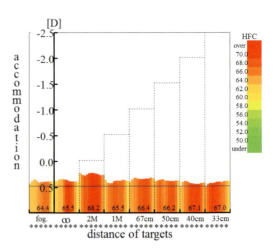

図33 老視の調節緊張症
水晶体嚢が硬化しており，屈折値を変えることができないため，調節反応量は生じない．しかし，毛様体筋の震えは水晶体に伝わっており，カラーバーの色は赤くなり，毛様体筋が緊張している状態が記録される．

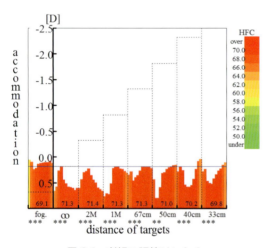

図34 老視の調節けいれん
水晶体嚢の硬化は生じているが，皮質の液状化に伴って，毛様体筋の収縮に伴い水晶体にはある程度の屈折力の変化が生じているものと思われる．しかし，近くを見るために必要な屈折力の変化は得られず，毛様体筋はけいれん状態に陥る．

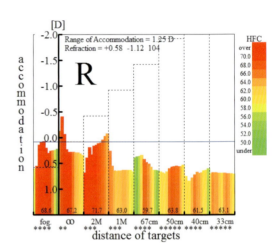

図35 IOL眼の調節緊張症
白内障手術によって，よく見えるようになると，白内障になる前の状態が蘇り，ピントを合わせようとする調節努力が生じてくるものと思われる．IOL眼で特徴的なのは，近接視標に対して，屈折値が遠方視時よりも遠方にシフトする例が多いことである．合目的に動けば，近方視に役立つ程度の屈折変化が生じている症例も存在する．

ントが合わない苛立ちが症状を悪化させているように思われる．少しだけでもピント合わせを助けられれば，症状の改善が図れる．
　そのために，遠近両用累進屈折力レンズ眼鏡

や遠近両用CLの利用が可能である．度数設定は通常の単焦点レンズの度数を用い，調節緊張傾向程度であれば，低加入度数の遠近両用レンズを処方し，その見え方を受け入れて慣れても

らうだけで，症状は消退する．テクノストレス眼症であれば1.00 D以上の加入度数が必要である．完全な老視眼や老視の調節けいれん，調節緊張症，IOL眼の調節けいれんでも1.50 D程度の加入度数でも十分な効果が期待できる．もちろん，調節緊張症や調節けいれんがある場合には，低濃度の調節麻痺薬の点眼も併用するのが望ましい．

6. 眼精疲労の治療には調節の考えが不可欠

眼精疲労を訴えて医療機関を受診する患者の多くは種々の検査よっても異常を証明されず，放置され，あるいはいろいろな科をたらい回しにされていることが多い．眼科でもドライアイとしてしか診断されていない症例も多い．眼精疲労の治療には調節の考えが不可欠である．調節機能が年齢依存ではなく，個人ごとに大きく異なることに注意を払う必要がある．

（梶田 雅義）

文　献

B. 老視眼へのソフトコンタクトレンズ処方
 1) バトルロイヤル「遠近両用コンタクトレンズをどういう症例に勧めてゆくか？」日コレ誌 58：2-3, 2016
 2) 植田喜一：遠近両用ソフトコンタクトレンズの特性．あたらしい眼科 18：435-446, 2001
 3) 植田喜一：遠近両用コンタクトレンズの処方．眼科診療プラクティス 77, p46-51, 文光堂, 2001
 4) 植田喜一：老視矯正からの選択．日コレ誌 47：93-102, 2005
 5) 植田喜一, 柳井亮二：新しい遠近両用コンタクトレンズの紹介．あたらしい眼科 23：851-860, 2006
 6) 植田喜一：遠近両用．あたらしい眼科 28（臨増）：83-88, 2011
 7) 植田喜一：コンタクトレンズによる老視治療．あたらしい眼科 28：623-631, 2011
 8) 植田喜一：コンタクトレンズによる調節機能の再建．あたらしい眼科 31：667-674, 2014
 9) 植田喜一：ソフト系多焦点コンタクトレンズの処方法（症例呈示）．あたらしい眼科 33：1131-1138, 2016

C. 白内障術後への対応
 1) 塩谷　浩, 梶田雅義：眼内レンズ挿入眼への遠近両用ソフトコンタクトレンズの処方例．日コレ誌 57：164-167, 2015
 2) 塩谷　浩：私の処方 私の治療 第21回 眼内レンズ挿入眼への遠近両用ソフトコンタクトレンズの処方例．日コレ誌 57：191-194, 2015
 3) 塩谷　浩：ソフト系多焦点コンタクトレンズの応用（白内障術後）．あたらしい眼科 33：1145-1149, 2016
 4) 塩谷　浩：遠近両用コンタクトレンズの処方．日コレ誌 52：47-51, 2010
 5) 塩谷　浩：遠近両用ソフトコンタクトレンズの処方テクニック．あたらしい眼科 30：1363-1368, 2013

D. 低加入度数遠近両用コンタクトレンズの応用
 1) 総務省：平成27年通信利用動向調査の結果（URL：http://www.soumu.go.jp/johotsusintokei/statistics/statistics05.html）
 2) 厚生労働省：平成20年技術革新と労働に関する実態調査結果の概要．労働調査：12-26
 3) 総務省情報通信政策研究所：高校生のスマートフォン・アプリ利用とネットイゾン傾向に関する調査．報告書：7-15, 平成26年7月
 4) Bababekova Y, Rosenfield M, Hue JE et al：Font size and viewing distance of handheld smart phones. *Optom Vis Sci* 88：795-797, 2011
 5) 野原尚美, 松井康樹, 説田雅典ほか：携帯電話・スマートフォン使用時および書籍読書時における視距離の比較検討．あたらしい眼科 32：163-166, 2015
 6) 梶田雅義, 山崎　愛, 入道香澄ほか：調節緊張を緩和する新デザインコンタクトレンズの評価．日コレ誌 54：27-30, 2012
 7) 山岸景子, 東原尚代, 百武洋子ほか：遠近両用ハードコンタクトレンズ従来型と低加入度型の比較．日コレ誌, 印刷中
 8) 植田喜一, 佐藤里沙, 柳井亮二ほか：デザインの異なる遠近両用ソフトコンタクトレンズのコントラスト視力．日コレ誌 44：211-215, 2002
 9) Fujikado T, Ninomiya S, Kobayashi T et al：Effect of low-addition soft contact lenses with decentered optical design on myopia progression in children：a pilot study. *Clin Ophthalmol* 8：1947-1956, 2014
 10) Nakatsuka C, Hasebe S, Nonaka F et al：Accomodative lag under habitual seeing condition：comparison between myopic and emmetropic children. *Jap J Ophthalmol* 49：189-194, 2005

5 乳幼児・小児へのコンタクトレンズ処方

1. 乳幼児・小児とは

本項の対象となる乳幼児と小児は一般的な呼称であり，「乳幼児」とは児童福祉法で定義される生後0日から満1歳未満までの「乳児」と，満1歳から小学校就学までの「幼児」を合わせたものである．児童福祉法（昭和二十二年十二月十二日法律第百六十四号）第四条を原文のまま表1に示す．

一方，「小児」とは医学界や医療の現場で用いられる用語であり，上述のように法律で定まっているわけではない．わが国における小児科の対象年齢は一般に新生児から中学生までとなっている医療機関が多い．その理由として，15歳以上になると薬を飲む量が成人と同じになるというものがある．われわれは学生時代の小児科学講義や臨床実習で「小児は小型の大人ではない．小児は成長・発達し続けている」と教えられたが，それは眼科領域においても共通の概念である．

2. CL装用者のうち乳幼児・小児の占める割合

15歳未満のコンタクトレンズ（contact lens：CL）新規処方者数は決して多くはないが，その大半は「医学的適応」のある者である．図1に順天堂大学医学部附属順天堂医院眼科CL外来におけるCL新患患者総数に占め

表1 児童福祉法（昭和二十二年十二月十二日法律第百六十四号）第四条

この法律で，児童とは，満十八歳に満たない者をいい，児童を左のように分ける．
一　乳児　満一歳に満たない者
二　幼児　満一歳から，小学校就学の始期に達するまでの者
三　少年　小学校就学の始期から，満十八歳に達するまでの者

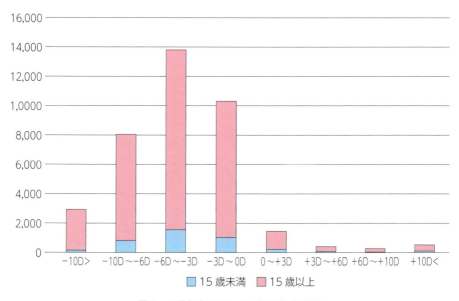

図1 屈折別にみたCL新規処方者数

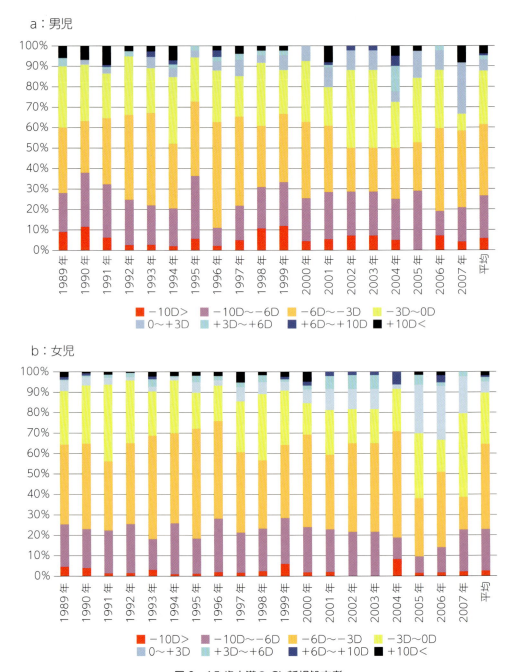

図2 15歳未満のCL新規処方者

る15歳未満の者の割合を調べた結果を示す．対象は1989〜2007年の19年間に新規処方を行った新患患者で，大まかな屈折値別に15歳未満と15歳以上とに分けたところ，全体では−10D〜＋3Dが多くを占めるものの，＋10D以上の遠視眼を含めすべての屈折値の領域に15歳未満の者が存在した．図2には毎年の15歳未満のCL新患患者の屈折値別の割合を男女別に示す．男女差および年齢による差異は認めなかった．

若年者にもCLの対象患者が毎年少なからず常に存在するという実態を把握しておくことは，実際の処方の際の参考になる．同時に，眼科医であるならば，たとえCLに精通していなくても，こうした若年者の適切な屈折管理は最低限の必須事項と考える．

3. CLの医学的適応と社会的適応

図1，2で示した者の大半は，大方の先天性眼疾患の発見時期に該当すると同時に，視機能の成長期にあたるため，CLの「医学的適応」となった者である．一方，近年はCL装用開始年齢の若年化が指摘されている．とくに顕著なのは中学生・高校生であるが，一部では小学生も該当し，たとえばスポーツや踊りをやるなどという理由でCL装用を希望する場合も少なくない．これらは「社会的適応」で，後述するインフォームド・アセント（informed assent）の必要な年齢でもある．

日本小児科学会は2006年4月に，小児科が診療する対象年齢をそれまでの「中学生まで」から「成人するまで」に引き上げることを決定している．本項で取り扱う対象年齢もこれにそって，未成年者とし，満20歳に達しない者とする．本項では「医学的適応」と「社会的適応」に分けて解説し，最後のパートでこれらCL処方の実例を示す．

4. 乳幼児・小児へのCLの医学的適応

a. 乳幼児・小児の屈折矯正の基本

通常，乳幼児や小児にかぎらず屈折矯正の第一選択は眼鏡であり，眼科医がこれらの世代に積極的にCLを勧めることはない．しかし，CLの特性がもたらすメリットのほうが危険性を上回り，最良の方法と判断された場合にCLによる矯正が選択される．CLは眼にとってあくまで異物であるうえ，不具合時にそれをうまく伝えられないこと，ケアは保護者に委ねられること，CL装用期間は長期に及ぶことなど，成人以上に慎重な対応が必要となる．

b. インフォームド・アセント

成人に対する診療行為では，患者側がこれから受ける治療について，その疾患の概要，予想される効果，副作用，予後などを医師から十分な説明を受け，納得したうえでその治療を受ける同意を得るインフォームド・コンセントが行われるが，患者が未成年者の場合，思考能力は発達途上にあるため，インフォームド・コンセントを受けるのは理解力のある保護者となり，子どもとの間にはインフォームド・コンセントは成立しない．この場合，インフォームド・アセント，すなわち，子どもの発達に応じ適切な理解の助けをし，治療で何が起こるかを話し，子どもが状況をどのように理解しているかを査定し，最終的に本人がケアを受けたいという気持ちを引き出すことが重要である．その結果，保護者が子どもに行われることに対して許可をし，子どもからの同意を得る必要がある．

c. CLの医学的適応

乳幼児・小児の白内障術後無水晶体眼に対する屈折矯正はCLの開発当時からよい適応であった．当時はポリメタクリル酸メチル樹脂（polymethyl methacrylate：PMMA）製のハードコンタクトレンズ（hard contact lens：HCL）であったが，現在は酸素透過性の重要性が認知され，酸素透過性ハードコンタクトレンズ（rigid gas permeable contact lens：RGPCL）が第一選択となる．ソフトコンタクトレンズ（soft contact lens：SCL）は乱視の矯正には不向きで，使い捨てSCLや頻回交換型SCL（frequent replacement soft contact lens：FRSCL）は＋5.0Dを超える遠視矯正用のものは発売されておらず，これらに加え無水晶体眼を対象としたレンズは存在せず，適応外となる．

乳幼児・小児のCLの適応症は先天白内障術後無水晶体眼や不同視弱視，屈折性弱視，強度

表2 乳幼児・小児のコンタクトレンズ適応症

1. 視力矯正目的
①屈折異常
　無水晶体眼（とくに片眼）
　水晶体偏位
　不同視
　調節性内斜視
　強度遠視
　近視
　乱視
②角膜不正乱視
③円錐角膜

2. 治療目的
　兎眼
　角膜穿孔
　角膜裂傷角膜縫合術後
　角膜移植術後
　水疱性角膜症
　眼球癒着

3. 整容目的
　無虹彩症
　白子症
　角膜白斑

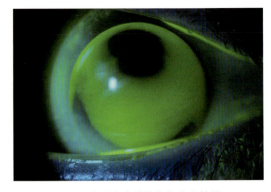

図3　先天白内障術後無水晶体眼

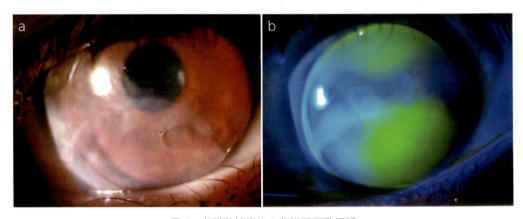

図4　角膜移植術後の角膜不正乱視眼
a. デルモイドに対する表層角膜移植術後．RGPCL装用時．b. フルオレセインパターン．

遠視などであり，とくに白内障術後無水晶体眼や強い不同視例ではCLが第一選択となる．おもな小児のCL適応症を表2に示す．

①視力矯正目的

a）屈折異常

強度遠視や不同視，先天白内障術後無水晶体眼（図3）では，単に屈折矯正や弱視予防といった目的のみならず，眼鏡による頂間距離の影響が入りにくく，近見時の調節や輻湊が軽減できる光学的メリットがある．また，CL装用では網膜像の拡大による不等像が抑制されるため，これらの疾患に対する屈折矯正ではよい適応となる．不同視のうち，両眼の屈折度差が5D以上の場合などがよい適応となる．

b）角膜不正乱視

角膜移植術後（図4）や角膜潰瘍後の瘢痕化，穿孔性角膜外傷などによる角膜不正乱視眼は，SCLでの乱視矯正ができないためRGPCLの第一選択となる．外傷性白内障では角膜外傷を伴っている場合が多い．乳幼児では弱視を伴っている可能性が高く，この治療も併せて行う必要がある．角膜混濁が著明で角膜移植の適応とならない症例に対しては，後述する羞明防止目的や整容目的での虹彩付きSCLの処方となる場合もある．

c）円錐角膜

円錐角膜の発症は10代前半とされているが，実際に医療機関を受診する時期は10代後

半が多い．当初は近視性乱視を呈すため眼鏡装用していたところ，眼鏡による視力矯正が得られなくなって初めて眼科を受診するケースが多い．角膜不正乱視は成長とともに強くなるため，なるべく早期からのRGPCLの装用が望ましい．近年は欧州を中心にクロスリンキングによる円錐角膜の進行抑制効果が報告されつつあるが，長期予後や晩期合併症については不明である．なお，クロスリンキングはわが国では2017年現在は未承認である．現時点での第一選択はRGPCL装用である．

②治療目的

治療用CL装用の適応疾患は成人と同様であるが，SCLの連続装用が主体となる点と，とくに小児ゆえ自覚的な判断ができない点などから，角結膜上皮障害や感染性角膜潰瘍の発症には十分な注意を払う必要がある．

適応は，先天眼瞼異常，顔面神経麻痺などの兎眼による角膜障害の予防目的をはじめ，角膜移植術後や角膜裂傷術後の角膜縫合糸による異物感，疼痛軽減目的，比較的小さな角膜穿孔に対する上皮修復促進目的でのSCL装用である．SCLは低含水率の連続装用が認可されているSCLや，治療目的での連続装用が認可されたシリコーンハイドロゲルレンズが使用される．なお，かつては医師の裁量のもとで1週間連続装用型SCLが用いられていたが，近年発売が中止された．

③整容目的

無虹彩症，白子症，一部の角膜混濁例に対しては，羞明軽減効果と屈折矯正効果の双方を狙った虹彩付きSCLの適応となる．虹彩付きSCLは僚眼が健常の場合は僚眼の色調を参考にしながら茶系色3色と黒色の計4種類の色から選択でき，また瞳孔径と虹彩径，レンズ径も選択できることから，整容的により自然な状態に近づけることが可能である（図5）．ただしこれは従来型SCLであり，経年変化による劣化，汚れ付着のほかに褪色も生じる．成長に

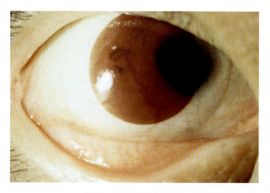

図5　虹彩付きSCL

伴って規格を変更する必要があることから，定期検査を継続し，変化に伴って処方を変更していくとよい．本レンズは，小児例も含めきちんと管理すれば重篤な合併症発症を認めなかったという報告がある．

2016年2月，わが国で初めてのシリコーンハイドロゲル素材のカラーコンタクトレンズ（カラーCL）が頻回交換型SCLとして発売された（虹彩周辺部のみの着色のサークルレンズを除く）．エアオプティクスブライト（アルコン）はブラウンとピュアヘーゼルの2色が用意されており，このうちブラウンは比較的虹彩色に近い色彩となっている．本製品はあくまで茶褐色の虹彩を明るく見せるための色調のため，装用時には上述の虹彩付きソフトほどの濃い茶系色とはならないが，ようやくカラーのシリコーンハイドロゲルレンズが登場し，今後が期待される．

d．一部疾患への療養費支給

一部疾患は医療費控除の対象となる．成人を含めた医療費控除の対象疾患を図6に示す．とくに小児に弱視，斜視および先天白内障術後の屈折矯正の治療で用いられる眼鏡とCLの作製費用の一部は，平成18年4月1日から療養費として支給されることになった．対象は9歳未満の小児で，価格の100分の103に相当する額を上限とし，6歳未満に対しては8割，6歳以上9歳未満に対しては7割が支給され

疾病名	治療を必要とする症状	治療方法
弱視	矯正視力が0.3未満の視機能の未発達なもの	20歳以下で未発達の視力を向上させるため，目の屈折にあった眼鏡を装用させる．
斜視	顕性斜視，潜伏斜視，斜位があり，両眼合わせて2プリズムディオプトリー以上のプリズムが必要．	眼位矯正または術後の機能回復のため，眼鏡を装用させる．
白内障	水晶体が白濁して視力が低下し，放置すれば失明するため手術を必要とする．	術後の創口の保護と創口が治癒するまでの視機能回復のため2カ月程度眼鏡を装用させる．水晶体摘出後，水晶体の代わりにIOL（人工レンズ）を挿入する．
緑内障	原因不明または外傷により眼圧（目のかたさ）が高くなる病気で，放置すると失明するので手術を必要とする．	術後，機能回復のため，1カ月程度眼鏡を装用させる．
難治性疾患 調節異常	調節力2ディオプトリー以下で調節痙攣，調節衰弱などによる自律神経失調症がある異常．	30歳以下の者に対して薬物療法（ビタミンB_1を中心とした治療）のほかに，6カ月程度治療のため，眼鏡を装用させる．
難治性疾患 不等像性眼精疲労	左右眼の眼底像の差による自律神経失調症がある異常．	薬物療法（精神神経用剤およびビタミンB_1）と合わせて光学的に眼底の不等像を消すため，眼鏡を装用させる．
難治性疾患 変性近視	眼底に変性像があって－10ディオプトリー以上の近視である．	薬物療法（血管強化剤）と合わせて，網膜剥離，網膜出血などによる失明防止のため眼鏡を装用させる．
難治性疾患 網膜色素変性症	視野狭窄・夜盲症と眼底に色素斑がある病気で進行すると失明する．	薬物療法（血管拡張剤）を行うが，光刺激による症状が進行するので，その防止のため眼鏡を装用させる．
難治性疾患 視神経炎	視神経乳頭または球後視神経に炎症があり，まぶしさを訴える病気で進行すると失明する．	薬物療法（消炎剤，ビタミンB_1）と合わせて，光刺激による症状の悪化を防止するため，2カ月程度眼鏡を装用させる．
難治性疾患 網脈絡膜炎	眼底の網脈絡膜に炎症があって放置すれば失明する．	薬物療法（消炎剤）に合わせて，光刺激による症状の悪化を防止するため，1カ月程度眼鏡を装用させる．
難治性疾患 角膜炎	角膜乾燥症，水疱性角膜炎，びまん性表層角膜炎，角膜潰瘍などにより，放置すると角膜（黒目）が白く濁り，視力低下または失明する．	薬物療法（抗生物質，副腎皮質ホルモン，ビタミンB_2）に合わせて，角膜の表面を保護し，治癒を促進するため，1カ月程度眼鏡を装用させる．
難治性疾患 角膜外傷	角膜破裂，角膜切創，角膜火（薬）傷がある．	手術，薬物療法（抗生物質）と合わせて，角膜の創面を保護し治癒を促進させるため，1カ月程度眼鏡を装用させる．
難治性疾患 虹彩炎	虹彩（茶目）に極度の炎症があって放置すると失明する．	薬物療法（副腎皮質ホルモン）に合わせて，虹彩を安静にするためアトロピンなどの散瞳剤を使用すると共に，眼保護のため，1カ月程度眼鏡を装用させる．

図6　医療費控除の対象疾患

る．ただし，矯正視力が正常であったり，両眼視機能に異常のない小児の矯正眼鏡は適応とはなっていないので注意を要する．また，弱視治療に必要なアイパッチや，眼鏡の場合のフレネル膜プリズムは支給対象外である．記載要綱を図7に，厚生労働省が示した様式例に従い日本眼科医会が作成した処方せんを図8に示す．

なお，これらの詳細は日本眼科医会のホームページ内の「メンバーズルーム」からダウンロード可能である．

e．乳幼児・小児ゆえの留意点

①処方側の留意点

処方の手順やレンズの選択法などは成人と同様で，「コンタクトレンズ診療ガイドライン」

眼鏡の医療費控除に必要な処方せん（眼鏡）の記載要領

I. 要 旨

1) 本処方せん（眼鏡）は眼鏡の医療費控除に関する厚生省健康政策局総務課長通知に基づいて，厚生省当局との了解のもとに作られたものです。
2) 本処方せん（眼鏡）の様式は医師法第22条及び医師法施行規則第21条の趣旨に沿ったものです。
3) 前項内容に加え，眼鏡の医療費控除のための必須記載事項として，国税庁及び厚生省との了解のもとに備考欄に「疾病名」，「治療を必要とする症状」を記載することになりました。
4) 眼鏡処方せんは眼鏡店で保存すべきものですから，その他に医療費控除のためのものとして，本様式（眼鏡処方せんの写）を作製しました。従って，確定申告時に必要な患者さんには，本処方せん（眼鏡）を交付してあげて下さい。

　なお，家族の全眼鏡代，全治療費の合計が10万円をこえると，医療費控除（所得税法第73条）の対象になることを告げて，眼鏡処方せんを交付するとき，本様式を一緒に渡してもかまいません。

II. 記 載 要 領

1) 種類欄について
　医師法施行規則にいう，薬名に相当するものです。
　（　　）内は必要な説明を記入して下さい。
　　例：遮光眼鏡（遮光調光レンズ，或いはブラウン25％ハーフ，或いはブラウン30％全面など）
　　　　多焦点の種類（二重焦点レンズ，或いは累進多焦点レンズなど）
2) 度数及び用法について
　(1) 医師法施行規則にいう用量，用法に相当するものです。多焦点レンズを処方される時は，複数の処方せん（眼鏡）をご使用下さい。
　(2) 用法は該当欄に○印をつけて下さい。記載事項以外に必要があれば空白部に記入して下さい。
　(3) 例：ガラス，遮光レンズに○印があり度数用法が記入されていれば，色付，度付の眼鏡が治療上必要ということになります。
3) 使用期間について
　(1) 本処方せんの有効期間のことです。数字に○印を付けて下さい。
　(2) 患者さんの経済的事情もありますので，一般には30日間が適当と思います。
　　但し，急性疾患で治療上緊急に眼鏡を要する場合には，必要度に応じて，3日または10日に○印を付けて下さい。
4) 備考欄について（必ず記載して下さい）
　(1) 要旨3) により備考欄の「疾病名」，「治療を必要とする症状」欄には必ず記載して下さい。
　(2) 上記の記載に当っては，厚生省健康政策局総務課長通知の（別紙）に基づき①「疾病名」は通知（別紙）の名称を②「治療を必要とする症状」は通知（別紙）の趣旨に沿ってご記載下さい。(但し，②については，混乱を防ぐため，（別紙）通りの表現或いは一部でも結構です。)

III. 患者さんに対する説明

"眼鏡，コンタクトレンズの医療費控除について"（別掲）をコピーして，特に注意1. 強調して御説明いただきながら患者さんにお渡し下さい。

（様式例）
　省　略
※ 厚生省の示した洋式例に従い本会名を入れたもので，次頁の様式をコピーしてご使用下さい。

図7　眼鏡の医療費控除に必要な処方せん（眼鏡）の記載要領

に準拠するものであるが，乳幼児・小児の場合はCL装用の主目的が弱視治療，屈折矯正，視能訓練，視機能発達であることから，CL装用の目標は安全性を担保しつつ視能矯正することである．そのためには眼科医やコメディカルのみならず，保護者の理解と協力が不可欠である．患児は自らの意思でCLを装用することはまずなく，着脱やケアも行うことはできないため，これらを行うのは保護者である親である．患児の異常時の対処に真っ先に取り組まなけれ

処　方　せ　ん（眼鏡）

氏名：　　　　　年令：　　　（男・女）

住所：

Ⅰ．種類（○で囲む）：ガラス，プラスチック，コンタクトレンズ（ソフト，ハード）

IOL，遮光眼鏡（　　　），多焦点の種類（　　　）

その他（　　　）

Ⅱ．度数及び用法

1．眼鏡

	S（球面）	C（円柱）	A（軸）	P（プリズム）	B（基底）	PD（瞳孔距離）	用　法
右							遠・近・中間 常用・必要時
左							

2．IOL，コンタクトレンズ

右		用法	
左			

Ⅲ．使用期間（本処方せんの有効期間を○で囲む）（　3日　10日　30日　）

Ⅳ．備考（眼鏡を必要とする理由）

1．疾病名

2．治療を必要とする症状

年　月　日

医師住所

医師氏名　　　㊞

公益社団法人　日本眼科医会製

図8　処方せん

ばならないのもまた親である．よって，保護者へのCL管理についての教育が重要になってくる．

また，装用開始年齢が幼少時であるため，当然のことながら総装用期間が長くなる．これは保護者のみならずCL処方医も長い付き合いになることを覚悟する必要があり，角膜の長期経過観察をはじめ，成長や屈折変化に伴った処方変更にも対処する責任が伴う．

②保護者側の留意点

保護者にはCLの着脱やCLケアなどの取り扱いを理解してもらったうえで，治療のための医療機器としてのCLを患児に装用をしてもらう必要がある．患児は，視力低下やCL装用時違和感などの症状を訴えることは困難であることから，とくに充血や流涙，眼脂や装用時の所見や外観，表情などを注意深く観察するよう教育する必要がある．さらにこうした異常時には速やかに受診することとともに，眼の屈折状態や合併症の有無，レンズの状態確認やケア方法が良好であるかなどを確認するために，定期検査に通院することの必要性について理解してもらう．

③実際のCL処方

a）屈折検査

乳幼児・小児はCL装用による異物感に対する体動を生じやすく，トライアルレンズの着脱に始まり，自覚的のみならず他覚的屈折検査が困難となって苦労することが多い．体動が激しい3歳未満の幼児ではセデーションをかけての検査が必要となる場合もある．これらの年代では他覚的屈折検査が重要となり，その基本は検影法であるが，手持ちのオートレフラクトメータ，ケラトメータも有用である．おもに3歳以降ではオートレフラクトメータ，ケラトメータで屈折や角膜曲率による計測や自覚的屈折検査が可能な場合はこれらが有用な情報となるが，その場合，とくに遠視眼では調節が入る可能性が高く，雲霧法が有用となる．小児の場合，CL処方時にかぎらず通常の診察時にもいえることであるが，遠視眼にかぎらず調節の影響が入りやすいため，調節麻痺薬を用いた測定が重要である．

b）レンズフィッティング

乳幼児・小児に対するCLフィッティングにおけるポイントは，静止位置，瞬目時の動き，RGPCLの場合のフルオレセインパターン，SCLの場合の結膜の圧迫など，基本的には成人の場合と同様である．しかし，乳幼児・小児眼は曲率半径や角膜径が小さいため，トライアルレンズが用意されていなかったり，目標のパワーのレンズが製造されていないなど，一筋縄にはいかないことが多い．

④RGPCL処方における工夫

乳幼児・小児に対するRGPCL処方の際には，小さな角膜径ゆえにレンズ径が小さめのレンズ選択が必要となるが，こうしたサイズのト

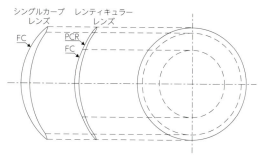

図9 レンチクラール加工

ライアルレンズが用意されていないことのほうが多い．この場合，入手可能なトライアルレンズのうち，もっとも小さな直径のセットを取り寄せ，その中から最適と思われるベースカーブ（base curve：BC）のものを選び，処方レンズ度数を決めたあとに，作製したいレンズ径とフィッティング検査に用いたトライアルレンズ径との差分だけ0.25 D刻みでレンズパワーをアップさせて換算処方する．乳幼児，小児のCL適応例では一般に球面度数，円柱度数またはその両者が強いことが多く，屈折誤差が生じやすい．度数ずれに関しては，注文後に現物が届き，フィッティング検査時に装用中のCLの上から検影法またはオーバーレクラクションを行い，誤差の分だけ追加矯正する手段が有用である．それ以降も成長に伴い屈折度数が変化していくので，定期検査と処方変更は必須である．

ハイパワーのプラスレンズでは，レンズ中央部におけるレンズ厚が厚くなり，それに伴ってレンズの重量が増してレンズの重心が下方にシフトすることでレンズが下方安定となり，フィッテングパターンがトライアルレンズ装用時と異なってしまうことがよくある．瞳孔領域がレンズの中央部の位置に来ないと適切な度数による屈折矯正ができなくなってしまう．

とくに＋10 D以上の場合は，レンチクラール加工（注文時にはレンチ加工と略される場合が多い）（図9）を施すことでフィッティングが安

表3 レンチクラール加工が可能なおもなレンズ

銘柄	メーカー	制作ベースカーブ(mm)	間隔(mm)	制作度数範囲	レンズ適応	Dk値	Dk/L値(-3 D)
サンコンマイルド Epi	サンコンタクトレンズ	6.00〜9.50	0.05	+40〜+5.25 D	+5.25 D以上	31.1	6.9
アイミーサブリーム	アイミー	7.00〜9.00	0.05	+25〜-25 D	+6 D以上	136	80
ボシュロム EX-O2	ボシュロム・ジャパン	6.00〜9.00（特注範囲）	0.05	+25〜-25 D	+6 D以上	26〜27	非公表
シード UV-1	シード	5.00〜9.00	0.05	+25〜-25 D	+10 D以上	60	35
シード Hi-O2	シード	5.00〜9.00	0.05	+25〜-25 D	+10 D以上	60	35
ハイヤンサ a	レインボーオプチカル研究所	5.00〜9.00	0.05	+20〜-20 D	+10 D以上	60	非公表
ハイヤンサ a（レンチ加工・小児用）	レインボーオプチカル研究所	6.80〜8.40	0.05	+20〜+10 D	+10 D以上	60	非公表

表4 遠視矯正用度数が用意されているおもなDDSCL、FRSCL、従来型SCLの比較

レンズの種類	銘柄	メーカー	ベースカーブ (mm)	度数	Dk値	Dk/L値 (-3D)
DDSCL	ワンデー アキュビュー トゥルーアイ	J&J	+レンズは9.0mmのみ	+5D～-12D	100	118
DDSCL	ボシュロム メダリスト プレミア マルチフォーカル	ボシュロム・ジャパン	8.6	+5D～-10D	91	101
DDSCL	シード 1DayPure うるおいプラス	シード	8.8	+5D～-16D	30	42.9
DDSCL	シード 1DayPure マルチステージ	シード	8.8	+5D～-10D	30	42.9
DDSCL	ワンデー アキュビュー モイスト	J&J	+レンズは9.0mmのみ	+5D～-12D	28	33.3
DDSCL	ワンデー アキュビュー	J&J	9	+5D～-12D	28	33.3
DDSCL	デイリーズ プログレッシブ	日本アルコン	8.6	+5D～-6D	26	23.6
DDSCL	ボシュロム メダリスト ワンデー プラス	ボシュロム・ジャパン	8.6	+5D～-9D	22	24.4
DDSCL	プロクリア ワンデー（マルチフォーカル）	クーパービジョン・ジャパン	8.7	+5D～-10D	20.5	22.8
DDSCL	ボシュロム メダリスト マルチフォーカル	ボシュロム・ジャパン	8.7、9.0	+5D～-7D	9.5	9.5
定期交換*	エア オプティクス EX アクア	日本アルコン	8.4、8.6	+5D～-10D	140	175*連続装用可能
FRSCL	エア オプティクス アクア	日本アルコン	8.6	+5D～-10D	110	138
FRSCL	エア オプティクス アクア 遠近両用	日本アルコン	8.6	+5D～-10D	110	138
FRSCL	アキュビュー オアシス	J&J	8.4、8.8	+5D～-12D	103	147
FRSCL	アキュビュー アドバンス	J&J	8.3、8.7	+5D～-12D	60	85.7
FRSCL	シード 2weekPure マルチステージ	シード	8.6	+5D～-10D	30	33.3
FRSCL	2ウィーク アキュビュー	J&J	8.3、8.7	+5D～-12D	28	33.3
従来型SCL	ブレス・オー	東レ	7.8、8.1、8.4、8.7、9.0、9.3	+25D～+5.5D	64	11
従来型SCL	メニコンソフト72	メニコン	8.1、8.4、8.7、9.0、9.3	+25D～-25D	34	23
従来型SCL	シード虹彩付ソフト	シード	8.0、8.3、8.6、8.9、9.2	+25D～-25D	12	9.2
従来型SCL	メニコンソフトMA	メニコン	7.5、7.8、8.1、8.4、8.7、9.0、9.3、9.6、9.9	+25D～-25D	9	10
従来型SCL	クラランソフト ファシル13	シード	7.9～9.3	+23D～-23D	9.14	7.6
従来型SCL	ブレノ	HOYA	8.1、8.4、8.7、9.0	+20D～-20D	11	22
従来型SCL	メニコンソフトS	メニコン	8.5	+5D～-15D	34	34
従来型SCL	HOYAマルチビュー	HOYA	8.1、8.4、8.7、9.0	+5D～-10D	11	9.2
従来型SCL	アイミーソフト・ファースト	アイミー	8.4、8.8、9.2	+5D～-15D	9	18

定化しやすくなる．レンティキュラーレンズは，フロント面がフロントカーブ（front curve：FC）と周辺カーブ（peripheral curve：PCR）から構成されており，「FCの曲率＜PCRの曲率」となっている．この構造を取ることで，通常のシングルカーブレンズに比べてレンズ中心部付近の厚みを薄くすることができる施術法である．ただし，この加工ができるのでは一部のHCLにかぎられる．レンチクラール加工が可能なレンズを表3に示す．

⑤SCL処方における工夫

SCLのフィッティング確認法は成人と同様であるが，SCLの柔軟性ゆえの規格の少なさから，意外と選択肢が制限される．とくに1日使い捨てSCL（daily disposable soft contact lens：DDSCL），FRSCL，定期交換型SCLなどのディスポーザル系SCLでは，1銘柄につきBCが多くても2種類しか用意されておらず，遠視矯正用の度数はもっとも大きなものでも＋5.0Dまでで，直径は1種類しか存在しないため，本来ならよい適応になりそうに思われてもこれらの基準からはずれてしまい，患児に見合ったSCLがみつからないことが少なくない（表4）．この場合は従来型SCLに頼らざるをえないが，従来型SCLでも選択肢が少ないのが現状である．本項に該当する乳幼児こそが視機能向上目的，治療目的といったCL開発当初からの本来の適応症例であることを，各メーカーの担当者にはぜひとも再認識してほしいものである．

5．小児へのCLの社会的適応

日本眼科医会では2000年から3年ごとに小・中・高校生を対象とした学校現場のCL使用状況の全国調査を実施している．それによれば，使用目的でもっとも多いのは「スポーツをするから」「メガネがいやだから」であった．これらはいずれも装用者が希望してのCL装用であり，社会的適応である．前項の医学的適応者以外へのCL処方を本項で解説する．

2017年，同会から最新の平成27（2015）年度の調査結果が発表された．ここには医学的適応者もわずかながら存在するが，大半は社会的適応の装用者である．以下にその概要とコメントを示す．

a．小中高校生へのCL処方状況
①装用開始年齢

装用開始時期は高校1年がもっとも多く，次いで中学1年，中学2年と続いた．ここから読み取れるのは，高校または中学校に進学して新しい環境や部活動をやるようになったのをきっかけに，CL装用を開始していると想像される点である．ただし，2015年の時点での中学生を対象とした調査では，装用開始したのが中学1年，中学2年に次いで小学6年となっており，CL装用開始年齢は以前よりも年々若年化している実態が浮き彫りになった．

②装用理由

装用する理由は，「医学的に医師に勧められたから」が小学生では15.9％，中学生2.4％，高校生1.8％を占めた．これは，中学，高校に進学するにつれて社会的適応によるCL装用者の絶対数が増加するためで，医学的適応者は若年者ほど比率が高く，常に一定数は存在することを示しており，これらの人達の適切な視覚的管理は眼科医として必須の使命である．装用する理由でもっとも多かった「スポーツをするから」は，小学生73.0％，中学生74.6％，高校生58.1％であった．次いで「メガネがいやだから」は小学生19.0％，中学生40.9％，高校生47.0％であった．装用する理由の3位は「親や友人に勧められたから」が小学生15.9％，中学生14.5％で，高校生のみは「簡単だから」が16.7％を占めた．筆者はCL装用はケアを含め決して「簡単」だとは思わないので，着脱やケア，異常時の対策までもが「簡単」に思われて軽視されてしまわないかと懸念する．

③装用するCLの種類

小学生ではレンズケアが不要なDDSCLがもっとも多く,次にオルソケラトロジーレンズが続いたことから,レンズケアのトラブルを避けたいという親の意向や,近年話題となっている小学生へのオルソケラトロジーレンズ使用による近視抑制効果を期待した親の意向が働いているように思われた(本稿執筆の2017年夏の時点におけるオルソケラトロジーガイドラインでは20歳以上が適応となっている).中学生,高校生ともに1日使い捨てSCLの占める割合が増加しているが,高校生ではいまだ頻回交換型SCLが最多を占めている.カラーCLは,割合は低いものの中学生にも装用されていた.

④レンズケア

ケアが不要なレンズ装用者率が増加傾向にあるなか,指示通りのレンズケアをしていない比率は減少しつつも,こすり洗いをしていない率は上昇し,レンズの使用期限を約1割が守っていないという現実が明らかとなった.

⑤CLの入手方法・場所

病院・眼科診療所隣接販売店が小・中・高校生ともに最多で,2番目がCL量販店であった.3番目はインターネット・通信販売であったが,対面販売ではないこれらの販売系統の率が上昇している点から,レンズケアや合併症発生時の対応法の伝授や定期検査の重要性の認識が希薄になることが懸念される.

⑥眼科受診状況(小学生を除く)

定期的に受診している割合は中学生64.3%,高校生68.4%,不定期が中学生14.8%,高校生15.8%,受けていないが中学生19.0%,高校生15.1%であった.

眼の異常は中学生の23.3%,高校生の30.0%で経験し,その際に眼科を受診したのはそれぞれ50.0%,47.2%と約半数に過ぎなかった.眼科受診時の病名は,中高校生ともにアレルギー性結膜炎が最多で順に37.0%,38.1%,つ

いで角膜のキズで順に31.3%,30.0%,3番目が角膜炎・角膜潰瘍で順に10.4%,16.4%であった.もっとも重篤なCL眼合併症である角膜潰瘍発症例がこの中に含まれ,将来を背負う若者の未来を文字通りくもらせてしまうリスクがこれほどまでも高率であることが浮き彫りとなった.

CLによるトラブル発生時や違和感があった際にはCLを装用中止しなければならない.そのため,CL装用者であっても眼鏡を所持することは必須である.同調査では眼鏡を併用していないCLのみの割合は調査回ごとに減少しているものの,平成27年度の調査結果では小学生25.4%,中学生17.2%,高校生13.4%を占めた.

b. 小中高校生へのCL処方に際しての留意点

冒頭でも触れたが,装用者が未成年の場合,社会的適応としてCLを処方する際にもインフォームド・アセントが重要である.思考能力は発達途上にあるためインフォームド・コンセントを受けるのは理解力のある保護者となる.子どもの理解レベルに応じて説明し,状況をどのように理解しているかを把握し,最終的に本人がケアを受けたいという気持ちを確認した結果,保護者が子どもに行われることに対して許可をし,子どもからの同意を得る必要がある.とくに屈折矯正の第一選択は眼鏡であること,適切な処方やレンズケア,定期検査が重要で,それらを怠った際にはCLトラブルが発生する可能性や,装用時間や装用方法,装用期間を守り,装用トラブル発生時にはCL装用を中止して早めに眼科を受診することへの理解は重要である.バックアップとしての眼鏡も必須であることも伝える.

乳幼児や小児のCL装用は,装用期間が長期に及ぶことから,眼科医は長期合併症発生の可能性もふまえて,酸素透過性が高くてより安全性の高い,品質のよいCLの処方を選択すべき

である．近年，健康志向が高まる反面，CLによる眼の健康への配慮がおろそかになっているのは理解に苦しむ状況である．そのなかには，CLに関する知識不足の者も多く含まれると思われる．レンズケアは未成年者では若年齢であればあるほど，本人よりも親の知識，親によるCL装用のサポートが必要で，そのための親への教育も重要である．

c. CLフィッティング

乳幼児・小児の社会的適応者に対するCL処方においても，CLフィッティングにおけるポイントは成人の場合と同様で，レンズの静止位置，瞬目時の動き，RGPCLではフルオレセインパターン，SCLでは結膜の圧迫などを確認する．いずれの場合も必ず過矯正を避ける．

カラーCLの多くは眼科医の処方を経ずに購入，使用しているのが実情であるため，膨大な数のフィッティング不良者が存在するものと思われる．そもそも美容目的のカラーCLは学校での装用にはそぐわないが，遊びに行く際の装用希望で来院することがあり，ここで眼科医がきちんと処方するべきと考える．カラーCLには度なしのものは1日使い捨てSCLと1カ月定期交換SCLがあるが，酸素透過性の低いハイドロゲル素材のSCLばかりであるため，最小限の装用時間に留めるべきである．高酸素透過性のシリコーンハイドロゲルレンズのカラーCLは，上述のように度数ありのものとして2016年に初登場している．大手メーカーが通常の非カラーCLと同素材，同規格で製作していることなどから，われわれ眼科医としてもオリジナルのシリコーンハイドロゲルレンズの処方やフィッティングの判定などもし慣れているため導入しやすいと思われる．シリコーンハイドロゲルの虹彩径を大きくみせるサークルレンズは1日使い捨てSCLと頻回交換型SCLで，虹彩部分に着色を施したものは頻回交換型SCLで発売されている．ただし，定期検査の際にはレンズの着色部分に相当する角膜所見の観察も，レンズをはずして行うことが重要である点も留意しておくとよい．

d. CLに関する啓発活動

まずは上述のインフォームド・アセントが重要であるが，装用者や保護者がCLに関する知識を得る場として，眼科への定期検査を有効に活用するのが最善策と考える．定期検査時に発見された問題点をフィードバックし，ケアが自己流になっておろそかになっていないか，きちんとした着脱，ケア方法についてのパンフレットを渡し学習するよい機会となるからである．また，学校医からの学校の養護教諭，日本学校保健会，教育委員会などへの啓発も重要である．最近ではインターネットやマスコミを通じての注意喚起もなされている．バイクや自動車が交通ルールを守れば安全で便利な交通手段として定着しているのと同様に，CLも上手に使えばこれほど便利なものはないわけである．教習所に相当する眼科での知識や装用方法の伝授を経て，本音をいえば運転免許と同様に免許制に近い形で知識と技能が伝授され，運転免許更新に相当する定期検査と，安全講習に相当する眼科医からや，対面販売時の販売店からの情報伝達，および車検に相当するレンズチェックをしていくことができれば，不幸なCL眼トラブルはかなり減らせるものと思う．

6. CL処方例

本項の対象となる症例は，日常臨床において頻繁に遭遇するものではないが，そのなかでもやや難易度が高くても特殊な技術を要さずに一般眼科診療所でも対応可能な症例は少なからず存在する．ここでは，CL診療を進める際の実践における参考になると思われる代表症例を5例選び，CL処方の実例を提示する．

症例1．9歳，女児．左角膜潰瘍治療後の角膜不正乱視に対するCL矯正目的で紹介初診．
- 主訴：左眼視力低下
- 現病歴：近医で左角膜潰瘍と診断，加療されるも瘢痕化し，角膜混濁を伴う角膜乱視残存および視力低下を生じた．精査・加療目的で当院紹介初診となった．
- 初診時所見：左眼の下方角膜の混濁と角膜乱視を認めた．
- 視力：
 Vd＝0.9（1.2×sph＋0.75 D ◯ cyl －1.25 D Ax95°）
 Vs＝0.3（0.6×sph＋1.25 D ◯ cyl －0.50 D Ax180°）
- 角膜曲率半径
 7.72 mm　　5.54 mm
 7.84 mm　　7.76 mm
- 角膜乱視
 右　－0.75 D Ax111°
 左　－17.50 D Ax48°
- 他覚的屈折値

	S	C	Ax
右	－0.50 D	－1.50 D	89
左	error		

- トポグラフィ TMS-4 による角膜形状解析像（図10）
- 経過1：角膜不正乱視矯正のためにRGPCLの適応と判断，下記CLを処方した．
- 処方CLの規格：左　ベースカーブ（BC）7.90 mm/パワー＋2.00 D/サイズ9.5 mm
- CL装用時の前眼部写真（図11）
- 経過2：CL装用初日からVs＝（1.2×CL）が得られた．
- CL装用約10年後の角膜形状解析像（図12）

左眼角膜不正乱視の軽減が認められ，左CL矯正視力も1.2を維持している．

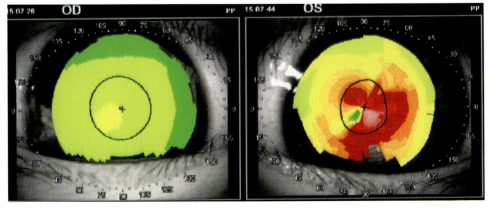

図10　症例1：トポグラフィ TMS-4 による角膜形状解析像

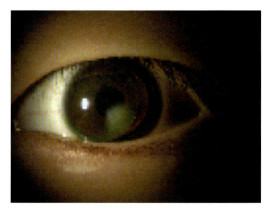

図11　症例1：CL装用時の前眼部写真

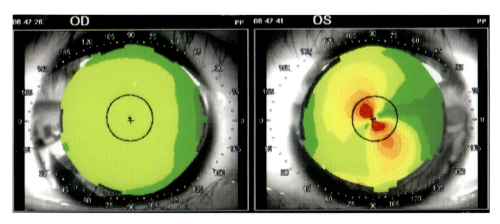

図12　症例1：CL装用約10年後の角膜形状解析像

症例2．初診時13歳．男子中学生
- 主訴：右眼の視力低下
- 現病歴：右眼の視力低下を自覚し近医受診．右円錐角膜を疑われ，精査・加療目的で当院紹介初診．
- 初診時所見：右眼の円錐角膜を認めた．
- 既往歴：特記すべき事項なし．
- 視力
  Vd=0.4 (0.5×sph+0.50 D ◯ cyl −5.00 D Ax150°)
  Vs=0.15 (1.2×sph−2.25 D ◯ cyl −0.50 D Ax95°)
- 角膜曲率半径

  5.01 mm　　　7.59 mm

  6.99 mm　　　7.94 mm
- 角膜乱視
  右　−19.00 D Ax178°
  左　−2.00 D Ax111°
- 他覚的屈折値

  　　　　S　　　C　　　Ax
  右　error
  左　−2.25 D　−0.25 D　90°
- トポグラフィ TMS-4 による角膜形状解析像（図13）

- 経過1：右眼の円錐角膜はRGPCLの適応と判断した．左眼は未発症であったが，近視矯正目的で僚眼へもRGPCL処方．
- 処方CLの規格
    - 右　BC 7.50 mm/パワー+1.25 D/サイズ 9.4 mm
    - 左　BC 7.80 mm/パワー+1.50 D/サイズ 8.4 mm
- CL装用時の前眼部写真

右眼（図14）．2点接触で良好なフィッティングおよびCL矯正視力が得られた．CL装用初日のCL矯正視力：Vd=1.2×CL

左眼（図15）．僚眼は円錐角膜未発症で，通常のレンズフィッティング状況であった．

CL装用初日のCL矯正視力：Vs=1.2×CL
- CL装用約7年後の角膜形状解析像（図16）

その後もCL矯正視力1.2を維持しつつ，右眼の円錐角膜の進行も認めない．

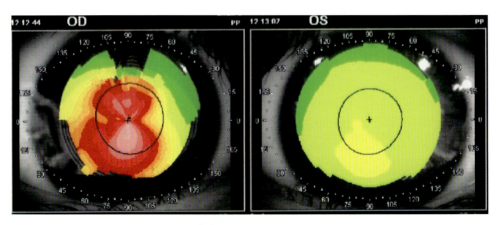

図13　症例2：トポグラフィ TMS-4 による角膜形状解析像

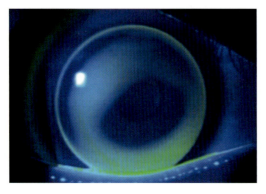

図14　症例2：CL装用時の前眼部写真（右眼）

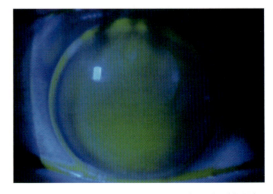

図15　症例2：CL装用時の前眼部写真（左眼）

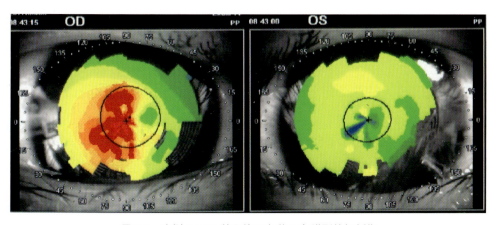

図16 症例2：CL装用約7年後の角膜形状解析像

症例3. 17歳．女子高校生
・主訴：右眼視力低下
・現病歴：
　13歳時，近医Aで遠視性乱視と診断．眼鏡作製せず．
　17歳時，近医Bで遠視性乱視による矯正視力低下指摘され，当科紹介初診．
・既往歴：出生時未熟児
・視力
　Vd＝0.1（0.6×sph−2.75 D ◯ cyl −3.00 D Ax140°）
　Vs＝0.06（1.0×sph−3.50 D ◯ cyl −0.50 D Ax180°）
・角膜曲率半径

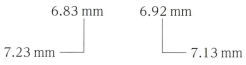

・角膜乱視
　　右　−2.75 D Ax154°
　　左　−1.50 D Ax1°
・他覚的屈折値

	S	C	Ax
右	−3.25 D	−3.75 D	151°
左	−4.00 D	−0.75 D	178°

・初診時の角膜形状解析像（図17）
・経過1：右眼乱視矯正目的でRGPCL装用開始．左眼も近視矯正目的でRGPCL処方．
・処方CL規格：
　右　BC 7.10 mm/パワー−3.75 D/サイズ 8.8 mm
　左　BC 7.20 mm/パワー−2.75 D/サイズ 8.8 mm
・CL装用時の前眼部写真
　右眼（図18）．CL装用初日のCL矯正視力：Vd＝0.8×CL（矯正不能）に改善．
　左眼（図19）．CL矯正視力はCL装用当初からVs＝1.2×CL（矯正不能）が得られた．
・経過3：CL装用1年後　右眼視力はVd＝0.9×CL（1.0×+0.5）に改善した．
・CL装用約10年後の角膜形状解析像（図20）
　角膜形状に著変なく，CL矯正視力も両眼とも1.0以上が得られている．

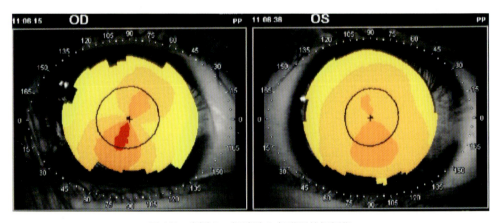

図 17　症例 3：初診時の角膜形状解析像

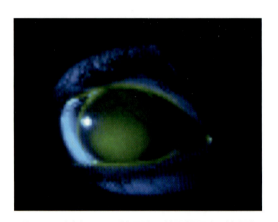

図 18　症例 3：CL 装用時の前眼部写真（右眼）

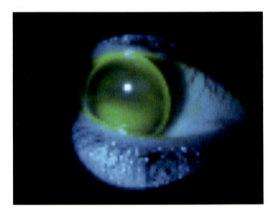

図 19　症例 3：CL 装用時の前眼部写真（左眼）

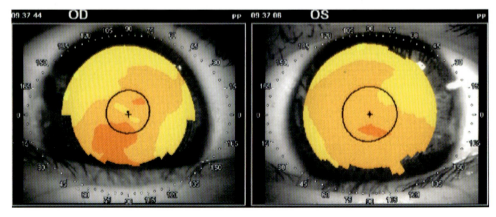

図 20　症例 3：CL 装用約 10 年後の角膜形状解析像

症例4. 18歳. 女子高校生
- 主訴：内斜視，眼精疲労
- 現病歴：調節性内斜視矯正に眼鏡を使用してきたが，CL装用希望されCL外来紹介となった．
- 既往歴：3歳時検診で内斜視指摘され当院眼科受診．遠視性乱視，調節性内斜視および弱視を認めた．眼鏡装用および弱視訓練により矯正視力は1.2に到達した．
- 視力
 Vd=0.7（1.2×sph+5.00 D ◯ cyl −1.00 D Ax145°）
 Vs=1.2（1.2×sph+3.75 D ◯ cyl −1.00 D Ax25°）
- 角膜曲率半径

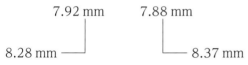

- 角膜乱視
 右 −1.75 D Ax159°
 左 −2.50 D Ax14°
- 他覚的屈折値

	S	C	Ax
右	+4.75 D	−1.75 D	147°
左	+3.50 D	−1.25 D	25°

- CL外来初診時の角膜形状解析像（図21）
 左眼（図21）．CL矯正視力はCL装用初日から Vs=1.2×CL（矯正不能）が得られた．
- 経過1：遠視矯正目的でRGPを処方した．
- 処方CL規格
 右 BC 8.20 mm/パワー+6.00 D/サイズ 9.0 mm
 左 BC 8.30 mm/パワー+5.00 D/サイズ 9.0 mm
- 経過2：受け取り時，良好なCL矯正視力が得られ常用へ．
 Vd=1.2×CL
 Vs=1.2×CL

- 経過3：RGPを約10年装用してきたが1日使い捨てSCLを希望され，処方変更することとなった．
- 27歳時の角膜曲率半径

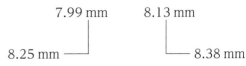

- 角膜乱視
 右 −1.25 D Ax177°
 左 −1.25 D Ax178°
- 他覚的屈折値

	S	C	Ax
右	+3.75 D	−0.50 D	168°
左	+3.75 D	−0.50 D	170°

- 視力
 Vd=（1.2×sph+4.00 D ◯ cyl−5.00 D Ax170°）
 Vs=（1.2×sph−3.50 D ◯ cyl−0.50 D Ax170°）
- 経過4：遠視は軽減しており，1日使い捨てSCLの適応となり（+5 D以下の度数），トライアルレンズ装用の結果，下記シリコーンハイドロゲル素材の1日使い捨てSCLを処方した．
- 処方CL規格
 右 BC 9.00 mm/S+4.0 D/サイズ 14.2 mm
 左 BC 9.00 mm/S+3.5 D/サイズ 14.2 mm
- CL矯正視力：
 Vd=（1.2×SCL）
 Vs=（1.2×SCL）
- 1日使い捨てSCLへの処方変更時の角膜形状解析像（図22）
 角膜形状には約10年間で変化を認めず．

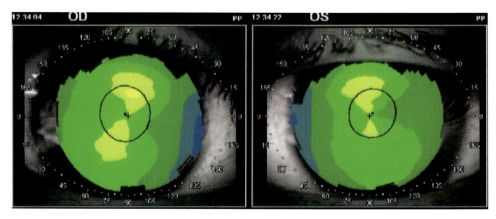

図 21　症例 4：CL 外来初診時の角膜形状解析像

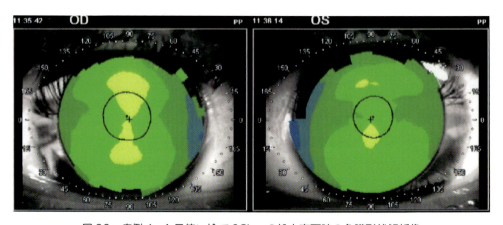

図 22　症例 4：1 日使い捨て SCL への処方変更時の角膜形状解析像

症例 5. 12 歳. 小学生女児
・主訴：視力低下
・現病歴：近視矯正に対して眼鏡を使用してきたが，スポーツをするために CL 装用希望となった．
・既往歴：特記すべき事項なし．
・視力
　Vd＝0.01（1.2×sph−7.75 D ◯ cyl
　　−0.75 D Ax165°）
　Vs＝0.01（1.2×sph−7.75 D ◯ cyl
　　−0.50 D Ax10°）
・角膜曲率半径
　　　　　8.00 mm　　7.95 mm
　7.80 mm　　　　　　　　7.79 mm

・角膜乱視
　右　−1.00 D Ax163°
　左　−0.75 D Ax8°
・経過 1：女児本人へのインフォームド・アセントおよび母親へのインフォームド・コンセントを得た後，レンズの種類は 1 日使い捨て SCL を選択するに至った．
・CL トライアル：左眼の first trial レンズ〔BC 8.5 mm/S −7.5 D/直径 14.2 mm（ワンデーアキュビューモイスト，ジョンソン・エンド・ジョンソン）〕の CL 装用時の前眼部写真（図 23）．レンズの安定位置がやや下方のため装用中止とし，second trial レンズ〔BC 8.8 mm/ S −7.5 D/直径 14.2 mm（ワンデーピュアうるおいプラス，シー

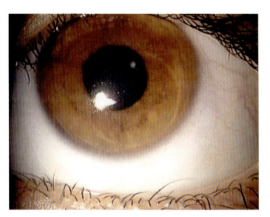

図23 症例5：左眼のfirst trialレンズのCL装用時の前眼部写真

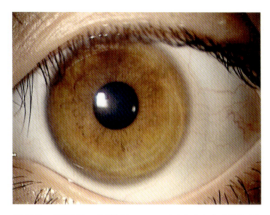

図24 症例5：左眼のsecond trialレンズのCL装用時の前眼部写真

ド）］に処方変更した（図24）．

・CL処方：同レンズでフィッティングの状態が良好となり，CL矯正視力も1.2が得られ，3日間の試し装用を行った．その後の再診時も角結膜およびCL装用状態，視力のいずれも良好であったため，同規格のレンズを正式に処方した．

コメント：SCLのフィッティングは装用してみないことには予想がつかず，データだけでは適切に選択できないという実例が本例である．これは今回のfirst trialレンズが悪かったわけではなく，たまたま相性が合わなかっただけであるが，処方すべきレンズはこうした地道な作業の末に正式に決定するのが基本中の基本である．とくに小児では屈折値のみならず角膜力率半径，眼軸長も変化しうるため，フィッティング検査も定期検査時にこまめに行うべきである．

（土至田　宏）

文　献

1) 金井　淳：乳幼児の非観血的治療と注意事項．2．コンタクトレンズ．眼科診療プラクティス27．小児視力障害および診療（丸尾敏夫，本田孔士，臼井正彦ほか編集），p188-191，文光堂，1997
2) 山本　節：小児のコンタクトレンズ．カラーアトラス コンタクトレンズの基礎と臨床（水谷由紀夫，坪田一男編集），p159-163，診断と治療社，1995
3) Kanemoto M, Toshida H, Itagaki T et al：Prosthetic soft contact lenses in Japan. *Eye Contact Lens* 33：300-303, 2007
4) 日本コンタクトレンズ学会コンタクトレンズ診療ガイドライン編集委員会：コンタクトレンズ診療ガイドライン（第2版）．日眼会誌 118：567-591, 2014
5) 土至田　宏，由井あかり：無水晶体眼へのコンタクトレンズ処方．眼科プラクティス27 標準コンタクトレンズ診療（坪田一男編集），p179-183，分光堂，2009
6) 宇津見義一，柏井真理子，宮浦　徹ほか：平成27年度学校現場でのコンタクトレンズ使用状況調査．日本の眼科 88：179-199, 2017

6 兎眼へのコンタクトレンズ処方

1. 兎眼

　兎眼は，顔面神経麻痺により眼輪筋が麻痺し，閉瞼ができなくなる状態である．閉瞼できなくなれば，オキュラーサーフェスは極度の乾燥状態に陥るわけであるから，光線の重要な入口である角膜表面の危機的状態といっても過言ではない．すなわち，場合によっては角膜混濁を半永久的に残す，視覚維持の危機的状態ということである．顔面神経麻痺はさまざまな原因で生じ，Bell麻痺やRamsey-Hunt症候群のようなヘルペスや水痘などのウイルスが原因で生じるものから，脳腫瘍の手術後に生じるもの，外傷後に生じるものがある．Bell麻痺のようなウイルスが原因で生じるものは薬物治療で治癒するものが比較的多いが，脳腫瘍，またその手術後に生じるものは難治であるものも多い．

　顔面神経が麻痺している間，いずれ治癒が見込まれる場合も，そうでない場合も，眼科医に託された任務は何とかしてオキュラーサーフェス，とくに角膜上皮を保護し，透明性を維持することである．放置すれば，角膜に点状表層角膜症や角膜潰瘍による混濁が生じ，視覚は大きく損なわれる．

2. 兎眼の治療

　治療の基本は，もちろん他科の医師と連携して顔面神経麻痺を治すことである．その間，眼科医は何とかしてオキュラーサーフェスを守らねばならない．ウイルスによるものなど，治癒が見込まれるものなら，顔面神経麻痺の症状が改善するまでの間，乾燥するのを防ぐため，人工涙液やヒアルロン酸などの頻回点眼に加え，夜間は抗菌眼軟膏を投与して眼帯程度でしのげる場合もある．しかし，閉瞼がほとんどできない場合には，目を閉じさせた上から透明な専用角膜保護シールを貼ったり，眼瞼を一時的に縫い合わせることもある．脳腫瘍の術後などで改善が見込まれない場合は，角膜移植を行っても再び角膜混濁に陥る可能性が大きく，眼瞼挙筋を延長させる形成術を行うこともある．後述するが，眼科領域の治療においては，最終的な兎眼治癒の可否にかかわらず，角膜表面を定常的に保湿・保護できるようなデバイス，非含水性材料からなるコンタクトレンズ（contact lens：CL）の開発が必須である．

3. CLによる治療の実際

　眼帯や眼瞼縫合術に比べて，CLを用いてオキュラーサーフェスを保護することができれば，角膜への酸素供給や視覚を保つという意味でも大きなアドバンテージが見込める．脳腫瘍の摘出術後などの顔面神経麻痺の改善が見込めないようなケースで，眼瞼形成術が奏効しないときでさえ，角膜の透明性を確保できる可能性がある．

a. 非含水性SCL

　1980年代，日本合成ゴムの住江太郎らによって非含水性ソフトコンタクトレンズ（soft contact lens：SCL）材料が合成された．このブチルアクリレートとブチルメタクリレートの共重合体は，リッキーコンタクトレンズによってブラッシュアップされ，ソフィーナ®の名称で実用化に至った．

　ほぼ含水していない材料であるから，レンズ形状は安定している一方，これを千差万別の形状をもつオキュラーサーフェスにフィッティン

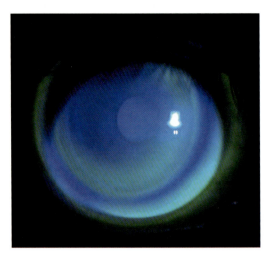

図1 良好なフィッティングのソフィーナ®
兎眼の治療において,他のレンズの追従を許さないほど奏効した.軟性材料のSCLであるのに,非含水のためフルオレセイン染色が可能なところがユニークである. （小玉裕司先生のご厚意による）

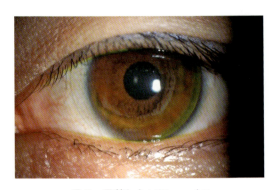

図2 固着したソフィーナ®
固着のしやすさは非含水性SCLの宿命で,フィッティングはきわめてむずかしかった.兎眼ではなおさらである.レンズ裏面だけに含水性をもたせてもらえないだろうか. （小玉裕司先生のご厚意による）

グさせるためには,臨床医の熟練とテクニック,多くのベースカーブ（base curve：BC）とレンズデザインの改良が必要であったが,顔面神経麻痺などで閉瞼できない患者にうまくフィッティングさせられたときには,角膜の乾燥を防ぎ,最高のパフォーマンスを発揮した（図1, 2）.しかし,残念ながら,アカントアメーバとの関連が指摘され,リッキーコンタクトレンズとチバビジョン（現アルコン）との合併後,おもに費用対効果,つまりコスト面の理由からソフィーナ®は製造中止となった.苦境に立たされた患者,悔しさを抑えきれない眼科医,メーカー関係者はどれほどいただろうか.非含水性SCLのフィッティングは,乾燥しやすいオキュラーサーフェスという条件のうえ,レンズがアクアレス材料であるがゆえに,きわめてむずかしいものとなろうが,フィッティングと角膜感染症専門医の協力の下,何とか復活させてもらいたい.

b. 非含水性SCLの代用レンズ

筆者は,ソフィーナ®が発売中止になる前にソフィーナ®のスペアを多めにキープしておいたのであるが,もうとっくにスペアも尽きてしまい,仕方なく,アルコンのエアオプティクス®EXアクアで代用している.欠点は,含水率が市販レンズのなかでは低い24％とはいえ,やはり兎眼の治療に対しては含水率が高すぎることと,BCが8.4 mmと8.6 mmの2種類しかないことである.さらに,1カ月間連続装用が可能ではあるが,レンズの上から各種点眼薬や眼軟膏を併用するため,レンズがどうしても汚れてしまうので,レンズの洗浄・消毒方法に気を使う点である.

c. レンズフィッティング

エアオプティクス®EXアクアが市販SCLのなかで含水率が低めだといっても,兎眼に使用した場合は,レンズは乾燥し収縮する.このレンズは大気中で乾燥しても形状が保たれるユニークなレンズではあるが,兎眼患者にはBC 8.6 mmをファーストチョイスにするべきである.経過をみて,レンズの落ち着きが悪いような角膜形状の場合には8.4 mmに変えてもよいが,そのようなケースはほとんどない.兎眼患者では,Sjögren症候群でもないかぎり,むしろ涙液の反射性分泌によって涙液量はよく確保されていることが多いが,それでも頻回点眼をしないとレンズは乾き,固着してしまう.角膜の透明性を保つために,考えられる保湿手段

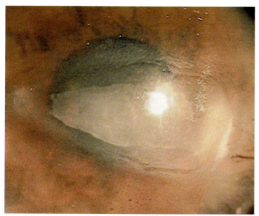

図3 兎眼とシールド潰瘍
神経鞘腫術後から兎眼になった患者である．シールド潰瘍をゴルフ刀で除去し，エアオプティクス®EXアクアを連続装用させた．BC 8.6 mmが最大で，これを使用する．

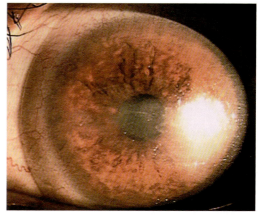

図4 兎眼とトータル1®（図3と同一症例）
トータル1®はレンズ含水率が33%と，エアオプティクス®EXアクアに比べると高いが，清潔を保つという意味ではメリットがある．BCは大きいほうの8.8 mmを使用する．

はすべて講じるべきである．

図3は神経鞘腫術後に兎眼になってしまった患者である．シールド潰瘍に対し，ゴルフ刀でこれを除去し，エアオプティクス®EXアクアを連続装用させて，点眼も頻回にして，何とか透明性を取り戻した．その後，アルコン社の同様の材料で表面にポリエチレングリコールの膜をもつトータル1®を連続装用させて毎日取り換え，頻回点眼しながら経過観察している（図4）．BCは2種類のカーブのうち，やはり大きいほうの8.8 mmを用いた．トータル1®はレンズの含水率が33%で，エアオプティクス®EXアクアの24%に比べると乾きやすい．しかし，毎日取り換えられ，清潔を保つという意味ではメリットがある．また，メーカー公表で，レンズ表面のごく薄い領域において含水率80%の親水膜が付けられているというのも，角膜側に水分を引き込み保湿させる効果があると思う．ただ，兎眼においてトータル1®の大気側表面は乾燥し，汚れやすく，表面含水率80%はまったく無用である．筆者は以前，ポリビニルアルコール製で含水率69%のデイリーズ®の上からソフィーナ®をピギーバックさ

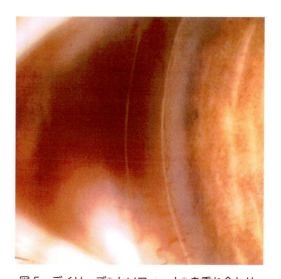

図5 デイリーズ®とソフィーナ®を重ね合わせたピギーバックレンズシステム
ポリビニルアルコール製で含水率69%のデイリーズ®の上からソフィーナ®をピギーバックさせ，ドライアイにおけるオキュラーサーフェスの乾燥を抑えることを試みた．

せ，ドライアイのオキュラーサーフェスを保湿する試みを行ったが（図5），トータル1®においても表面含水率80%のポリエチレングリコールの膜をレンズ裏面だけに施すわけにはい

かないであろうか.

d. 点眼, 眼軟膏とアイパッチ

兎眼にメディカルユースのCLを装用させた場合, 水分補給のため, 人工涙液, ヒアルロン酸ナトリウムなどの点眼が必要である. 防腐剤はできれば含有しないものがよい. 最近, 話題のジクアホソルナトリウム点眼薬, レバミピド点眼薬を試すのもよいだろう. 兎眼患者では反射性涙液分泌によって涙液量は亢進していることが多いが, 蒸発量も半端ではないので, 涙点プラグの併用も試す価値はある. また, オキュラーサーフェスの状態によっては抗菌薬やステロイド系の点眼薬や眼軟膏が必要となるが, 閉瞼できないという過酷な状態のうえ, CLも装用しているので, 細心の経過観察の下, 投与しなければならない. 海外では, ボシュロムから保湿を目的とした眼軟膏が発売されている.

夜間は閉瞼を保つため, 絆創膏で直接眼瞼をとめるか, 眼帯で抑える. メパッチクリア®という角膜保護用のアイパッチも発売されている.

e. レンズの洗浄・消毒

兎眼では, 角膜感染症にはとくに気を使いたい. 筆者は, エアオプティクス®EXアクアを基本的に連続装用させるが, 閉瞼できない状況で点眼薬や眼軟膏を併用しているため, レンズは汚れ, 洗浄が必要になる. マルチパーパスソリューションで擦り洗いした後, 過酸化水素やポビドンヨードを利用した消毒システムを用いるのがよい.

4. 特殊CL

非含水性SCLの代用レンズとして, エアオプティクス®EXアクアとトータル1®を用いる方法について述べたが, やはり, 非含水性のレンズが理想である. 現在, ボストンレンズやサンコンKyoto-CS®といった硬質の非含水性材料による強角膜レンズが重篤なドライアイに用いられることがあるが, オキュラーサーフェスへのメカニカルストレスを軽減できるような軟性材料のレンズがあれば, 状況により使い分けることもできると思う. 角膜曲率, 角膜径, 角膜周辺部の扁平率, 角膜から強膜への移行部の形状も誰一人同じということはないから, そこに伸び縮みしにくいエラストマーのレンズを載せることは元からむずかしく, 非含水性であるため固着しやすいという難題もある. しかし, ここはメーカーに, シリコーンハイドロゲル素材の熾烈な材料開発で得たレンズ素材の弾性に関するノウハウと, 表面の親水処理の技術を非含水性SCLの開発に投入し, ぜひ開発してほしいところである.

(佐野 研二)

文 献

1) 住江太郎, 高橋和彦, 伊藤徹男ほか：新しい非含水性ソフトコンタクトレンズの研究 -1- 素材の基本的物性 -1-. 日コレ誌 25：100-104, 1983
2) 小玉裕司, 北浦孝一, 丸山勝己：非含水性ソフトコンタクトレンズ処方における重回帰式の有効性の検討. 日コレ誌 37：277-280, 1995
3) 石橋康久：アカントアメーバ角膜炎. 臨眼57 増刊号：176-181, 2003
4) Sano K, Mochizuki M, Imai Y et al：Applications of a piggyback lens system for dry eyes. *Invwst Ophtalmol Vis Sci* 42：S940, 2001
5) 水谷由紀夫, 松高 久, 後藤順蔵：シリコーンラバーCL・ハイシリック（改良型）の臨床経験. 日コレ誌 24：316-326, 1982

索引

和文索引

あ
アカントアメーバ 8
アピカルクリアランス 120
アピカルタッチ 120
アピカルフェイントタッチ 120
泡状物質 35

い
異物感 80
インフォームド・アセント 207

う
ウェットなくもり 73, 78, 79

え
液層 33
エッジ部位の破損 80
エッジリフト 72
エレベーションマップ 16
遠近両用 HCL 169
遠近両用 SCL 172
遠近両用 SCL の種類 173
遠近両用 SCL のデザイン 173
遠視眼の低矯正 199
円錐角膜 55, 56, 57, 115, 128, 148
円錐角膜の形状 132
円錐角膜用多段カーブ HCL 116
円柱軸安定化デザイン 107, 108, 109
円柱度数 97
円柱レンズ度数 50

お
オイリーなくもり 79, 80
オートケラトメータ 12
オートスタート 45
オートトラッキング 45
オートレフ 45
オートレフラクトメータ 45, 87
オーバーレフ 199
オーバルタイプ 120, 121, 123, 124
オルソケラトロジー効果 119

か
角結膜生体染色検査 20
角膜アミロイド沈着 117, 118
角膜移植術後 161
角膜外傷後 162
角膜拡張症 150
角膜感染症 8
角膜曲率半径 10
角膜屈折矯正手術 149
角膜屈折力マップ 14, 54
角膜形状解析 10
角膜形状解析装置 12, 13, 87, 124
角膜形状解析装置の複合機 18
角膜高次収差マップ 54
角膜厚マップ 16
角膜ジストロフィ 9
角膜実質 4
角膜上皮 3
角膜上皮過形成 117
角膜上皮厚 5
角膜上皮厚マッピング 6
角膜上皮障害 117

角膜ステイニング 85, 86
角膜直乱視 100
角膜倒乱視 101
角膜内皮 4
角膜の形状 3
角膜の組織 3
角膜不正乱視 208
角膜変形 79
角膜マイヤー像 54
角膜乱視 75
角膜乱視眼 100
角膜輪部乱視 95, 96
ガス透過性 HCL 65, 122, 141
カニの爪様 148, 150
下方タイプ 120, 121, 122
カラー CL 209
カラー SCL 84, 87
眼乾燥感 19
眼球高次収差マップ 54
眼球全収差マップ 54
眼瞼縁異常所見のグレード分類 35
含水ポリマー 84
眼精疲労 199
眼精疲労の環 200
感染性角膜炎 82
眼表面の基本構造 25
顔面神経麻痺 227

き
器械近視 174
偽調節 51, 52
基底細胞 3
球状角膜 132
球面 HCL 96
球面 HCL のレンズデザイン 116

球面度数　97
球面ハードコンタクトレンズ　65, 115
共焦点顕微鏡　7
共焦点光学系　7
強度乱視眼　95
鏡面反射の原理　6
近視眼の過矯正　199

く

クイックモード　46
屈折矯正術後　162
くもり　77
グローバルタイプ　120, 121

け

ケラトグローバス　132
瞼裂斑　100, 101
瞼裂斑炎　100, 104

こ

高加入度数遠近両用 HCL　171
虹彩付き SCL　209
光軸　46
高次収差　53
格子説　4
後面球面遠近両用 HCL　169
後面トーリック HCL　95, 97
後面非球面遠近両用 HCL　169
国際標準化機構　84
弧の深さ　67
ゴブレット細胞　40

さ

サークル SCL　84, 87
サークルレンズのフラフープ現象　91
細胞密度　7
サジタルデプス　120
酸素透過係数　65
酸素透過性ハードコンタクトレンズ　207

し

シーソー現象　151
自覚的屈折検査　47
自覚的屈折値　87
視軸　46
脂質汚れ　83, 84, 85, 86
自動測定開始　45
自動追尾　45
シャインプルーク角膜形状解析装置　15
シャインプルークカメラ　15
シャインプルークカメラの原理　16
斜乱視　87
収差　53
終日装用 SCL　82
重症多形滲出性紅斑　154
周辺フィット　136
周辺部後面デザイン　73
周辺部デザイン　68, 71
周辺部フロントの研磨　77
周辺部フロントの修正　77
上方角膜上皮弓状病変　85
初期タイプ　120, 121
シリコーンハイドロゲル SCL　82, 84
シリコーンハイドロゲルレンズ　81, 176
シリコーンポリマー　84
視力低下　77
真菌　8
人工眼内レンズ眼　200
親水性　26

す

水晶体乱視　75
水層　33
水分　26

水疱性角膜症　7
スクレラルレンズ　141, 166
スクレラルレンズの接地部による分類　142
スクレラルレンズの直径による分類　142
スティープ　69, 70, 74
ステロールエステル　33
スペキュラーマイクロスコープ　5, 87
スマイルマークパターン　23, 24
スリット板　50

せ

正加反減則　112
成果半減則　112
正の調節　51
正乱視の見え方　51
セミスクレラルレンズ　166
前眼部 OCT　4, 17, 21
センタリング　65
先天白内障術後無水晶体眼　208
前面トーリック HCL　95, 99
全乱視　75

た

タイト　69, 70
タイトフィッティング　92
タイトフィット　110
楕円状　132
他覚的屈折検査　45
他覚的屈折値　87, 199
多焦点 SCL　84
多段カーブ HCL　162
多段カーブ HCL のレンズデザイン　116
多段カーブレンズ　165
ダブルスラブオフ・タイプ　108, 109
単焦点 SCL　172

蛋白汚れ　83, 84

ち

中央部フロントの研磨　77
中心フィットの判定　135
中毒性表皮壊死症　154
調節安静位　50, 51
調節機能解析装置　201
調節機能検査　199
調節緊張症　200, 202
調節けいれん　200, 202
直乱視　102, 103

つ

ツインベルLVC　153, 165
ツインベルトーリック　162
ツインベルベベルトーリック　153, 162, 165
ツインベルベベルトーリックレンズ　103
ツインベルレンズ　151
使い捨てソフトコンタクトレンズ　68

て

ティアフィルム　26
低加入度数遠近両用CL　189
低加入度数遠近両用HCL　171, 191, 193
低加入度数遠近両用SCL　195, 196
低加入度数遠近両用コンタクトレンズ　189
低加入度数遠近両用ソフトコンタクトレンズ　189
定期交換型SCL　84, 215
低次収差　53
定性的解析　5
定量的解析　7
滴状角膜　7
テクノストレス眼症　200

点状表層角膜症　3

と

倒乱視　87, 102
トーリックHCL　95
トーリックSCL　84, 107
トーリックSCLのガイドマーク　111
トーリックソフトコンタクトレンズ　105
トーリックハードコンタクトレンズ　95, 100
トーリック面　95
兎眼　227
度数　68
ドライアイ　19
ドライアイ観察装置　25, 27
ドライアイ検査　20
ドライアイの診断基準　19
ドライアイのメカニズム　25
トライアルレンズ　65, 90
トライアルレンズの選択　65, 90
ドライなくもり　73, 78
トリシティ　98

に

二重焦点レンズ　172
ニップル状　132
ニップル状円錐角膜　132, 133
ニップルタイプ　120, 121
日本のドライアイの定義と診断基準　19
乳頭状　132
乳頭状円錐角膜　132, 133

は

バイトーリックHCL　154
ハイドロゲル　84
ハイドロゲルSCL　82, 84

ハイドロゲルSCLのFDA分類　83
ハイドロゲルレンズ　81, 176
白内障術後　182
バタフライタイプ　116, 120, 121
バタフライパターン　115, 121
バックトーリックHCL　104
波面収差解析　52, 53, 54
波面収差解析装置　52
波面収差の定量解析　53
波面センサー　53
パラレル　70, 74
ハルトマン像　54
瘢痕性角膜混濁　55, 58, 59

ひ

非ガス透過性素材　122
光干渉断層計　32
非含水性SCL　227
非球面ハードコンタクトレンズ　95
非侵襲的マイボグラフィー　36
非侵襲的涙液層破壊時間　28
非侵襲的涙液破壊　30
ビデオメニスコメータ　31, 32
ビトー斑　26
表層細胞　3
頻回交換型SCL　84, 88, 207, 209

ふ

フィッティング判定法　69
フェノールレッド綿糸法　87
不正角膜用SCL　131
不正乱視　52
プッシュアップテスト　92
負の調節　50, 51
プラチド円板　14
プラチドリング式角膜形状解析装置　14, 116, 122, 125

プラチドリング像　125, 126
フラット　69, 70, 74
フラフープ現象　91
ブランチング　145
ブリスターパック　88
プリズムバラスト・タイプ　108, 109
ブルーフリーフィルター　23, 88
フルオレセイン　25, 40
フルオレセインナトリウム　25
フルオレセイン破壊時間　28
フルオレセインパターン　11, 16, 70, 71, 72, 126, 127
フレキシブル装用SCL　82
プロテオグリカン　4
フロント部分　76
フロント部分の修正　77
フロントベベル　68, 73
分泌型ムチン　26
分泌減少型マイボーム腺機能不全の診断基準　34

へ

ベースカーブ　67, 70, 76
ベベル　70
ベベル・エッジ部分　76
ベベル修正　124
ベベルデザインの変更　124
ベベルトーリックコンタクトレンズ　100, 102
ベベルトーリックレンズ　100, 103, 104
ベベル幅　72
ペルーシド角膜辺縁変性　115, 121, 134, 147
片眼視と両眼視の違い　49
変動係数値　7

ほ

ポリメタクリル酸メチル樹脂　207
ポリメチルメタクリレート　65

ま

マイバム　33
マイバム圧迫のグレード分類　35
マイバムの色分類　36
マイボーム腺　33
マイボーム腺機能不全　33, 34
マイボーム腺分泌脂　33
マイボグラフィー　33
マイボスコア　37
マイヤー像　12, 14
マイヤーリング　46
膜型ムチン　26
マルチカーブデザイン　129
マルチパーパスソリューション　86
マルチフォーカルレンズ　172

み

水濡れ性　26, 30, 58
溝加工　117, 118
ミドリンレフ　87
ミニスクレラルレンズ　141, 142

む

ムチン層　33

め

メニスコメトリ法　31

も

毛管圧の式　26
網膜像シミュレーション　54
毛様体小帯　50

持ち込み乱視　75, 76
モディファイドモノビジョン法　180
モノビジョン法　172, 180

ゆ

油層　26, 33

よ

翼細胞　3

ら

乱視　51, 52
乱視用SCL　84

り

リサミングリーン　23, 40
リバースジオメトリーレンズ1　164
リバースジオメトリーレンズ2　165
リバースジオメトリックデザイン　129
両眼同時雲霧法　49, 199
両面トーリックHCL　95, 96
輪部支持型HCL　154

る

涙液インターフェロメトリー　38
涙液観察装置　23
涙液交換　118
涙液層　26
涙液層破壊時間　19, 23, 47, 88
涙液メニスカス　21, 22, 31, 88
涙液メニスカス曲率半径　31
涙液レンズ　74
累進屈折力SCL　172
累進屈折力レンズ　172

累進多焦点レンズ　172
ルーズ　69, 70
ルーズフィッティング　92
ルーズフィット　110

れ

レーザー共焦点顕微鏡　7
レンズ装脱後の視力不良　80
レンズの静止位置　65
レンズ表面のキズによるくもり　78
連続装用 SCL　82
レンチ加工　213
レンチクラール加工　213

ろ

老視　169
ローズ K2 IC　134
ローズ K2 IC レンズ　129
ローズ K2 NC　133
ローズ K2 SOFT　131
ローズ K2 XL　131
ローズ K2 レンズ　128, 129
ローズ K レンズ　129
ローズベンガル　23, 40
六角形細胞出現率　7

わ

ワックスエステル　33

数字

1日使い捨て SCL　84, 88, 215
2点接触法　119, 129, 130
3時・9時ステイニング　26, 78, 79, 100, 101, 104
3点接触法　119, 129, 130
4分の1法　97, 98

欧文索引

A

Avellino 角膜ジストロフィ　9
axial power　14

B

base curve　76
Bell 麻痺　227
best fit sphere　125
BFS　125
Bitot's spot　26
blanching　145, 146
Bowman 膜　4
break up pattern　22
BUT　19, 20, 23, 47, 88

C

capping　35
CLPC　84, 85, 88
CL 眼合併症　82
CL 関連感染性角膜炎　81, 82
CL 関連乳頭性結膜炎　84
CL の医学的適応　207
CL の社会的適応　215
CL ファーストの原則　86
coefficient of variation　7
contact lens discomfort　19, 23, 25
contact lens induced papillary conjunctivitis　84
corneal-scleral　142

D

daily disposable soft contact lens　215
DALK　149
dark spot　7, 22, 28
DDSCL　215

deep anterior lamellar keratoplasty　149
Descemet 膜　4
dilation　38
displacement of muco-cutaneous junction　35
distortion　38
Dk/t 値　89
Dk 値　65
dropout　38

E

endothelial cilia　5
epithelium thickness mapping　5
ETM　5

F

FBUT　28
FD-OCT　4
Fk-map　200, 201
fluorescein breakup time　28
foaming　35
Fourier-domain OCT　4
frequent replacement soft contact lens　207
FRSCL　207, 215
Fuchs 角膜内皮ジストロフィ　8

G

goblet cell　40

H

Hartmann-Shack 波面センサー　172
HCL の装着による残余乱視　75
HCL の度数決定の仕方　74
hydrogel レンズ　81

I

in vivo biopsy　7

informed assent　207
instantaneous power　15
Intense Pulsed Light　39
International Organization for Standardization　84
IPL　39
irregularity　35
ISO 分類　84
Itoi Method　17

K

K2 NC の 5 段階周辺フィット　136
keratectasia　162, 165
keratometric index　13
kissing dove　148, 150

L

landing zone　142
large-scleral　142
laser *in situ* keratomileusis　11
laser vision correction レンズ　166
laser-assisted *in situ* keratomileusis　149
LASIK　11, 149
Lid and Meibomian gland working group　39
lid wiper　40
lid wiper epitheliopathy　24, 39, 40
Lid Wiper 症候群　39
LIME 研究会　39
LVC レンズ　166
LWE　24, 39, 40

M

meibomian gland dysfunction　33
meibum　33
MGD　33, 34
mini-scleral　142
mire 像　12
MPS　86
multi-purpose solution　86
MZ 加工　76, 77, 117, 120, 122

N

NIBU　30
NIBUT　28, 30
non-invasive breakup　30
non-invasive BUT　20, 22, 28

O

OCT　4, 17, 21, 32
optical coherence tomography　4, 17, 21, 32

P

palisades of vogt　4
PBS　117, 120
Pc　97
penetrating keratoplasty　149
photorefractive keratectomy　149
piggy back lens system　117, 118, 120
pigment slide　4, 88
PKP　149
Placido disc　14
plugging　34, 35
PMMA　65, 122, 207
polymethyl methacrylate　65, 122, 207
pouting　34, 35
POV　4
PRK　149
Ps　97

R

radial keratectomy　162
radial keratotomy　149
Ramsey-Hunt 症候群　227
reverse geometry デザイン　16
RGPCL　65, 122, 129, 141, 207
ridge　34
rigid gas-permeable contact lens　65, 122, 141, 207
RK　149
RMS　54
root mean square　54
RTVue-100　5

S

sagittal depth　67, 68, 120, 121
Scheimpflug camera　15
Schirmer 試験　20, 87
scleral explosion　141
scleral lens　141
SCL 上の涙液層の干渉像分類　30
SCL 上の涙液油層の上方伸展分類　29
SCL の ISO 分類　84
SCL の種類　81
SCL の特徴　81
SCL の分類　82
SD-OCT　4
SEALs　23, 24, 85, 86, 88
semi-scleral lens　131, 142
shortening　38
silicone hydrogel レンズ　81
SimK　15
simulated keratometry　15
SJS　141, 154
spectral-domain OCT　4
SS-OCT　4

Stevens-Johnson 症候群 141, 154, 158
superior epithelial arcuate lesions 23, 85
swept-source OCT 4

T

TD-OCT 4
tear film 26, 88
tear film break-up time 19, 47, 88

TEN 154
tight junction 3
time-domain OCT 4
toric hard contact lens 95
toxic epidermal necrolysis 154

V

vascularity 35
VDT 52
visual display terminals 52

W

Whatman No.41 ろ紙 21

Y

Young Laplace の式 26

Z

Zinn 小帯 50

図説コンタクトレンズ完全攻略

2018年4月10日　第1版第1刷発行 ©

編　　集　小玉裕司
発 行 者　山田　耕
発 行 所　株式会社 メディカル葵出版
　　　　　〒113-0033
　　　　　東京都文京区本郷2-39-5
　　　　　　片岡ビル5階
　　　　　電話（03）3811-0544（代表）
　　　　　ホームページ http://www.medical-aoi.co.jp
編集協力　山田編集事務所
デザイン　MoT
印 刷 所　株式会社 教文堂

乱丁・落丁の際はお取り替えいたします.
ISBN978-4-89635-241-2